그림으로
이해하는
자세보조용구

임명준 · 한지아 · 임성은 · 김진수 · 장태연 역

Jean Anne Zollars 저

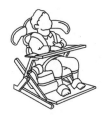 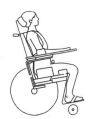 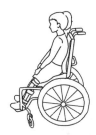 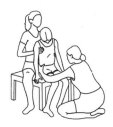

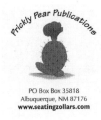

Prickly Pear Publications

PO Box Box 35818
Albuquerque, NM 87176
www.seatingzollars.com

박영사

Special Seating: An Illustrated Guide

Jean Anne Zollars

Copyright 2010 by Prickly Pear Publications

ISBN : 9781450737357

Translated by Parkyoung Publishing Co.

Printed in Korea

본 번역서의 의학용어는 KMLE(Korean medical library engine) 의학 검색 엔진(http://www.kmle.co.kr)에 기초하여 번역하였음.

본 번역서의 휠체어 관련 용어는 glossary of wheelchair terms and definitions, Version 1.0, (http://www.ucdenver.edu/academics/colleges/medicalschool/programs/atp/Resources/WheelchairGuide/Pages/WheelchairGuideForm.aspx)에 기초하여 번역하였음.

··· Contents

Chapter 3 시뮬레이션 & 측정

Chapter 4 목표를 명확히 하기

PART Ⅱ   자세보조용구 디자인하기

Chapter 5 자세보조용구 간략한 소개

PART Ⅲ   특정한 자세 문제 해결을 위한 자세보조용구

Chapter 6 골반

PART VI   적용사례 나누기

Chapter 18   적용사례

Aaron's Story

저 자를 만난 것은 자세보조용구(seating) 세미나였고 벌써 20여 년 전의 일이다. 저자는 나에게 멕시코 시골에 사는 어떤 사람에게 자세보조용구를 맞춰주려고 하는데 도와달라고 부탁했다. 자세보조용구에 대해 함께 고민하고 일했던 멕시코 여행 이후로 우리는 하나의 팀이 되었다. 이 책은 저자와 내가 함께했던 과정을 담은 책이라고도 볼 수 있다. 이 과정은 장애인에 대해 신체적, 기능적으로 이해한 사람이, 자세보조용구 제작자와 이야기하면서, 장애인의 욕구를 보조기구로 변환하는 것이다. 저자와 나는 이렇게 생각한다. 당신이 먼저 장애인의 몸과 장애인의 하는 말을 숨죽여 듣는다면, 장애인의 삶을 더 풍요롭게 해주는 보조기구를 디자인하고 맞추는데 성공할 것이다. 이것은 자세보조용구의 직관적인 면이다. 이러한 직관적인 면을 바탕으로 자세보조용구 적용을 위한 기본적인 평가법과 적합한 보조기구를 골라 적용하는 법을 알아야 한다.

저자와 나는 소련(현재 러시아)에서부터 영국, 멕시코, 미국 뉴멕시코 주 스탠포드의 Lucile Salter Packard 아동병원의 재활공학센터 등 여러 군데에서 함께 일했다. 함께 일하는 동안 우리는 자세보조용구에 관련하여 평가하고, 디자인하고, 제작하고, 또 누군가를 가르치기도 했다. 나는 선진국뿐만 아니라 개발도상국에서도 일해 보았다. 저자는 이런 나에게 많은 가르침을 주었다. 전 세계에서 저자가 발간한 이 책을 사용하여 자세보조용구 서비스를 하고 있다. 그리고 저자의 책은 전 세계 자세보조용구 관련 종사자들에게 공통언어가 되고 있다.

지난 몇 해 동안 다양한 방면의 전문가들(물리치료사, 작업치료사, 디자이너, 의지보조기사, 공학자, 그리고 장애아동의 부모)이 그들의 경험을 공유해줬다. 개정판은 그들의 귀중한 경험을 반영하였다. 기쁜 마음으로 이 개정판이 나온 것을 환영한다. 이 책으로 전 세계의 사람들이 기뻐할 것이라고 확신한다. 우리가 바라는 것이 이것이 아니겠는가? 사람들의 삶의 질을 높이는 것!

Jamie Noon, *Seating Designer/Trainer*

이 책은 1996년에 발간한 Special Seating: An Illustrated Guild(OttoBock, MN, 1996)의 개정판이다. 예전의 책도 학생, 치료사, 공급자, 그리고 장애인에게 많은 도움을 주었다. 새로 개정된 이 책은 많은 정보와 삽화를 업데이트하였다. 또한 장애인의 다양한 진단과 상태에 대한 고려사항들을 담은 새로운 장도 추가하였다. 그리고 1996년에 발간한 책이 그랬듯이 이 책 또한 글이 쉽게 읽힌다. 또한 평가과정을 묘사한 명확한 삽화가 있고, 자세보조용구 중재를 위한 디자인 아이디어가 풍부하다.

저자는 자세보조용구 중재를 하는 데 있어서 장애인의 신체, 기능, 심리, 인지, 그리고 정신적인 면을 모두 고려한다. 하이테크놀로지(High Technology)를 항상 주시하면서도 장애인의 관찰 및 평가 기술(Observation and Handling techniques) 또한 중요하다고 한다. 저자는 자세보조용구는 기술이 포함된 예술이라고 말한다. 비판적 사고와 분석도 중요하지만 사람의 욕구를 직관적으로 이해하는 것, 동기부여 하는 방법을 아는 것, 새로운 기술을 받아들이는 것도 중요하다고 강조한다. 이 책은 자세보조용구 종사자에게 중요한 수집품이 될 것이다. 또한 이 책을 장애인과 장애인가족, 학생, 디자이너, 공급자와 함께 읽을 수 있다는 것을 기쁘게 생각한다.

Jessica Presperin—Pedersen, *MBA, OTR/L, ATP*

여러분과 함께 자세보조용구로의 여행을 떠나기 전에 치료사로서의 제 접근방법을 먼저 소개하겠습니다. 저는 자세보조용구를 서비스하면서 여러 사람들을 만났습니다. 저는 치료사, 평가자, 서비스 제공자로서, 모든 사람들에게 호기심, 열정, 그리고 존경심을 가지고 대했습니다. 개개인은 놀랍고 경이로운 정보의 저장고라고 생각합니다. 사람은 자신의 내면(육체적, 지적, 감정적, 영적)을 가지고, 광대한 외적인 것에 대항하며, 둘 간의 균형을 이루면서 살아가는 것 같습니다. 인간은 이렇게 복잡하면서 위대하므로 저는 그 사람들에 대한 모든 해답을 가진 척 하고 싶지는 않습니다. 제가 그렇다고 생각하면 정직하지 않은 거겠지요. 그저 그들 자신이 문제에 대한 해답을 알아가는 데 도움을 주는 가이드 또는 조력자가 되고 싶습니다.

자세보조용구를 평가하는 작업은 꼭 그림 액자 같다고 생각합니다. 그림 액자 내부의 '비움'은 꼭 '아무 것도 없는 것'을 의미하지는 않습니다. 빈 그림 액자는 다시 말하면, 무한한 창조적인 가능성을 기다리는 보이지 않는 캔버스입니다. 미지의 가능성을 탐구하기 위해서, 우리는 자세보조용구의 기본에 대한 확실한 이해가 우선되어야 합니다.

저는 이 책을 자세보조용구 평가와 제작에 종사하고 있으면서 그에 대한 정보를 구하고 있는 분들을 위해 썼습니다. 제 꿈은 이렇습니다. 사람들이 자세에 대해 더 많은 경험과 지식을 습득할수록, 장애인은 더 좋은 앉은 자세를 유지할 수 있을 것입니다. 저는 그것만을 바라고 있습니다.

이 책의 첫 번째 판은 자금과 정보가 부족한 지역에서 경험한 제 사례들이 기본이 되었습니다. 많은 사람들이 자세보조용구/이동기기가 없거나 자신에 맞지 않는 것을 사용하면서 살아가고 있습니다. 또한 전문가와 장애인조차도 자세보조용구라는 것에 대해 전혀 알지 못하는 경우도 있습니다. 저개발 국가에 사는 많은 척수손상장애인들은 장애 발생 후 일 년이 되기도 전에 욕창으로 인해 사망에 이르게 됩니다. 그리고 선진국에서도 욕창에 관해 더 훈련을 받아야 할 것 같습니다. 많은 보조기구를 적용할 수 있는 미국에서도 자세보조용구가 적합하게 활용되지 않는 경우가 많습니다. 제 경험상 자세보조용구/이동기기분야에 대해 제대로 이해하는 기관이 많지 않아 이 분야에 대해 교육과 훈련을 받는 것이 힘들다는 것을 이해합니다.

제가 처음 자세보조용구를 시작했을 때, 저는 자세보조용구 평가와 문제해결을 도와줄 매뉴얼을 찾을 수가 없었습니다. 문헌을 찾아보고, 세미나와 학회에 참석하고, 장애인과의 경험을 통해서 자세보조용구에 조금씩 접근할 수 있었어요. 그것은 꼭 퍼즐을 맞추는 것 같았지요.

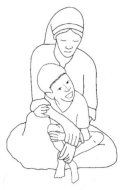

자세보조용구는 가르치기가 어렵습니다. 또 창조적인 문제해결능력이 필요한 하나의 예술일 수도 있기 때문이지요. 생체공학, 인간공학, 신경발달학에 대한 기본적인 지식도 필요합니다. 논리적이고 분석적인 사고가 필요함과 동시에 창조적이고 직관적인 마음도 필요하지요. 분석적인 좌뇌와 창조적인 우뇌의 활발한 교류가 있어야 하므로, 혼자서 자세보조용구를 제공하는 것은 거의 불가능한 일입니다. 그래서 팀으로 함께 일하는 것이 좋습니다. 직관적인 기술이 있는 치료사와 논리적인 기술이 있는 공학자나 기술자가 함께 소통하면서 일을 해야 합니다. 이 책에서는 자세보조용구의 기구적인 면과 직관적인 면간의 의사소통 장벽을 허무는 여러 가지 상황이 묘사되어 있습니다. 멕시코와 니카라과에서 재활관련 프로젝트를 진행하면서 직관적인 마음의 위대함을 또 한 번 느꼈습니다. 그 곳의 노동자들은 거의 초등학교 과정도 마치지 못하였고, 아무도 자세보조용구나 치료 관련 교육과 훈련을 받은 적이 없었습니다. 오로지 상식과 직감만으로 창조적이고 적합한 자세보조용구를 만들었습니다.

직관적인 마음의 핵심은 바로 내 손과 몸의 감각을 믿는 것으로부터 시작됩니다. 내 손의 감각을 통해 사용자가 다양한 자세에서 어떻게 중력에 반하여 반응하는지를 느끼고, 감지하고, 관찰하는 데 있습니다. 내 손과 감각을 가지고 듣는 것이 이 책의 핵심입니다.

자세보조용구는 경험과 훈련을 통해 풍부해지는 예술입니다. 자세보조용구를 사용하시는 분들은 지지면, 압력 또는 소재에 따라 다르게 반응하며, 그것은 그들의 움직임을 돕거나 제한할 수도 있습니다. 당신의 가장 큰 무기는 모든 감각을 통해 듣는 것입니다. 그가 필요한 것이 무엇인지 이해하는 것에 있습니다. 우리가 항상 초심으로 자세보조용구를 대한다면, 우리는 모든 자세보조용구 사용자의 다양한 필요에 열린 마음으로 다가설 수 있습니다. 항상 여러 변수들이 있고, 또 그것들을 절충해야 할 때가 있습니다. 자세보조용구는 어렵지만 즐겁고, 그리고 정말 중요한 작업입니다. 열심히 일하시되, 많이 웃으세요. 당신의 자세보조용구로의 여행이 기쁨으로 가득하길 기원합니다.

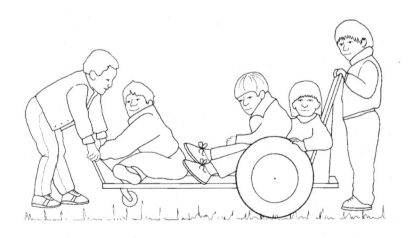

A 이 책의 목적

누구를 위해 썼는가?

이 책은 장애인과 치료사(물리치료, 작업치료, 언어치료), 재활공학사, 의사, 부모, 교사, 직업재활사, 공학자, 기술자, 그리고 장애인을 위한 자세보조용구를 처방하고 만들고 공급하고 사용하는 모든 사람들을 위해 썼다.

자세보조용구란 무엇인가?

장애를 겪는 아동과 성인들은 일반적인 의자나 휠체어에서 중립자세 혹은 편안한 자세를 유지하기 위해 자세를 지지하는 것이 필요하다. 가지고 있는 휠체어나 의자를 약간 개조할 수도 있고, 개인맞춤형으로 제작된 자세보조용구가 필요한 경우도 있다. 자세보조용구는 이동이 가능하게 바퀴가 달려 있을 수도 있고, 기존의 이동기기에 맞게 제작될 수 있다. 자세보조용구는 보통 좌석과 등 지지대 그리고 자세를 유지할 수 있게 도와주는 다양한 부속품들로 나뉜다. 이동기기는 개인을 이동하게 도와주는 기기로 휠체어, 유모차, 전동휠체어, 카트, 말(horse) 등이 있다.

왜 자세보조용구와 이동이 중요한가?

자세보조용구와 이동기기는 장애인에게 독립성을 주는 데 중요한 요소이다. 걷지 못하는 사람은 하루 종일 앉아 있을 때가 많다. 그래서 자세보조용구는 유연하지만 지지할 수 있는 보호막 같아야 한다.

이동기기는 실내와 실외 환경에서 움직이는 데 효과적인 방법을 제공한다. 이동은 지역사회와의 통합에 직접적인 영향을 끼친다. 아동의 경우 학교에서 학습활동 등 다양한 활동에 참여할 수 있고, 성인의 경우 직업생활, 쇼핑, 레저 활동 등을 할 수 있다. 통합은 장애인만을 위해 좋은 것이 아니고, 사회에도 이롭다.

걷지 못하거나 혼자서 앉지 못하는 아동은 바닥에 누워서 생활하기 때문에, 누군가의 도움을 받아 이동하여야 한다. 스스로 이동할 수 있는 아이들은 구경하거나, 놀거나, 배울 수 있는 기회들이 많지만, 스스로 이동이 어려운 장애 아동은 타인의 도움을 받아야만 이동할 수 있기 때문에, 혼자서 구석에 남아 있는 경우가 많아 배움의 기회를 잃어버릴 수 있다. 또한 구석에 방치되어 있는 경우, 관절의 구축 등 이차적 기형이 발생하여 호흡이나 섭식기능이 어렵게 된다. 먹기, 쓰기, 놀기가 독립적으로 잘 안 되는 사람에게는 그러한 기능들을 수행하기에 편안한 앉기 자세를 유지할 수 있게 하여, 기능수행을 향상시켜 줄 수 있다.

자세보조용구/이동기기의 바른 적용은 부정적인 사회적 태도를 긍정적인 방향으로 직접적으로 변화시킬 수 있다. 자세보조용구/이동기기가 없는 장애인의 경우 집 밖으로 손쉽게 나갈 수 없으며, 사회적인 노출이 적어지고, 사회와 관계를 맺기 어려워 자신의 권리를 위해 투쟁하기가 어려워진다. 자신의 삶, 태도, 정책, 법 등을 바꾸는 것은 바로 장애인 자신, 당사자이다. 이러한 적극적인 태도는 장애인 자신을 바꿀 뿐만 아니라, 자신을 향한 자원, 급여, 서비스의 배치 또한 영향을 줄 때가 많다. 전 세계적으로 장애인과 지역사회는 자기인식을 높이고 열정을 키워나가 인류가 장애뿐만 아니라 그 이면에 숨겨진 능력 또한 볼 수 있게 만들어야 한다. 장애를 향한 비인간적인 태도는 개인적으로, 사회적으로 끊임없이 도전과 변화를 받아야 한다. 자세보조용구/이동기기는 이런 변화를 이끄는 첫 단추라고 볼 수 있다.

이 책의 목적이 무엇인가?

이 책의 목적은 앉은 자세의 평가와 자세보조용구 제작의 기본으로 돌아가 살펴보자는 데 있다. 이 책에서는 언어가 명확하게 정의되었고 그림으로도 설명하였다. 이 책은 자세보조용구의 초보자부터 전문가까지 볼 수 있는 정보가 수록되어 있다. 이 책은 경제적, 문화적, 종교적, 인종적, 거주지의 차이를 막론하고 누구든지 볼 수 있도록 쉽게 짜여 있다.

이 책에는 무엇이 포함되어 있는가?

이 책에는 평가 가이드라인과 정확한 자세유지 및 개조 방법이 있다. 자세보조용구 서비스를 진행하면서 현재 시장에서 구입이 가능한 기기들을 어떻게 장애인에게 배치하면 될지에 대한 체계적인 사고의 틀도 제공한다(하지만 상용화된 기기만 가능할 것이라는 생각은 버려야 한다). 자세보조용구는 개인맞춤형으로 모든 사람이 자신의 욕구에 맞게 다르게 만들어진다. 열린 사고방식이 필요하다. 자세보조용구를 사용하는 장애인은 누구보다 전문가이다. 자세보조용구 전문가는 개인의 욕구를 명확하게 하는 것을 도와주고, 가능한 해답을 함께 찾아가는 사람이다. 이러한 절차는 한 사람에 의해서 만들어지는 것이 아니고, 해당 장애인을 둘러싼 모든 사람과 함께 만들어 나가야 한다. 이 책에 제시된 많은 정보들에 당신의 판단력과 창조력을 추가하여 해당 장애인에게 적합한 자세보조용구를 만들어 가면 된다. 이 책의 개념을 가장 잘 이해하는 방법은 장애인 혹은 비장애인에게 여기서 설명한 기술들을 활용해 보는 것이다. 앉은 자세에 대해 가장 잘 배울 수 있는 방법은 그저 해보는 것이다. 해본 것을 결과로 그것이 바라는 결과를 얻었는지 평가해 보는 것이다.

이 책은 다른 자세보조용구 책과 무엇이 다른가?

이 책이 가장 특이한 것은 바로 핸드 시뮬레이션(Hand Simulation)에 있다. 이것은 기존의 시뮬레이터, 앉은 자세 평가의자나 시연용 자세보조용구와 다른 개념이다. 핸드 시뮬레이션(Hand simulation)이라 함은 사용자가 평면에 앉아 있을 때 손으로 지지하여 자세를 만들어가는 것을 의미한다. 손 지지에서 조금 더 나아가서, 손으로 사용자의 신체를 지지하였을 때 사용자의 반응을 보는 것이다. 그러고 나서 어떻게 당신의 손이 지지하고 있는지를 자세하게 묘사한 후 필요한 자세보조용구 부품에 대해 논한다. 이러한 단계는 매우 중요하다. 자세보조용구 부품을 적용해서 빠른 해답을 원하는 것은 쉬워 보인다. 그러나 우리는 기기에 대해 고려하기 전에 사용자가 필요로 하는 것이 무엇인지를 직접 손으로 느끼는 데 더 많은 시간을 투자해야 한다.

어려운 단어

앉은 자세는 복잡하고 거기에 의학용어를 함께 섞어 쓰면 더 복잡하게 보인다. 쉬운 단어를 쓰려고 노력했고 가능한 한 많은 그림을 넣었다. 어려운 용어는 처음 소개될 때는 한글해석과 원문을 함께 써서 밑줄을 넣었고(예: 구축(Contractures)), 이 책의 맨 뒤 용어 사전에 자세히 설명하였다.

ISO 표준

자세보조용구에 대한 기술문서는 계속 변해왔으며, 현재는 RESNA(북미재활공학학회)에서 휠체어 분야와 함께 만들어진 ISO 9999 표준(참조문서)을 쓰고 있다.*

이 책(2판)은 1판과 어떻게 다른가?

2판에서는 1판보다 더 명확하고 정확하게 쓰려고 노력했다. 전 세계의 자세보조용구 전문가에게 1판에 있던 정보를 확인받았고, 거기에 새로운 아이디어를 넣었다. 또한 자세보조용구 관련 책자와 연구를 살펴보았고 포함시켰다. 근거중심접근(Evidence Based Practice)의 시대에 들어섰다. 임상에서는 연구를 할 때 사용자에게 그것에 대해 알려야 하고, 자세보조용구 보조 자금을 제공하는 대상(건강보험 등)이 결정을 내릴 수 있도록 근거중심접근를 실시해야 한다.

척수손상장애 (특히 중증의 척수손상장애인) 및 노인을 위해 방석, 틸트기능 등 압력분포를 측정하기 위해 많은 연구가 진행되고 있다. 뇌성마비 장애아동과 다른 상태에 처해진 아동을 위한 자세보조용구의 효과성에 대한 연구도 많이 필요하다. 하지만, 자세보조용구 관련 연구가 어떤 자세보조용구를 사용할지를 결정하지 않아야 한다. 장애인과 그를 둘러싼 팀에게 결정권이 있다. 연구는 그저 정보만 줄 뿐이다. 결정은 장애인과 그를 둘러싼 팀이 한다.

2판에서는 다양한 장애영역에 대한 자세보조용구 고려점을 넣었다. 외상성 뇌손상(traumatic brain injury), 골형성부전증(osteogenesis imperfecta), 선천성근형성부전증(arthrogryposis multiplex congenita), 근이영양증(muscular dystrophy), 통증(pain), 척수손상(spinal cord injury), 척추갈림증(spina bifida), 다발성 경화증(multiple sclerosis), 절단(amputees), 노인(the elderly), 편마비(hemiplegia)의 장애영역을 고려하였다. 이 책을 활용하는 데 더 많은 아이디어를 줄 것이다. 압력에 대한 평가 정보를 통하여 방석을 선택하는 방법도 넣었다. 또한 평가 시 고려점도 넣었다. 예를 들어 실질적 유연성(practical

---

* ISO 9999의 한국어 규정은 2013년 2월 15일 보건복지부에서 고시한(고시 제 2013-22호) 「장애인보조기구 품목의 지정 등에 관한 규정」에 따른다. 이 책에서 사용하는 자세보조용구 및 휠체어에 관한 용어는 위 고시의 용어를 기반으로 사용하였다.

flexibility)이라는 단어는 사용자의 관절을 편안히 움직일 수 있는 각도이며 그것을 추가하였다. 그리고 고관절굴곡(hip flexion) 각도도 예전의 물리치료에서 재던 방법에서 약간 바뀌어 추가하였다.

치료사와 제작사 모두 이 책 언어의 단순함을 잘못 이해하지 않았으면 좋겠다. 이 책은 앉은 자세에 대한 입문서가 아니다. 이 책은 자세보조용구의 고급기술서적이다. 이 책에서는 자세보조용구를 결정하기 전에 사용자의 욕구를 먼저 자세히 들어보라고 말한다. 또 창조적이 되라고 말한다. 자세의 평가, 제작 기술과 개념은 쉽게 만들어서 치료사와 제작자뿐만 아니라 대상 장애인과 그를 아는 모든 사람이 이해할 수 있어야 한다. 가족과 활동보조인은 장애인 및 장애아동, 일상생활의 욕구, 무엇이 되고 안 되는지에 대한 이해도가 높다. 미국에서는 가족과 자세보조용구 공급자가 자세보조용구를 결정하는 때가 많다. 그러므로 이 책은 모든 사람이 읽을 수 있어야 했다. 최종 목적은 자세보조용구를 통해서 장애인의 삶의 질을 증진시키는 데 있기 때문이다.

핸드 시뮬레이션(Hand simulation)에 대한 예의

사용자와 그가 앉은 자세보조용구를 만질 때 동의를 구해야 하며, 손으로 시뮬레이션을 할 때 상대방에 대한 존경심을 가지고, 평가자가 무엇을 하려 하는지 알려 주는 것이 중요하다. 장애인의 경우 건강관련 전문가가 동의 없이 만져 기분이 나빴던 기억이 있다. 이 책의 많은 부분에서 "손이 당신을 인도하게 하라(Let your hands guide you)"라는 표현을 할 것이다. 이는 핸드 시뮬레이션을 할 때, 사용자의 신체를 손으로 지지하는 것만이 전부가 아님을 기억해야 한다. 지지하는 손의 위치를 다양하게 하고, 힘의 정도를 다르게 하며, 지지면의 면적을 다양하게 시도함으로써, 어떤 자세보조용구 부속품을 적용할지를 고려해야 한다.

| 특별한 이야기 |

헤슬린(Haslin)은 9살 소녀로 뇌성마비를 겪고 있다. 헤슬린의 어머니는 학교에서 헤슬린이 사용할 자세보조용구를 구입하기 위해 센터를 방문하였다. 헤슬린은 경직형 뇌성마비로, 상체는 뒤로 굽었고, 다리는 쭉 뻗어 있었다. 이 자세로는 숨 쉬기가 힘들고, 먹을 때 음식물이 기도로 넘어가기 쉽다. 말을 하지 못하는 헤슬린은 얼굴표정으로 본인의 의사를 표현하였다.

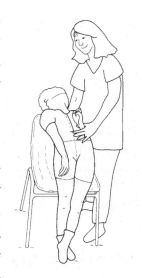

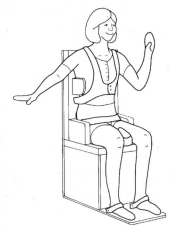

헤슬린을 평가한 결과, 자세보조용구가 필요하다고 판단하였다. 좌석면, 자세보조용구 부속품, 벨트를 이용해서 골반, 하지, 발목관절, 체간을 바른 자세로 유지할 수 있었다. 그래서 헤슬린은 자신의 머리를 조절할 수 있게 되었다. 그리고 헤슬린의 팀과 어머니는 머리에 포인터를 부착한 머리밴드와 의사소통판(가족 사진, 일상생활활동에 필요한 욕구, 얼굴표정 등이 있는)을 만들어 헤슬린이 의사표현을 할 수 있도록 유도하기도 하였다.

자세보조용구는 헤슬린에게 새로운 세상을 열어주었다. 그는 집을 벗어나, 마을의 다른 아이들과 놀이를 할 수 있었다. 자세보조용구를 통해 앉은 자세를 바르게 유지할 수 있어서, 여러 경험을 할 수 있었고, 의사소통판을 이용하여 본인의 의사를 표현하여 대화도 할 수 있었다. 고양이가 헤슬린의 무릎에 앉아서 놀기도 하였고, 호흡기능, 섭식기능 등이 향상되었으며, 헤슬린의 자존감 또한 높아져 친구들도 그를 더 존중할 수 있었다.

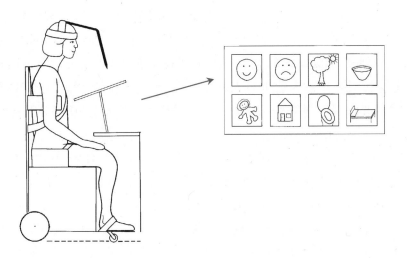

* 저자는 헤슬린(가명)과 말레이시아에서 1987년에 함께 일했다. 헤슬린은 이 책을 출판하는 데 큰 영향을 끼쳤다.

B 앉은 자세의 장점

앞에서 설명한 헤슬린의 이야기에서 볼 수 있듯이, 자세보조용구를 사용하면 다양한 이점이 있다. 개인의 필요에 따라 자세보조용구를 사용하는 이유는 다양하다. 예를 들면, 헤슬린 같은 뇌성마비 아동의 경우에는 바른 자세를 유지하고, 불수의적인 움직임을 조절하는 데 도움을 준다. 또한, 섭식, 호흡기능을 향상시킬 수 있으며, 의사소통, 사회경험을 원활하게 할 수 있다.

척수손상으로 인한 장애를 겪고 있는 사람은 앉았을 때 신체의 착석면에서 압력을 느끼지 못하는 경우가 많다. 이처럼 감각이 없을 경우에는, 특정부위에 집중된 압력을 분산시키지 못한다. 좌석면의 압력을 분산시킬 수 있는 방석이 없으면, 욕창의 발생확률이 매우 높으며, 욕창으로 인해 생명에 지장을 초래하게 되는 경우도 있다. 이처럼 척수손상장애를 겪는 사람에게 자세보조용구를 적용하여 욕창을 예방할 수도 있다.

자세보조용구를 통해 얻을 수 있는 이점은 다음과 같다.

▸ **편안함**: 장시간 앉아서 생활하거나, 스스로 자세를 변환시키기 어려운 장애인의 경우 자세보조용구를 사용하면 편안해진다. 자세가 편안하지 않으면, 울거나, 긴장하거나, 바른 자세를 유지하기 어려워져 편안한 자세를 찾기 위해 신체를 이리저리 움직일 수 있다. 이러한 움직임으로 인해 나쁜 자세로 고착될 수 있고, 그 자세는 기능을 방해할 수 있다.[6-8]

▸ **압력의 분산**: 척수손상장애 등으로 인해 좌석면에 닿는 신체부위에 감각이 없을 수 있다. 이 경우, 압력을 분산시킬 수 있는 방석 등의 사용을 통해 뼈 돌출부(bony prominences)에 압력이 집중되는 것을 방지하여 욕창을 예방할 수 있다.[6-11]

▸ **신체의 지지**: 근육이 경직되거나, 움직임을 조절할 수 없거나, 신체의 한 부분이 약해서 앉은 자세를 유지하기 어려운 사람의 경우, 자세보조용구를 사용하면 충분한 지지가 생겨서 안전하게 자세를 유지할 수 있다. 신체가 잘 지지가 되었을 경우, 사용자는 두 팔을 효율적으로 움직일 수 있다. 또한 머리를 들어 정면을 바라볼 수 있어 다른 사람과 외부 환경을 똑바로 응시할 수 있고, 관절의 구축과 기형을 방지할 수 있다.[6-8] 자세를 너무 과하게 지지하게 되면, 사용자의 기능적인 움직임을 제한하는 문제를 일으킬 수 있다.

▸ **기능향상**: 좋은 자세는 기능적 움직임을 향상 시킨다. 기능적 움직임이란 화장실 가기, 목욕, 먹기,[12-14] 소화,[15,16] 옷 입기, 일하기, 배우기, 손과 발의 사용,[17-23] 의사소통, 지역사회나 집 안에서 휠체어 사용하기,[25] 레저에 참여하기 등을 말한다. 적용된 보조기구는 사용자의 기능향상을 도와야 하며, 기능을 절대 방해해서는 안 된다.[6,7] 여러 활동에는 다양한 종류의 자세가 필요하므로, 자세보조용구는 필요에 따라 조정할 수 있어야 하며,[26] 조정이 불가능하다면 상황에 따라 다른 자세보조용구를 사용할 필요가 있다. 사용자가 똑바로 앉은 자세로 장시간 유지하지 못한다면 자세보조용구의 등받이를 뒤로 기울이는 기능(안정화된, recline)이 있어 사용자가 휴식할 수 있는 시간을 주어야 한다.

▸ **신체 기능의 향상**: 중립자세로 앉는 것이 <u>척추후만증(kyphosis)</u>, <u>척추측만증(scoliosis)</u> 자세로 앉는 것보다 호흡에 유리하다. 자세가 바로 되면 혈액 순환과 소화기능도 향상된다.

▸ **변화/적용**: 처음으로 자세보조용구나 휠체어를 사용하면 자세유지를 위해 많은 부속품들이 제공된다. 그러나 사용자가 자세를 유지하기 위한 내부적인 조절능력, 힘 등이 생기면, 자세를 유지하기 위한 부속품을 조금씩 줄여나갈 수 있다. 이러한 과정은 매 6개월 동안 평가에 의해 진행되는 것이 좋다. 자세보조용구는 다양한 기능적 요건이나 입고 있는 옷의 두께 등에 따라 하루에도 몇 번씩 조절이 필요하며, 체중의 증감, 성장, 건강 상태의 변화 등에 따라서도 조절할 수 있어야 한다.

C 자세

1. 자세, 움직임, 기능의 상관관계

위치(position)와 자세(posture)는 서로 다른 의미의 단어이다. 위치는 무생물에 쓰는 정적이고 소극적인 단어이고, 자세는 몸이 움직이기 시작하는 의미를 가진 적극적이고 동적인 단어이다.[29] 그래서 자세보조용구 부속품을 적용할 때는 '위치'라는 단어를 쓰고, 그것을 사람에게 적용할 때는 '자세'라는 단어를 사용한다. 자세는 어떤 주어진 시간에 각 몸의 부분들이 어떻게 정렬되어 있는가를 나타낸다. 일반적으로 자세는 어떤 기능을 수행하기 위해서 항상 움직여 변화시킨다.[30] 신체의 일부를 움직이기 위해서는 신체의 다른 부위를 움직이지 않고 고정하여야 한다. 예를 들어 컴퓨터의 자판을 치기 위해서는 의자에 앉아 다리와 골반을 고정하여야 팔과 손을 움직여 자판을 칠 수 있다. 책장의 책을 빼기 위해 머리 위로 팔을 들어야 한다면, 한쪽 팔을 고정한 후 다른 팔을 들어 작업(기능)을 수행할 것이다. 이처럼 어떤 기능을 수행하기 위해서는 특정 자세를 취할 수 있어야 하며, 기능에 따라 자세는 달라져야 되기 때문에 다양한 자세를 취할 수 있어야 한다. 그래서 자세보조용구를 평가하고, 제공할 때, 다양한 자세를 취할 수 있게 고려해야 한다.

2. 중립자세

a. 개인의 중립자세(The person's neutral posture)란 무엇인가?

중립자세란 신체가 잘 정렬되어 있고, 안정적이며, 균형이 맞는 자세로 자세의 본거지와 같다. 여러 기능을 수행하기 위해 자세를 변화시켰다가 다시 돌아오는 자세이다. 중립자세를 취했을 때는 쉬는 느낌을 가지며, 근육은 이완되어 있어, 자세유지를 위해 힘을 쓰지 않는 자세이다. 그렇다고 이 자세가 쓰러지는 자세거나 소극적인 자세는 아니며, 기능을 하기 위한 시작 자세 혹은 기능을 수행하기 위한 준비 자세이다. 개인의 중립 자세를 찾는 데 어떻게 도와주어야 할까? 어디서 시작해야 할까? 어떤 자세가 잘 정렬되어 있고, 안정적이며, 균형이 맞는 자세이고, 쉬는 자세이며, 행동을 취할 준비가 되어 있는 자세일까? 사용자가 적극적으로 기능을 시작할 수 있고, 기능 수행에 적합한 자세가 무엇인지 어떻게 결정할까?

b. 일반적인 중립자세란 무엇인가?

개인의 중립자세를 찾기 전에 일반적인 중립자세란 무엇인가에 대해 먼저 알아야 할 것 같다. 잘 정렬된 자세란 무엇인가? 중립자세의 정의는 각 개인의 중립자세에 대한 정의와 약간 다를 것이다. 모든 사람의 중립자세, 중립인 점과 안정적인 점은(장애인이건 비장애인이건 간에) 조금씩 때로는 아주 많이 다를 것이다. 그간 많은 연구자들이 좋은 자세에 대한 다양한 의견들을 내 놓았다.[29-35] 나는 각 사람에게 자신에게 적합한 중립자세를 평가를 통해 알 수 있을 것이라고 생각한다.

중립자세

- 골반은 꼿꼿하거나 약간 앞으로 기울어 있음
- 체간은 꼿꼿하고, 뒤쪽 면은 자연스럽게 커브져 있음
- 양쪽 다리는 정중선에서 약 5~8° 정도 분리되어 있음
- 무릎과 발목은 90°로 굽어서 발바닥이 지면에 편평하게 닿아 있음
- 머리는 꼿꼿하고, 정중선에, 신체와 균형 있게 있어서 앞쪽의 물체를 볼 수 있음
- 어깨는 이완되어 있고, 팔은 움직임 및 기능을 위해 자유로운 자세

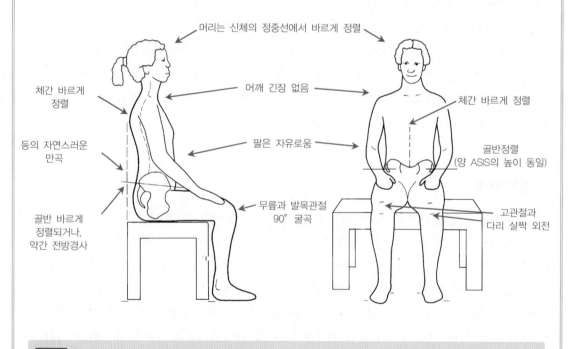

Note: 책 전반에 걸쳐 이 자세를 중립자세라 한다.

c. 왜 우리는 중립자세에서 출발해야 하는가?

▸ **안정적인 지지면 제공**: 골반, 고관절, 다리, 그리고 발은 앉은 자세에서 우리의 신체를 지탱해 주는 지지면이 된다. 골반의 자세는 전체적인 자세에 큰 영향을 준다. 골반이 중립자세일 경우 다른 신체 부위는 균형을 유지할 수 있다. 양 다리를 넓게 벌려 무릎 사이의 너비가 골반의 너비보다 더 커질 경우 자세는 더 안정적이다. 만약 고관절과 다리가 이렇게 벌려져 있을 경우, 무릎과 발목은 90° 이상으로 굴곡되어 발이 무릎 뒤에 위치하고, 골반을 전방으로 기울여 대퇴 쪽으로 움직일 수 있다. 이 자세에서는 전방의 무언가를 잡거나 가리키기 위해 손을 뻗을 수 있다.

▸ **활동적인 자세 만들기**: 척추가 자연스러운 만곡을 유지할 경우, 더 활동적이며, 움직이기 쉬워진다. 요추(lumbar spine)와 경추(cervical spine)는 자연스럽게 전만(lordosis)이 되고, 흉추(thoracic spine)와 천추(sacrum)는 자연스럽게 후만(kyphosis)이 되어 있는 자세가 척추의 자연스러운 만곡이다.

▸ **시선처리**: 사람은 정면을 응시하여 전방과 아래를 볼 수 있어야 하며, 고개를 돌려 양 측방을 볼 수 있어야 한다. 머리의 자세는 골반과 체간의 자세에 따라 달라진다. 머리는 막대기에 달린 볼링공처럼 척추의 위에서 균형을 이룬다. 머리는 무거워 무게중심에 매우 민감해서, 몸을 약간만 움직여도 머리의 위치는 달라진다. 유동적인 경추로 인해서, 머리는 다양한 방향으로 움직일 수 있다. 그래서 근력이 약하거나, 움직임을 조절할 수 없는 사람의 경우, 머리와 목은 안정적이지 못하게 된다. 머리의 자세가 좋으려면, 척추 위에 머리가 균형에 맞게 있어야 한다.

▸ **팔과 손의 기능을 최적화하기**: 어깨(어깨관절, 쇄골, 견갑골)가 중립자세에서 편하게 있어야 팔의 움직임과 기능은 자유로울 수 있을 것이다.

d. 어떻게 개인의 중립자세를 결정하는가?

개인의 중립자세는 각 관절과 근육의 유연성, 중력에 대항, 근긴장도, 움직임의 패턴, 안정성, 균형감각으로 결정할 수 있다. 평가에 관한 장에서 개인의 중립자세와 움직임에 필요한 자세의 선택들을 결정하는 법을 알려줄 것이다.

e. 자세보조용구에서 어떤 자세를 유지할 수 있게 할 것인가?

개인을 위한 최적의 자세보조용구는 다음과 같은 조건을 충족시켜야 한다.

▸ 중립자세가 되도록 신체를 지지할 것

▸ 기능을 수행할 수 있는 자세로 변환할 수 있을 것(자세보조용구가 개인이 수행할 수 있는 기능을 제한하지 않을 것)

D 골반과 척추의 연관성에 대한 이해

1. 골반의 위치 알기

골반은 엉덩이뼈라고도 한다. 골반의 가장 위에 있는 능선을 장골능선(iliac crest)이라 하며 만져서 알 수 있을 것이다. 장골능선을 따라 앞쪽으로 이동하면 튀어나온 뼈가 만져지는데, 이 튀어나온 뼈를 ASIS(anterior superior iliac spine; 전상장골극)라고 한다. 장골능선을 따라 뒤쪽으로 이동하면 PSIS(posterior superior iliac spine; 후상장골극)를 만질 수 있을 것이다. 어깨를 움직이지 않고, ASIS와 PSIS를 잡고 골반을 앞뒤로 움직여 보라. 이 움직임은 골반 위의 천추와 요추, 그리고 요추의 각 척추뼈(vertebrae) 사이에서 일어난다. 또한 골반의 앞 뒤 움직임은 골반 아래의 대퇴뼈(femur)와 골반 사이의 고관절에서 일어난다.

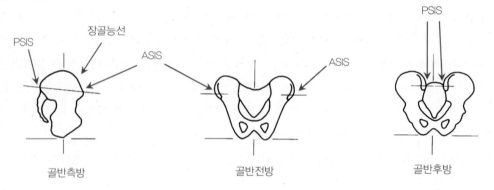

골반측방   골반전방   골반후방

2. 골반중립

골반을 확인하기 위하여, 사용자의 앞, 뒤, 옆에 앉아보라. 사용자는 평평한 의자에 앉아 있어야 한다. 먼저 사용자의 ASIS, 장골능선, PSIS를 확인하고, ASIS와 PSIS를 잡고 골반을 앞뒤로 움직여 보라. 골반의 중립자세는 ASIS가 PSIS보다 약간 아래에 위치한 자세이다. 평가자는 사용자가 바로 누워 있거나 옆으로 누워 있을 때에도 골반을 움직여 골반의 중립자세를 찾을 수 있어야 한다.

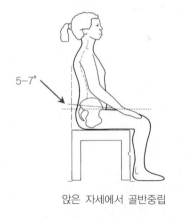

앉은 자세에서 골반중립

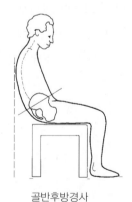

골반후방경사

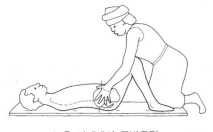

누운 자세에서 골반중립

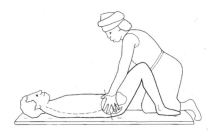

누운 자세에서 골반후방경사

3. 골반 자세의 중요성

골반의 중립자세가 중요한 이유는 무엇이라 생각하는가? 눈을 감고 천천히 자신의 골반은 앞뒤, 좌우로 움직여 보라. 골반을 움직였을 때 허리와 머리, 다리, 그리고 팔의 자세가 어떻게 변하는지 느껴보라. 골반을 움직였을 때 다른 신체 부위의 자세가 변하지 않는가? 골반이 어떤 한 자세로 고정된다면, 다른 신체 부위의 자세도 고정되며, 골반이 중립자세를 유지할 수 있을 때, 다른 신체 부위도 중립자세를 유지할 수 있을 것이다.

이제, 골반을 바로 하고 앞에 있는 물건을 향해 손을 뻗어 보라. 자세를 바꿔서 골반을 뒤로 하고 손을 뻗어 보라. 이번에는 골반을 중립자세로 유지하고 무엇인가를 삼켜 보라. 자세를 바꿔서 골반의 한쪽을 기울여서 무엇인가를 삼켜보라. 삼키기와 손을 뻗기는 중립자세와 그렇지 않은 자세 중 어떤 자세에서 더 편안하게 수행할 수 있는가? 어떤 기능을 수행하는 데 골반의 자세가 영향을 끼친다는 것을 알 수 있겠는가?

4. 천골(Sacrum)

천골은 쐐기 모양의 뼈로 골반의 뒤쪽 가운데에 있다. 천추의 끝은 미추(coccyx, 꼬리뼈)와 연결되어 있고, 시작점은 요추(lumbar vertebrae)와 연결되어 있다. 천추는 다섯 개의 척추뼈(천골)가 연결되어 있는 것과 같고, 골반의 뒤에서 확인할 수 있다. 중지를 미추에 대었을 때 손바닥이 천골을 감싼다고 생각하면 된다. 천골은 천골과 요추 사이의 형태와 운동으로 인해 앉은 자세에서 매우 중요하다. 사용자에 따라 천골 앉기(좌석면에 천골이 닿은 형태)를 하는 경우가 많다. 또한 살이 없거나 고관절 근육이 활성화되지 않았을 경우, 천골이 돌출되는 경우가 있다. 이럴 경우, 돌출된 부위를 고려하지 않고 등지지대를 적용하게 되면 욕창의 발생확률을 증가시키게 된다.

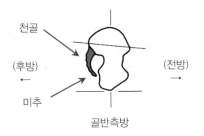

천골
(후방) ← (전방) →
미추
골반측방

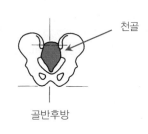

천골
골반후방

References

1. Schmeler M, Boninger M, Cooper R, Viteck M. Using peer−reviewed literature and other evidence to justify wheelchair seating and mobility interventions. *Proceedings from the 18th International Seating Symposium.* 2002.

2. Schmeler M, Chovan C. Assessment and provision of wheeled mobility and seating using best practice, evidence−based practice and understanding coverage policy. *Proceedings from the 22nd International Seating Symposium.* 2006:182−5.

3. Roxborough L. Review of the efficacy and effectiveness of adaptive seating for children with cerebral palsy. *Assist Technol.* 1995;7(1):17−25.

4. Minkel J, Harris S. Evidence−based practice in seating and mobility: Can we support what we are doing? *Proceedings from the 12th International Seating Symposium* 1996:195−8.

5. Eng J. Spinal cord injury rehabilitation: What"s the evidence telling us? *Proceedings from the 22nd International Seating Symposium.* 2006:31−4.

6. Bergen A, Presperin J, Tallman T. *Positioning for Function: Wheelchairs and Other Assistive Technologies.* Valhalla, NY: Valhalla Rehabilitation Publications, Ltd.; 1990.

7. Trefler E, Hobson D, Taylor SJ, Monahan L, Shaw CG. *Seating and Mobility for Persons with Physical Disabilities.* Tucson, AZ: Therapy Skill Builders; 1993.

8. Presperin J. Seating systems: The therapist and the rehabilitation engineering team. *Phys Occup Ther Pediatr.* Spring 1990.

9. Brienza D, Karg PE, Geyer MJ, Kelsey S, Trefler E. The relationship between pressure ulcer incidence and buttock−−seat cushion interface pressure in at−risk elderly wheelchair users. *Arch Phys Med Rehabil.* 2001 April;82(4):529−3.

10. Shaw G. Seat cushion comparison for nursing home wheelchair users. *Assist Technol.* 1993;5(2):92−105.

11. Ferguson−Pell M, Wilkie IC, Reswick JB, Barbenel JC. Pressure sore prevention for the wheelchair−bound spinal injury patient. *Paraplegia.* 1980;18:42−51.

12. Bazata C. Open wide: Eating and seating. *Proceedings from the 7th International Seating Symposium.* 1991:197−9.

13. Bazata C. Positioning for oral motor function. *Proceedings from the 8th International Seating Symposium.* 1992:9−13.

14. Hulme JB, et al. Effects of adaptive seating devices on the eating and drinking of children with multiple handicaps. *Am J Occup Ther.* 1987;41(2):81−9.

15. Hardwick K, Handley R. The use of automated seating and mobility systems for management of dysphagia in individuals with multiple disabilities. *Proceedings from the 9th International Seating Symposium.* 1993:271−3.

16. Hardwick K, The role of seating and positioning in the treatment of dysphagia. *Proceedings from the 12th International Seating Symposium.* 1996:47−8.

17. Porter D, Schindler, K. Does postural support influence ability to perform attention tasks in children with cerebral palsy? *Proceedings from the 24th International Seating Symposium.* 2008:158−9.

18. Staveness C. The effect of positioning for children with cerebral palsy on upper−extremity function: A review of the evidence. *Phys Occup Ther Pediatr.* 2006;26(3):39−53.

19. Myhr U, vonWendt L, Norrlin S, Radell U. Five−year follow−up of functional sitting position in children with cerebral palsy. *Dev Med Child Neurol.* 1995;37(7):587−96.

20. Chung J, Evans J, Lee C, Rabbani Y, Roxborough L, Harris SR. Effectiveness of adaptive seating on sitting posture and postural control in children with cerebral palsy. *Pediatr Phys Ther.* 2008 Winter;20(4):303−17.

21. Reid DT, Sochaaniwskyi A. Effects of anterior−tipped seating on respiratory function of normal children and children with cerebral palsy. *Int J Rehabil Res.* 1991; 14(3):203−12.

22. Sprigle S, Wooten M, Sawacha Z, Thielman G. Relationships among cushion type, backrest height, seated posture, and reach of wheelchair users with spinal cord injury. *J Spinal Cord Med.* 2003 Fall;(3):236−43.

23. Aissaoui R, Boucher C, Bourbonnais D, Lacoste M, Danseareau J. Effect of seat cushion on dynamic stability in sitting during a reaching task in wheelchair users with paraplegia. *Arch Phys Med Rehabil.* 2001 February; 82(2):274−81.

24. Hulme JB, Bain B, Hardin M, McKinnon A, Waldron D. The influences of seating devices on vocalization. *J Commun Disord.* 1989;22(2):137−45.

25. Engstrom B. *Ergonomics Wheelchairs and Positioning.* Hasselby, Sweden: Bromma Tryck AB; 1993.

26. Kangas, K. Seating for task performance. *Proceedings from the 18th International Seating Symposium.* 2002.

27. Lin F, Parthasarathy S, Taylor SJ, Pucci D, Hendrix R, Makhsous M. Effect of different sitting postures on lung capacity, expiratory flow, and lumbar lordosis. *Arch Phys Med Rehabil.* 2006 April ;87:504−9.

28. Nwaobi O, Smith P. Effects of adaptive seating on pulmonary function of children with cerebral palsy. *Dev Med Child Neurol.* 1986;28:351−4.

29. Ward D. *Prescriptive Seating for Wheeled Mobility.* Ft. Lauderdale, FL: HealthWealth International; 1994.

30. Kangas K. Sensory systems and seating for function: The need for both active postural control (use of vestibular system) and passive postural management (use of the tactile system). *Proceedings from the 21st International Seating Symposium.* 2005:47.

31. Andersson GBJ, Murphy RW, Ortengren R, Nachemson AL. The influence of backrest inclination and lumbar support on lumbar lordosis. *Spine.* 1979:52−8.

32. Caillet R. *Soft Tissue Pain and Disability.* Philadelphia, PA: F.A. Davis; 1977.

33. Keegan JJ. Alterations of the lumbar curve related to posture and seating. *J Bone Joint Surg.* 1953;35:589−603.

34. Van Niekerk S−M, Louw Q, Vaughan C, Grimmer−Somers K, Schreve K. Photographic measurement of upper−body sitting posture of high school students: A reliability and validity study. *BMC Musculoskelet Disord.* 2008;9:113−26.

35. Zacharow D. *Posture: Sitting, Standing, Chair Design and Exercise.* Springfield, IL: Charles Thomas; 1988

PART I

평 가

다음은 자세보조용구를 평가하는 사람들을 위한 가이드라인이다. 가이드라인은 절대적인 것이 아니라 항상 예외가 있다는 것을 명심해야 한다. 또한, 가이드라인은 평가 중 대상자를 관찰하고 그와 의사소통을(의견을 수렴) 하며 평가에 대한 상식(평가에 대한 지식)과 함께 사용해야만 한다.

사람의 삶은 복잡하고, 앉은 자세도 복잡하다. 앉은 자세를 평가하는 데에는 많은 시간이 소요된다. 또한 장애인의 일상생활을 완전하게 이해하기 위해서는 많은 시간이 걸린다. 가장 이상적인 것은, 장애인에 대한 정보(기능적, 환경적, 의학적 요소)를 가진 모든 사람들이 팀을 이루어 앉은 자세 평가에 참여하는 것이다. 만약, 모든 팀원이 평가에 참여할 수 없다면, 참여하지 못한 팀원의 의견을 다른 팀원이 대신 전달해야 한다.

앉은 자세 평가는 하나의 통합적인 절차로 진행되지만, 평가 과정을 설명하기 위해 아래와 같이 네 가지 과정으로 분리하였다.

- ▶ 배경정보수집
- ▶ 신체 평가
- ▶ 시뮬레이션과 평가
- ▶ 자세보조용구의 사용 목표 설정하기

자세보조용구를 적용하기 전 필수적으로 대상자의 건강상태, 환경적인 측면, 이동수단, 경제여건 등에 관련한 기초정보를 수집하여야 한다. 다음으로 앉은 자세에서 대상자의 신체적, 기능적인 강점과 제한점을 평가한 이후, 시뮬레이션(simulation)을 하거나, 자세보조용구 부속품(Components)을 시범적용(시연)하였을 때 개인에 맞는지를 평가한다(자세보조용구 부속품이 대상자의 자세를 바르게 지지할 수 있는지를 평가한다). 초기 평가는 핸드 시뮬레이션(Hand simulation)으로 수행할 수 있고, 다양한 평가 툴을 이용하여 세부 평가를 진행할 수 있다. 이러한 정보들을 바탕으로 대상자의 개인 욕구에 따른 자세보조용구를 선택할 수 있다.

1장에서 4장까지는 이러한 평가 절차에 대한 내용으로 구성하였다. 부록 A(평가절차를 배울 때 사용하는 평가지)와 부록 B(이 책과 구성이 같은 짧은 평가지)의 평가양식을 실었다. 평가를 시행할 때 하나의 양식을 참고하여 평가결과를 기록하라.

Chapter 1

•
•
•

배경정보 수집

A 자세보조용구가 필요한 이유

대상자가 자세보조용구의 적용을 통하여 성취하고 싶은 것은 무엇인가? 자세보조용구의 적용 목표
(objective)가 아닌 대상자의 목표는 무엇인가? (대상자의 의견을) 주의 깊게 듣고, 평가를 진행하는 동
안 대상자의 목표와 걱정을 염두에 두어야 한다. 자세보조용구 평가 팀의 다른 구성원들의 목표와 관
심사(concern)는 무엇인가? 가끔 일정이 다를 때는 시작부터 모두의 일정을 조율하는 것은 중요하다.
대상자와 팀 멤버의 목표는 이 책의 6-7페이지에 리스트에 있는 것처럼 일반적일 수 있다. 처음에
목표는 가능한 구체적으로 설정하여야 하며, 설정된 목표는 평가를 진행하는 동안 수정될 수 있을 것
이다.

▸ "더 잘 앉고 싶다"는 대상자의 목표가 있다. 왜 더 잘 앉고 싶은지에 대해 질문하여 "더 잘 앉
  고 싶은 이유"를 구체화하여야 한다.
▸ 불편해하기 때문인가? 이유가 무엇인가?
▸ 머리를 빗을 수 없기 때문인가? 이유가 무엇인가?
▸ 컴퓨터 작업에 어려움을 가지고 있기 때문인가? 이유가 무엇인가?
▸ 대상자가 머리를 조절하지 못 해 친구를 볼 수 없기 때문인가?(왜 전방을 주시하지 못 하는가?) 이
  유가 무엇인가?

구체적 목표의 예

Todd는 "화장실 내 이동(transfer)능력을 향상시키고 싶어요"라고 자신의 목표를 얘기하였다.
Todd가 제시한 목표는 직접적이고 구체적이지 않아 자세보조용구/이동기기를 적용하기 위한 목표
로 설정하기 어려웠다. "이동능력을 어떻게 향상시키기를 원하나요?"라고 그에게 구체적으로 질문을
하였을 때, "나는 슬라이딩 보드를 이용하여 화장실에서 독립적으로(혼자) 이동할 수 있었으면 좋겠
어요"라고 대답하였다. 이처럼 구체적인 목표는 대상자에게 적합한 자세보조용구를 결정하는 데 도
움이 된다.

Sammy의 치료사는 "Sammy가 머리를 더 잘 조절(control)했으면 좋겠어요"라고 목표를 얘기하였

다. 치료사의 목표는 무슨 의미일까? 그것이 자세보조용구에 어떤 영향을 미칠까? 다음은 좀 더 구체적인(서술적인) 목표이다: "Sammy는 휠체어용 책상(laptray)에 있는 의사소통 보드를 사용하기 위해 시선처리를 더 잘 하고 싶어 해요." 이런 구체적인 목표로 인해 자세보조용구로 Sammy의 신체를 지지하거나, 머리에 직접적으로 자세보조용구 부속품을 적용하여 머리조절능력을 향상시킬 수 있다는 것을 알 수 있다.

Maggie의 어머니는 "Maggie의 팔 기능이 향상 되었으면 좋겠어요"라고 목표를 얘기하였다. Maggie의 팔 기능을 어떻게 향상시켜야 할까? 왜 팔 기능을 제대로 수행할 수 없는가? 어머니가 제시한 목표는 좀 더 구체화될 필요가 있다. "Maggie가 휠체어용 책상 위에 있는 3개의 스위치를 작동시키기 위해 팔을 뻗고 싶어 해요." 이 목표는 수행하고 싶어 하는 팔 기능의 유형을 구체적으로 서술하고, 팔 기능을 향상시키기 위해 우리가 취해야 하는 방법도 알려준다. 이처럼 구체화된 팔의 기능적 목표를 이해함으로써, 팔 기능을 수행하기 위해서 반드시 자세보조용구로 신체를 지지하여야 한다는 것을 알 수 있다.

편안함, 통증, 피부상태(tissue condition), 기능, 이동(transportation), 환경과 타인과의 상호작용에 대한 문제점들에 대해 대상자와 (자세보조용구 평가)팀의 의견을 들어야 한다. 이런 질문들은 평가과정 중 발생하는 추가적인 문제점과 목표에 대한 논의를 촉진 시키게 될 것이다.

개인의 그리고 팀의 편안함, 통증, 조직(tissue)의 상태, 기능, 운송, 환경과 다른 사람들간의 상호작용에 대한 염려를 들어보라. 평가(assessment)에서의 질문은 추가적 염려와 목표에 대한 논의를 촉진 시키게 될 것이다.

Ⓑ 장애와 관계된 건강 문제

대상자의 건강과 관련된 정보를 수집하여, 건강과 관련된 정보가 자세보조용구 선택 시 어떤 영향을 미칠지 생각해 보라.

1. **진단(Diagnosis)/장애**: 대상자의 컨디션이 향상되거나 점진적으로 악화될 것으로 예상되는가?
2. **호흡**: 대상자의 호흡에는 어떤 문제가 있는가? 호흡을 원활하게 하는 자세는 어떤 자세인가? 반대로 호흡을 저하시키는 자세는 어떤 자세인가? 자세보조용구/이동기기를 틸트시켰을 때 호흡기능은 향상되는가, 저하되는가?
3. **심장 및 혈액순환 문제**: 심장 및 혈액순환에 문제를 초래하는 특정 자세가 있는가? 어떤 자세인가?
4. **발작**: 만약 발작이 일어나는 동안 경직되는 대상자라면, 자세보조용구를 과하게 지지(push)해도 되는가? 의식을 잃고 자세보조용구에서 떨어지지 않는가?
5. **방광/장 조절**: 방광·장을 조절할 수 있는가?
6. **영양/소화**: 앉은 자세와 관련된 섭식, 소화, 영양상에 문제가 있는가? 문제에 대해 구체적으로 서

술하여라.[5]

7. **약물**: 수면유도제나, 강직(움직임에 영향을 주는)에 변화를 주는 약물을 복용하는가?

8. **외과수술**: 과거에 어떤 외과 수술을 받은 이력이 있거나, 앉은 자세에 영향을 주는 외과 수술이 계획되어 있는가?

9. **정형외과적 염려**: 관절 구축(Contractures), 아탈구(Subluxation) 또는 탈구(Dislocation) 등이 있는가? 어느 부분에 발생하였는가? 골절 경향이 있는가? 골다공증(Osteoporosis), 골화성근염(Myositis ossificans), 이소성골화증(Heterotopic ossification)?

10. **보조기(Orthotic) 개입(braces)**: 대상자는 현재 사용하고 있는 다리, 척추, 팔 보조기가 있는가? 자세보조용구에 앉아 있는 동안 보조기를 착용할 것인가?

11. **피부 상태**: 욕창 이력이 있거나, 욕창 위험이 있는 곳이 있는가? 만약, 마비(수의적 움직임이 어려움)가 있다면, 좌석면의 압력 분산은 어떻게 할 것인가?

12. **감각**: 감각을 느낄 수 있는가? 감각이 소실된 부위는 신체의 어느 부위인가? 과거 욕창 이력이 있는가? 대상자의 촉각과민(tactile sensitivity)으로 불편함을 느끼는 특정 재질이 있는가? 신경계와 고유수용성 감각(Proprioception)을 이완할 수 있는 신체적 지지를 필요로 하는가? 다양한 방향(Vestibular system, 전정시스템)의 움직임을 즐기는가 아니면 그것을 받아들이는 데 어려움이 있는가?[6,7]

13. **통증**: 통증이 있는 대상자인가? 통증을 느끼는 부위는 어디인가? 하루 동안 통증을 느끼는 시간은 어느 정도인가? 통증을 경감시키기 위해 무엇을 할 수 있는가? 말초신경계(Peripheral nervous system)의 통증인가, 중추신경계(Central nervous system)의 통증인가? 만약 말초신경계의 통증이라면, 자세보조용구를 적용하여 통증을 경감시킬 수 있는가?[8,9]

14. **시각(seeing)**: 시각적 제한이 있는가? 시각적 제한이 앉은 자세, 균형, 움직임에 어떤 영향을 미치는가?[10-12]

15. **청각(hearing)**: 청각적 문제는 어떤 것들이 있는가? 그것들을 기술하여라.

16. **인지/지각/행동적 상태**: 앉은 자세와 움직임 혹은 안전에 영향을 미칠지도 모르는 인지, 지각, 행동적 문제가 있는가? 그것들을 기술하라. 안전에 대한 인지부족, 운동 계획 능력(Motor planning)의 어려움이나 시지각(Visual perception) 문제를 포함할지도 모른다.

C 환경적 쟁점

대상자는 어떤 환경(가정, 직장, 학교, 여가생활 등)에서 생활하는가? 출입구, 회전 공간(복도, 작은방 등), 램프 경사로, 계단, 방 크기, 테이블 높이 등을 기록한다. 이러한 각각의 생활환경에서 대상자가 자세보조용구/이동기기를 이용했을 때의 문제점들을 평가한다.

D 　교통관련 쟁점

대상자는 집 밖에서 어떻게 이동할 것인가? 자가용, 밴, 픽업트럭, 스쿨버스, 대중교통, 말, 당나귀, 보트 중 무엇을 이용할 것인가? 교통편에 자세보조용구/이동기기를 싣기 위해 자세보조용구를 분리할 필요가 있는가? 만약 자세보조용구에 앉아서 교통편을 이용한다면, 대상자의 안전을 최대한으로 보장하기 위해 어떤 자세적인 지지를 추가해야 되는가?

E 　현재 사용하는 자세보조용구에 대한 평가

대상자가 현재 사용하고 있는 자세보조용구는 무엇인가? 얼마의 기간 동안 사용하였으며, 현재 상태는 어떠한가? 현재 사용 중인 자세보조용구의 장점과 문제점은 무엇인가? 대상자가 과거부터 사용했던 장치는 어떤 장치이며, 얼마나 잘 작동하는가? 자세보조용구에 어떤 보조기구(컴퓨터 접근, 보완대체의사소통기구, 환경조정장치, 인공호흡기, 환기기 등)를 부착하여 사용하였는가?

F 　재원 마련

자세보조용구 구입비용은 누가 지불할 것인가? 구입비용을 지원하는 곳에서 제시한 지원 조건, 가이드라인 또는 제한사항은 무엇인가? 어느 업체를 통해 공급받게 될 것인가? 구입비용을 지원하는 곳에서 어떤 문서를 요구하는가?

References

1. Bergen A, Presperin J, Tallman T. *Positioning for Function: Wheelchairs and Other Assistive Technologies*. Valhalla, NY: Valhalla Rehabilitation Publications, Ltd.; 1990.
2. Trefler E, Hobson D, Taylor SJ, Monahan L, Shaw CG. *Seating and Mobility for Persons with Physical Disabilities*. Tucson, AZ: Therapy Skill Builders; 1993.
3. Presperin J. Seating systems: The therapist and the rehabilitation engineering team. *Phys Occup Ther Pediatr*. Spring 1990.
4. Ward D. *Prescriptive Seating for Wheeled Mobility*. Ft. Lauderdale, FL: HealthWealth International; 1994.
5. Hardwick K. Best practice in the use of seating and positioning for individuals with dysphagia. *Proceedings from the 14th International Seating Symposium*. 1998:49−50.
6. Kangas K. Sensory systems and seating for function: The need for both active postural control (use of vestibular system) and passive postural management (use of the tactile system). *Proceedings from the 21st International Seating Symposium*. 2005:47.
7. Kangas K. Hyperextension, obligatory reflexes, or the opisthontonic reaction? Facing the seating challenges of children whose seating systems do not recognize this body posture. *Proceedings from the 21st International Seating Symposium*. 2005:163−5.
8. Presperin−Pedersen J, O"Connor A. Pain: Defining, categorizing, and determining its effect on seating. *Proceedings from the 21st International Seating Symposium*. 2005:101−2.
9. Presperin−Pedersen J., O"Connor A. Pain mechanisms and intervention regarding seating. *Proceedings from the 22nd International Seating Symposium*. 2006:118−20.
10. Padula W. Vision affecting posture of the persons seated in a wheelchair. *Proceedings from the 7th International Seating Symposium*. 1991:53−4.
11. Marburger R, Millenbach D, Stewart S. Functional vision and its influence on posture. *Proceedings from the 9th International Seating Symposium*. 1993:51−3.
12. Eastman MJ, Montgomery I. The effect of functional vision on seating interventions. *Proceedings from the 10th International Seating Symposium*. 1994:55−8.

┤ Aaron을 소개합니다 ├

이 책에서는 Aaron의 이야기를 자세보조용구의 평가 및 제작 절차에 따라 여러 방면에서 설명할 것이다. 이 책의 마지막 부분에 있는 작성된 Aaron의 평가지를 통해 평가·제작 절차, 그리고 자세보조용구의 적용 등에 대해 요약할 수 있을 것이다.

배경 정보

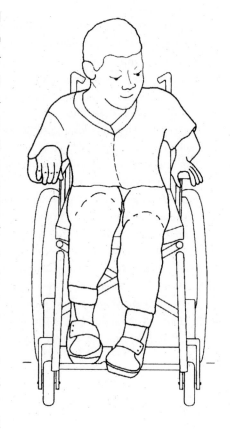

Aaron은 미국 캘리포니아 주의 리치몬드에서 가족과 함께 사는 14세 고등학생으로 특수학급에서 공부하고 있다. Aaron은 3세에 뇌손상(뇌성마비)으로 인해 경직형사지마비와 시각장애를 겪고 있다. 3세에 심한 천식으로 인한 호흡정지 때문에 뇌손상이 발생하였다. Aaron은 왼팔을 오른팔에 비해 더 잘 사용할 수 있다. 정상적인 지능을 가지고 있으나, 심한 천식으로 인해 학교를 결석하게 된 경우가 많았다. Aaron은 음악, 만화 캐릭터, TV쇼, 마이애미 돌핀스(마이애미주의 미식축구팀), 드럼치기, 그림 그리기, 이야기하기를 좋아한다. 또한, 그는 활동적으로 움직이는 것을 좋아한다. 휠체어에 앉아 있건 아니건 간에 말이다. 지난 몇 년 동안 그가 가지고 있던 두려움을 극복해 왔고, 이제는 옷 입기, 화장실 가기, 이동하기, 그리고 휠체어 조작하기 등을 스스로 하고 싶어 한다. 그의 발과 머리의 감각은 상당히 민감하다. Aaron은 기억하는 데 약간의 어려움이 있고, 신체의 각 부분이 어디에 위치해 있는지 헷갈려 한다. 때로는 왼쪽과 오른쪽을 혼동하기도 한다.

아론은 다수의 외과 수술을 받은 이력이 있다. 1989년에 소아 위식도 역류(gastroesophageal reflux)로 인해 수술(nissen fundoplication)을 받았다. 1990년에는 오른쪽 고관절의 아탈구로 인해 양쪽 내전근을 이완시키는 수술(bilateral adductor releases), 아킬레스건을 연장시키는 수술(Achilles tendon lengthening), 우측 골절술 (right derotation osteotomy)을 받았다. 아론은 지금 발목과 발의 자세를 유지하기 위해 발목보조기(ankle foot orthosis)를 착용하고 있다.

아론과 가족들은 자세보조용구를 적용하여 이루고자 하는 목표가 있다. 아론은 혼자서 휠체어를 더 빠르게 운전할 수 있게 되기를 원하고, 집과 학교에서 휠체어를 더 잘 조작하기를 바란다. 그는 더 편안해 지기를 원한다. 아론은 가끔 오른쪽 엉덩이에 통증을 느낀다. 그는 피봇이동(pivot transfer)을 하여 휠체어에서 변기로 (그 반대로도) 더 쉽게 이동하기를 바란다. 치료사와 교사, 그리고 가족은 아론이 자세유지를 더 잘 할 수 있게 되면, 독립적으로 먹기, 입기, 그리기, 컴퓨터 하기, 그리고 점자 쓰는 기계를 이용하는 능력이 더 나아질 것이라고 기대하고 있다.

아론은 집, 학교, 그리고 교회에서 많은 시간을 보낸다. 아론의 교실은 편의시설이 잘 되어 있다. 접근성이 보장된 화장실에는 큰 문이 있고, 충분한 이동 공간이 있으며, 수직핸드레일이 있어 소변기를 사용하기 위해 아론이 설 수도 있다. 변기의 높이는 15인치(38cm)이며 교실 책상의 아래쪽 높이는 25인치(63cm)이다. 아론이 집에 들어가기 위해서는 두 개의 계단을 올라가야 한다. 아론은 1층에 있는 침실을 이용하고, 그 집의 가장 좁은 문 너비는 27인치(68cm)이다. 주방의 식탁에서 식사를 하는데 식탁 높이는 30인치(76cm)이며 식탁의 아래쪽 높이(의자가 들어갈 수 있는 최대높이)는 28인치(71cm)이다. 화장실 변기의 높이는 15인치(38cm)이며, 침대의 높이는 26인치(66cm)이다. 이 높이들은 자세보조용구의 좌석방석 전방의 높이를 결정하는 데 매우 중요하다.

아론은 특수버스를 이용하여 학교에 통학한다. 특수버스에는 휠체어 리프트가 있고, 휠체어를 고정할 수 있는 안전벨트가 차량 바닥에 장착되어 있다. 아론의 가족은 밴을 가지고 있는데 휠체어 리프트는 없다. 밴을 타기 위해서는 자세보조용구를 휠체어에서 분리시켜야 하고, 휠체어를 접을 수 있어야 한다. 아론은 밴 앞좌석에 앉으며 차량용 안전벨트를 착용한다.

아론은 일반적인 슬링형 휠체어와 휠체어 책상을 사용하고, 벨트는 휠체어 프레임에 부착되어 있다. 휠체어는 사용한지 약 4년이 되었고 아직 쓸 만하다. 학교에서는 한손 사용자용 점자 쓰는 기계를 사용하며, 이것을 책상이나 휠체어 책상에 놓고 사용한다. 컴퓨터를 사용하기 위해서는 터치패드의 한 종류인 유니콘보드(보완대체 의사소통 보조기구)를 사용한다.

아론은 아버지가 가진 개인보험으로 자세보조용구와 휠체어를 구입하려고 한다. 개인보험에서는 의학적인 필요성을 증명하면, 휠체어와 자세보조용구 구입비용을 부담해 준다고 한다.

Chapter 2

•
•
•

신체평가: 자세, 움직임, 기능*

배경정보를 수집한 후, 대상자의 신체와 자세보조용구와의 관계에 초점을 맞춰야 한다. 현재 사용중인 자세보조용구/이동기기에서의 자세와 움직임, 기능을 묘사하고 평가한다. 그 다음, 왜 대상자가 이런 자세와 움직임을 보이는지에 대해 이해하려 노력해야 한다. 이런 도수 평가는 누운 자세에서, 그리고 단단한 지지면에 앉은 자세에서 진행될 것이다. 이 장에서는 신체 평가의 일부분을 소개하고, 이 책의 뒷부분에서 평가에 대해 좀 더 상세하게 다룰 것이다.

A 현재 자세보조용구에서의 자세

자세, 움직임, 기능에 대한 평가는 현재 자세보조용구에서 기능적 활동을 하지 않는 안정시 자세(resting posture)를 살펴봄으로써 시작한다. 대상자의 앉은 자세 전반을 살펴본다 할지라도, 골반, 허리, 체간, 고관절, 다리, 무릎, 발목과 발, 머리, 어깨와 팔의 부분적인 자세를 자세히 기술하여야 한다. 이 책의 27page Section A에서는 이런 평가절차를 더 상세히 기술할 것이다.

> 평가를 진행하는 동안, 대상자와 자세보조용구 적용 팀에게 평가자가 무엇을 하려고 하는지를 설명하여 평가 절차 등을 이해시키고 협조를 구할 수 있을 것이다.

B 현재 자세보조용구에서의 기능적 능력

현재 사용 중인 자세보조용구에서 안정화된 자세를 이해하며, 자세보조용구에서 무슨 활동을 어떻게 수행할 수 있는지를 평가할 것이다. 이 평가는 대상자의 기능적인 움직임을 나타내기 위해 신체를 어떻게 안정화시킬 것인지 평가하고, 기능적인 움직임을 수행하기 위한 움직임을 관찰하는 것을 의미한다. 어떤 기능적 문제(functional issues)가 자세보조용구/이동기기를 선택하는 데 큰 영향을 미치

---

* 신체평가에서, 일반적인 치료 조건(긴장도, 반사, 근력 등)의 표시는 의도적으로 포함하지 않는다. 저자는 대상자의 자세와 움직임, 기능 등을 상세하게 기술하는 것을 더 선호하는데, 이는 자세보조용구의 중재를 더욱 확실하고 적절하게 할 수 있는 근거가 될 것이라 생각한다. 긴장도와 반사 등에 대한 명확한 정의는 논쟁거리가 될 수 있다. 이 말은 실제로 대상자의 움직임 등을 이해하고 관찰하는 절차를 수행시키지 않고, 정의된 결과에 따라 움직임을 예측하게 할 수도 있기 때문이다.

게 될지를 항상 염두에 두어야 한다. 자세보조용구를 적용하여 대상자의 현재기능을 떨어뜨리지 않고, 향상시키기를 원한다는 사실을 항상 기억해야 한다.

다음의 기능적 활동 등은 평가가 필요하다: 걷기, 이동(transfer), 휠체어 추진, 옷 입기, 목욕하기, 화장실 활동, 삼키기, 먹기, 소화기능, 호흡, 의사소통하기, 테이블 활동, 일하기, 직업과 가사활동 등 Section B, 39page에서 기능평가를 절차에 따라 안내할 것이다.

기능은 앉아 있는 시간과 그렇지 않은 시간 동안에도 평가되어야 한다.

- ▸ 대상자의 현재 자세보조용구에서의 앉은 자세(평가 시작시)
- ▸ 대상자를 시뮬레이션이나 시험용 자세보조용구에 앉힐 때
- ▸ 자세보조용구가 최종 조립되고 적용되어질 때
- ▸ 적용 후 4~6개월마다

C 관절 근육 유연성

Section A와 B(27~41page)에서 대상자의 안정성, 움직임, 현재 자세보조용구/이동기기에서의 기능을 관찰하고 기술하였다. 관찰한 결과(왜 이와 같은 방식으로 앉고 움직이는지)에 대한 이유를 찾아야 한다. 관절의 유연성이 부족하거나, 근육의 긴장/약화, 불쾌감, 불수의 움직임 또는 현재 사용하는 자세보조용구의 문제 등과 같이 많은 요소들이 대상자의 앉은 자세와 기능적인 움직임 등에 영향을 미칠 수 있다. 대상자가 바로 누운 자세(supine)나 옆으로 누운 자세(sidelying)에서 관절과 근육의 유연성을 평가할 수 있다. Section C, 42page는 또한 이런 절차를 상세하게 기술할 것이다.

D 앉은 자세에서의 균형과 자세 조절

대상자의 앉은 자세에서의 관절유연성, 움직임을 평가하기 전에 발이 바닥에 잘 지지된 상태로 단단한 표면에 앉아 있을 때 대상자의 균형과 자세 조절(Postural control)에 대해 먼저 알아야 할 것이다. Section D, page 64 참고.

E 앉은 자세에서의 평가: 유연성과 자세지지

근육의 경직, 약화, 움직임 패턴, 중력 등은 대상자의 앉은 자세에 영향을 미칠지도 모른다. 이번 장에서 대상자의 발이 잘 지지된 상태로 편평하고 견고한 표면에 앉아 있을 때 관절 유연성을 평가할 것이다. 또한 대상자의 근육 동작과 움직임 패턴 등을 관찰할 것이다. 그 후 평가자의 손을 이용

하여 대상자의 신체가 개인의 중립 자세를 유지하기 위해 지지할 필요가 있는 곳이 어디인지 평가를 시작할 것이다. Section E, page 65에 언급한다.

F 앉은 자세에서 중력의 효과

Section F, 90page에서 우리는 자세보조용구가 바른 각도일 때와 다른 각도로 기울였(tilt)을 때 그 사람의 신체에 작용하는 중력의 효과를 평가할 것이다.

G 압력

감각이 부족한 사람이나 노인이나 이동 능력이 결핍된 사람은 압력에 취약한 뼈 돌출부 아래를 반드시 평가해야 한다. (Section G, page 91 참고)

A 현재 자세보조용구에서의 자세

1. 골반/허리
2. 체간
3. 고관절과 다리
4. 무릎
5. 발목과 발
6. 머리와 목
7. 상지대(shoulder girdles)
8. 팔
9. 요약

먼저, 현재 대상자가 사용하고 있는 자세보조용구/이동기기에서 대상자의 자세, 움직임, 가능한 자세 등을 평가한다. 우리는 다양한 기능을 수행하기 위해 끊임없이 자세를 변경하고 무게중심을 이동한다. 장애인은 비장애인만큼이나 자신의 의지로 자유롭게 자세를 변화시키지 못 한다.

평가를 어떻게 시작할까? 저자는 대상자가 어떤 기능적 활동도 하지 않는 안정시 자세(Resting postural)를 관찰하는 것부터 평가를 시작해야 한다고 본다. 장애인은 아마 본인만의 정형화된 자세(Typical posture)가 있어서 보호자에게 자세교정을 요청할지도 모른다. Section B(39page)에서 다른 활동을 하는 동안 어떻게 장애인의 자세를 변화시킬 것인가에 대해 평가할 것이다. 대상자를 볼 때 전인적인 관점에서 관찰하는 것이 맞다. 하지만, 단순하게 먼저 골반과 체간, 고관절과 다리, 무릎, 발목과 발, 머리와 목, 그리고 어깨와 팔 등 신체 각 부분의 자세에 집중하여 상세히 기술한다. 또한, 대상자를 관찰할 때, 바른 자세로 교정시키지 않은 평소의 자세, 정형화된 자세를 기술한다. 특정 신체 부위의 움직임이 다른 신체부위의 움직임과 자세에 어떻게 영향을 미치는지 관찰하라. 대상자의 습관적 자세를 그림[stick figure(*주석: 사람 머리는 원으로, 사지는 직선으로 그리는 그림)]으로 그리거나, 가능하다면 사진으로 찍는 것은 도움이 될 것이다. 숙련된 치료사도 눈으로 관찰하는 것만으로는 대상자가 어떻게 자세를 취하고 움직이는지 분석하는 데 어려움을 겪는다.

다음 페이지부터 소개되는 1~7번의 a와 b에서는 대상자가 특정 신체 부위를 조절하고 능동적으로 움직일 수 있는지를 질문한다. a는 능동적으로 중립자세를 취하거나 유지하는 능력을, b는 특정 신체 부위의 움직임을 능동적으로 조절할 수 있는지를 질문한다. a와 b 아래의 문장에서는 정형화되거나 고착화된 자세를 기술한다. 이런 자세는 a와 b의 자세(능동적 움직임)와는 달리, 평가자에 의해 수동적으로 중립자세로 교정할 수밖에 없다. 이제 골반부터 시작해보자.

1. 골반/허리

note: 골반의 자세는 중요하다. 그것은 나머지 모든 신체의 자세에 영향을 미친다.

a. 대상자는 능동적으로 자신의 골반을 중립자세로 움직이고, 그 자세를 유지할 수 있는가?(골반중립, neutral posture)

b. 그는 골반을 중립자세가 아닌 다른 자세로 움직이고 그 동작을 조절할 수 있는가?(능동적 골반조절)

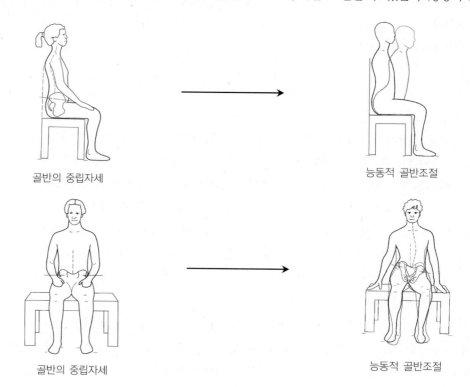

| 골반의 중립자세 | 능동적 골반조절 |

골반의 자세가 a 또는 b가 안 된다면, 골반의 자세가 아래와 같은지 관찰하여라.

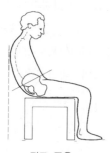
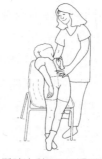
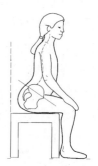

뒤로 굽은
(rolled backward)

뻗쳐서 앞으로 기울어진
(stiffening and sliding forward)

앞으로 굽은
(rolled forward)

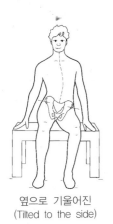

옆으로 기울어진
(Tilted to the side)

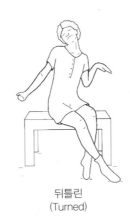

뒤틀린
(Turned)

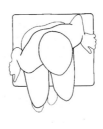

뒤틀린
(Turned)
– 위에서 본 –

2. 체간

대상자의 체간 자세를 기술하라(등 중간부분 혹은 흉부 척추와 가슴).

a. 대상자는 능동적으로 자신의 체간을 중립자세로 움직이고, 그 자세를 유지할 수 있는가?(체간 중립)

b. 그는 체간을 다른 자세로 움직이고 그 동작을 통제할 수 있는가?(능동적 체간 조절)

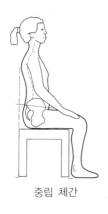

중립 체간

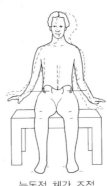

능동적 체간 조절

대상자의 체간자세가 a 또는 b가 안 된다면, 체간자세를 기록하여라.

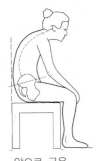

앞으로 굽은
(Curved forward)

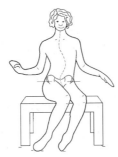

옆으로 뒤틀린
(Curved to one side)

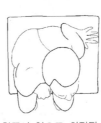

한쪽이 앞으로 회전된
(rotated forward
on one side

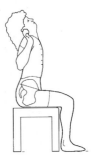

뒤로 굽은
(Arched backward)

3. 고관절과 다리

대상자의 고관절과 다리자세를 기술할 때, 다리가 그의 신체를 어떻게 안정화시키는지 관찰하라.

a. 대상자는 고관절과 다리를 중립자세(약간 떨어진, 5~8° 외전된)로 움직이고, 무게중심을 안정되게 하기 위해 그의 발과 다리를 사용할 수 있는가?(고관절 중립)

b. 대상자는 고관절을 내/외측, 상/하로, 움직이고, 각각의 움직임을 통제할 수 있는가?(능동적 고관절 조절)

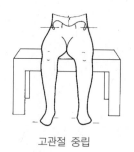
고관절 중립

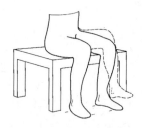
능동적 고관절 조절

대상자의 고관절과 다리자세가 a 또는 b가 안 된다면, 고관절과 다리의 자세를 기술하라.

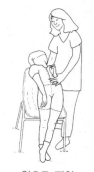
앞으로 뻗친
(stiffended out straight)

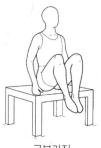
구부러진
(Bent)

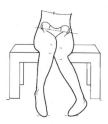
안쪽으로
회전된(turned in)

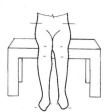
중간으로 회전된
(Moved towards midline)

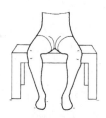
바깥쪽으로 회전된
(turned out)

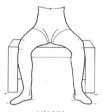
벌어진
(spread open)

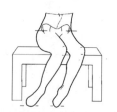
한쪽 방향으로 회전된
(both turned to the same side)

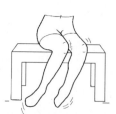
계속 움직이는
(moving constantly)

note: 종종 위의 자세들이 복합적으로 나타나는 것을 관찰하게 될 것이다.

4. 무릎

a. 대상자는 그의 무릎을 90°로 굽혀서 그의 발바닥이 바닥이나 발판(footrests)에 닿을 수 있는가?

(무릎 중립)

b. 그의 능동적으로 무릎을 굴곡, 신전할 수 있는가?(능동적 무릎 조절)

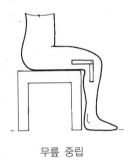

무릎 중립

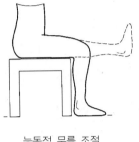

능동적 무릎 조절

대상자의 무릎 자세가 a 또는 b가 안 된다면 무릎 자세는 아래와 같을 것이다.

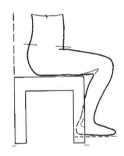

구부러져서 발이 좌석
아랫면으로 들어가는
(bent so feet are under the seat)

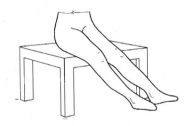

앞으로 쭉 펴진
(stiffened out straight)

5. 발목과 발

a. 대상자는 능동적으로 그의 발목을 90°로 굽혀서 발이 바닥이나 발받침대를 지지하여 편안한 자
   세를 취할 수 있는가?(발목 중립)

b. 발목에서 일어나는 능동적 움직임을 관찰하고 기술하여라(발목을 상/하 내/외측으로 굽히는것; 능
   동적 발목 조절).

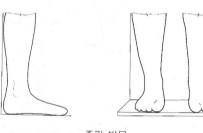
중립 발목

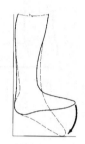
능동적 발목 조절

대상자의 발목과 발 자세가 a 또는 b가 안 된다면 발목과 발 자세는 아래와 같을 것이다.

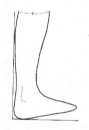
위쪽으로 구부러진
(bent up exvessively)

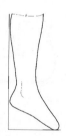
아래쪽으로 쪽 펴진
(bent down excessively)

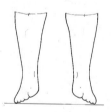
안쪽으로 기울어진
(turned in)

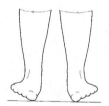
바깥쪽으로 기울어진
(turned out)

6. 머리와 목

a. 대상자는 주변 환경과 주변 사람들을 보는 것과 같이 능동적으로 머리를 고정할 수 있는가?(머리 중립) 얼마나 오래 그 자세를 유지할 수 있는가?

b. 그의 머리를 특정 방향으로 돌릴 수 있는가?(능동적 머리 조절)

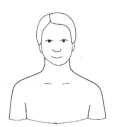 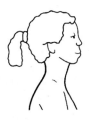

머리 중립

대상자가 능동적으로 머리의 움직임을 조절하기 어렵다면, 아래와 같은 경향이 나타날 것이다.

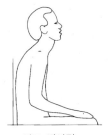 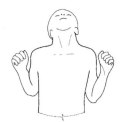 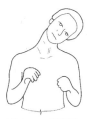 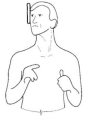

| 뒤로 떨어진 (fall back) | 과하게 뒤로 떨어진 (push back) | 한쪽으로 떨어진 (fall to one side) | 회전되어 한쪽을 미는 (turn and push to one side) |

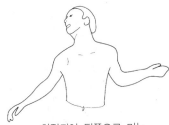 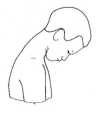 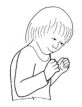

| 회전되어 뒤쪽으로 미는 (push back and turn) | 앞으로 떨어진 (fall forward) | 과하게 앞으로 떨어진 (pull forward) |

위에 움직임이 혼재되어 나타난다면 그 움직임에 대해 자세히 기술하라.

7. 상지대(shoulder girdles)

상지대는 어깨, 날개뼈(견갑골), 쇄골을 포함한다. 자세와 움직임에 대해 언급할 때 어깨/견갑골을 팔과 분리하기는 어렵지만, 우선 어깨의 자세를 평가해 보자.

a. 대상자는 능동적으로 어깨나 팔을 중립 자세로 취하는 것이 가능한가?(중립 자세)

b. 팔의 움직임을 능동적으로 조절할 수 있는가?(능동적 팔 조절; Section B(39page)에서 기능적 스킬, 나아가 우리는 기능적 활동을 하는 동안 대상자의 상지대, 팔의 자세, 조절, 움직임 등을 평가하게 될 것이다)

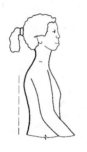 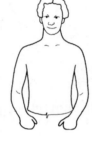

중립자세

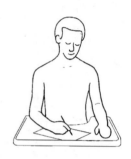

능동적 팔 조절

상지대의 자세가 a 또는 b가 안 된다면, 그의 상지대가 아래와 같은 경향이 나타나는지 관찰하라.

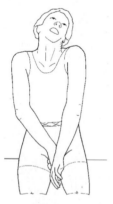

위쪽으로 구겨진
(shrugged upwards)

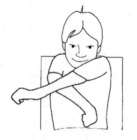

앞으로 기울어지고 회전된
(pulled forward and turned in)

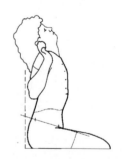

뒤로 기울어지고 회전된
(pulled backward and turned out)

8. 팔

우리는 이제 대상자의 팔 자세, 움직임, 조절에 포커스를 맞춘다(능동적 팔 조절의 평가를 위해 위에 있는 7번을 살펴보라).

만약 그 사람이 능동적으로 중립자세를 유지하는 것이 어렵다면, 팔의 자세에 대해 기록하라.

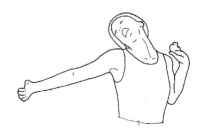

한쪽 팔은 쭉 펼쳐지고
(one arm stiffened straight),
다른 쪽 팔은 구부러진
(the other bent)

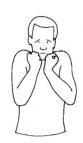

양쪽 팔 모두 구부러진
(Both arms are stiffly bent)

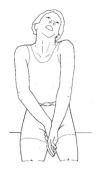

양쪽 팔 모두 앞으로 뻗친
(Both arms are stiffly straight)

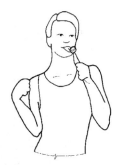

한쪽 팔이 강하고, 나머지 한쪽
팔은 상대적으로 약하거나 뻣뻣한
(One arm is strong and the
other arm is weak or stiff)

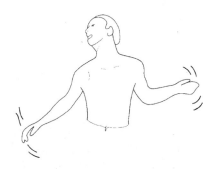

팔의 움직임이 많은
(the arms move around a lot)

9. summary

신체 각 부분에 대한 자세를 기록한 후, 전체를 관찰하라. 우리 몸으로 대상자의 자세를 똑같이 취해 보는 것은 도움이 될 것이다. 대상자의 자세를 따라하며 그 사람이 움직임이 어떻게 이루어지는지를 느껴보아라. 어떤 자세가 기능을 편안하게 수행 할 수 있는 자세인가? 불편한 자세는 어떤 자세인가?

아래는 안정시 자세의 예시이다.

a. **골반**: 후방으로 기울임(골반후방경사)

  체간: 전방으로 굽음(후만)

  고관절과 다리: 바깥으로 회전되고(외회전) 벌어짐(외전)

  무릎: 중립

  발목과 발: 중립

  머리: 전방으로 기울임(굴곡)

  상지대와 팔: 능동적 팔 조절

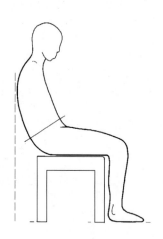 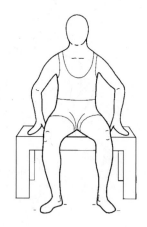

b. **골반**: 뻣뻣함과 골반의 신전

   체간: 후방 아치(신전)

   고관절과 다리: 뻣뻣하게 밖으로 뻗치고(신전) 중심선을 향해 모여짐(내전)

   무릎: 뻣뻣하게 펴짐(신전)

   발목과 발: 과도하게 신전됨(족저굴곡)

   머리: 뒤로 젖혀짐(힘에 의해 신전됨)

   어깨와 견갑골: 뒤로 당겨지고 밖으로 회전됨(외회전)

   팔: 한쪽 팔은 뻣뻣하게 구부러지고(굴곡), 다른 팔은 뻗침(신전)

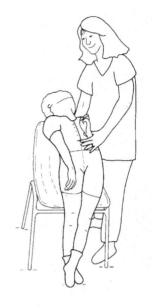

c. **골반**: 중립

   체간: 측방으로 기울어짐(측만)

   고관절과 다리: 양쪽 모두 같은 방향으로 회전됨(바람막이 자세)

   무릎: 좌석면 아래로 구부러짐(굴곡)

   발목과 발: 과도하게 아래로 신전됨(족저굴곡)

   머리: 중립

   상지대와 팔: 한쪽 팔은 뻣뻣하게 구부러지고(굴곡), 다른 팔은 뻗침(신전)

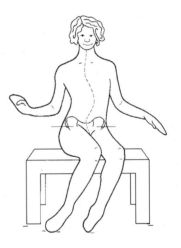

─┤ 현재 사용하고 있는 자세보조용구 및 휠체어에서 Aaron의 자세 ├─

현재 사용중인 휠체어에서의 Aaron의 골반은 뒤로 구부러져 있고(후방경사), 오른쪽이 아래로 경사져 있고 (우측 골반경사), 왼쪽 뒤로 회전되어 있다. Aaron의 체간은 앞으로 구부러져 있으며(후만) 볼록하게 (convexity) 우측으로 기울어져 있다. 그의 왼쪽 골반은 중립자세로 유지가 가능하지만, 오른쪽 골반은 회전 (내회전, 내전)되어 있다. 왼쪽 무릎은 뻗는 경향이 있어 발이 발판을 벗어나게 된다. 오른쪽 무릎은 약간 굴곡 경직되어 구부러지는 경향이 있다. 양 발목과 발은 내측으로 회전(내번)되어 있으나, 휠체어에 앉을 때는 발목 보조기(AFO)를 착용하여 발목과 발의 자세를 유지한다. 머리조절능력은 좋으나 머리가 왼쪽으로 회전되는 경 향을 보인다. 그의 왼쪽 견갑대는 으쓱하는 경향(elevate; 거상)이 있으나, 어깨와 팔의 운동 조절능력은 매우 좋다. 오른쪽 어깨는 중립자세에서는 편안해서 팔받침대에 올려놓을 수 있지만, 약간 올라가서 경직되어 외전 되어 있다. 그는 오른쪽 팔꿈치의 굴곡과 신전을 조절할 수 있는 능력이 약하게 있지만, 팔꿈치는 많이 경직되 어 있어 매우 뻣뻣하다.

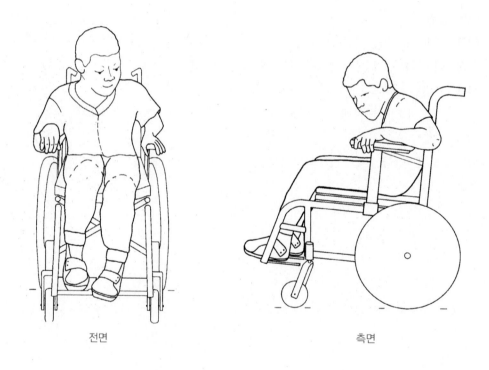

전면   측면

현재 Aaron이 소지한 자세보조용구/이동기기에서 Aaron의 자세

B 현재 자세보조용구에서 기능적 능력

1. 걷기
2. 이동(transfer)
3. 휠체어 추진
4. 옷 입기
5. 목욕
6. 화장실가기
7. 식사/소화
8. 호흡
9. 의사소통
10. 테이블 활동
11. 작업/직업/가사활동

이제 우리는 대상자의 안정화된 자세에 대해 이해하고, 그가 하고자 하는 활동이 무엇인지, 자세보조용구/이동기기에서 그가 원하는 활동을 어떻게 수행할 것인지 기술한다. 자세는 어떻게 바뀌나? 활동을 수행하기 위해 그는 신체를 어떻게 안정화하고 움직이는가? 항상 기능적인 요인이 자세보조용구/이동기기의 디자인과 선택에 영향을 끼친다는 사실을 기억하여야 한다. 대상자가 자세보조용구에서 원하는 활동을 수행할 때 아래의 기능적 활동들을 평가하여라.

1. 걷기: 대상자는 걸을 수 있는가? 가능하다면, 얼마나 먼 거리를 걸을 수 있는가? 걷기 동작을 수행할 때 어느 정도의 도움이 필요한가? 어떤 장치가 사용되는가?(보조기, 워커, 목발, 지팡이 등)

2. 이동(transfer): 이동은 어떻게 이루어지는가? 그의 생활환경의 높이(침대, 변기, 욕조, 자동차, 비행기 등의 높이)는 얼마인가? 이동시 필요한 보호자의 도움은 어느 정도인가? 리프트를 사용하는가? 독립적으로 자세보조용구/이동기기의 구성요소(브레이크, 골반벨트, 체간벨트, 종아리 지지대 등)를 조작할 수 있는가?

3. 휠체어 추진: 대상자는 휠체어를 추진할 수 있는가? 반드시 타인이 밀어주어야만 하는가? 독립적으로 휠체어를 추진할 수 없다면, 전동휠체어 조작이 가능한가? 전동휠체어를 조작할 수 있다면 그는 어떻게 구동하는가? 수동휠체어 또는 전동휠체어를 사용할 때 그의 자세, 안정성, 움직임의 변화를 관찰하고 기술하라. 독립적으로 수동휠체어 추진이 가능한 경우 뒷바퀴 축을 중심으로 대상자의 어깨는 어디에 위치하고 있는가? (P.238 참고)

4. 옷 입기: 대상자는 독립적으로 옷을 입을 수 있는가? 옷 입기는 자세보조용구에서 이루어지는가? 그렇다면, 어떻게 옷 입기를 수행하는지 관찰하고 자세히 기술하라.

5. 목욕: 대상자는 독립적으로 목욕을 할 수 있는가? 어떻게 목욕을 하는지 기술하라.

6. 화장실 가기: 소변기나 카테터(catheter)를 자세보조용구에 있는 동안 이용하는가?

7. 식사/소화: 자세보조용구에 있는 동안 식사를 하는가? 그는 독립적으로 식사를 하는가? 음식물을 섭취하고, 삼키고 씹는 기능을 수행하기 가장 효율적인 신체(머리, 목, 체간)의 자세와 움직임은 무엇인가? 흡인(Aspiration) 혹은 위식도역류(gastroesophageal reflux)의 위험이 있는가? 그는 위창냄술(gastrostomy) 혹은 코─위창냄술(naso─Gastrostomy tube)을 사용하는가? 빠른 체중 증가가 예상되는가? 소화에 어려움이 있거나 변비가 있다면 골반벨트와 같은 자세보조용구가 소화기관을 압박하여 소화를 방해하는가?

8. 호흡: 호흡은 편안한가? 호흡 시 흉부가 오르내리는 것을 볼 수 있는가? 잘 움직이고 있지 않은 흉곽의 부분이 있는가?

9. 의사소통: 대상자는 어떤 방법으로 의사소통을 하는가?(예: 말하기, 신호언어, 제스처, 보조기구를 사용함으로써) 만약 문자로 의사소통을 진행한다면 어떻게 기기에 접근하는가? 기분은 어떻게 표현하는가? 그가 의사소통을 할 때 자세와 움직임의 변화를 관찰하라. 기능에 따라 그는 신체 어느 부위를 어떻게 안정화시키는가?

10. 테이블 활동: 자세보조용구에서 그는 어떤 활동을 하는가?(놀기, 글쓰기, 그림그리기, 대체의사소통 기기, 컴퓨터 사용하기 등) 자세와 움직임의 변화를 관찰하라. 기능에 따라 그는 신체 어느 부위를 어떻게 안정화시키는가?

11. 일하기/직업/가사활동: 기능에 따라 대상자가 어떻게 신체를 움직이고 자세를 취하고, 안정화시키는지를 이해하기 위해서는 실제로 혹은 시뮬레이션된 일/직업 환경에서의 평가가 필요하다.

현재 사용하고 있는 자세보조용구 및 휠체어에서 Aaron의 기능

Aaron을 곁에서 잘 보조하면, 10피트(3meter) 정도 걸을 수 있다. 이동(transfer)해야 하는 곳의 높이가 높지 않으면, 한 사람의 도움을 받아 스탠드 피봇(stand pivot) 방법으로 이동할 수 있다. Aaron의 아버지는 차나 침대로 그를 들어서 이동시킨다. Aaron은 스스로 안전벨트의 버튼을 누를 수 있다. 또한 왼손을 사용하여 휠체어를 밀 수 있지만, 휠체어는 앞으로 나아가지 못 하고 제자리에서 회전을 할 수밖에 없다. 그가 휠체어를 왼손으로 밀 때, 그의 체간은 전방 오른쪽으로 기울고, 그의 오른쪽 다리는 위로 올라가며 왼쪽 무릎은 뻗치게 된다. 가족, 교사, 그리고 학교의 친구들이 Aaron의 휠체어를 밀어 준다. 현재 휠체어의 뒤쪽 손잡이의 높이는 36인치(91cm)이다. Aaron은 어머니가 셔츠를 벗기거나 입힐 때 도와준다. 휠체어에 앉아 있을 때도 옷을 갈아입는데, 옷을 입기 위해서는 체간을 전방 오른쪽으로 회전하게 된다. 바지는 침대에서 입거나 벗는다. 그는 왼손에 식사보조기를 착용하여 혼자서 식사를 한다. 그가 먹을 때는 Aaron의 오른팔과 다리는 내전되는 경향이 있고, 왼쪽 무릎은 앞으로 뻗친다. 브레일 라이터(braille writer), 유니콘보드(unicorn board)를 사용하고, 그림을 그릴 때는 책상이 최대한 그의 가슴 쪽으로 가까이 와야 한다. Aaron의 오른쪽 팔이 책상에서 너무 멀어지면, 경직이 되고 바깥으로 뻗쳐, 책상 밖으로 밀려날 때도 있다.

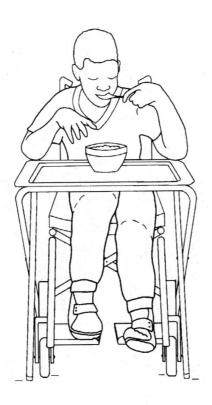

휠체어에서 식사하는 동안 Aaron의 자세

C 관절과 근육의 유연성

Section A와 B(27~41page)에서 현재 자세보조용구/이동기기에서 대상자의 자세, 움직임, 기능을 관찰하고 기술하였다. 이제 대상자가 왜 이런 방식으로 움직이고 앉아야 하는지를 결정할 것이다. 많은 요인들이 사람의 앉은 자세와 움직임에 영향을 준다. 관절의 유연성 부족, 근육의 긴장/약화, 긴장, 불편함, 과민성, 불안함, 두려움, 현재 자세보조용구/이동기기의 문제, 운동패턴의 협응 부족, 말하기, 손 뻗기와 같은 기능적 활동 등 ··· 대상자를 바닥에 바로 눕히거나(supine) 옆으로 눕혀서(sidelying) 관절과 근육의 유연성을 평가한다. 대상자를 단단하고 편평한 표면(부드러운 침대가 아닌)의 매트(Mat table)에 앙와위(supine; 등을 대고 누운 자세)로 눕힌다. 관절이 유연한지(Flexible; 중립자세 유지가 가능한지), 구축(Fixed)되었는지(움직이기 어렵거나 굳어버린), 부분적 유연성(partial flexible)이 있는지 평가할 것이다. 부분적 유연성(partial flexible)이 있는 경우 전체 움직임 중에서 유연한 정도를 퍼센트로 기록한다.

경우에 따라 관절은 유연하지만 근육의 단축이나 긴장도 때문에 교정이 힘들 수 있다. 비록 우리는 그 원인을 알지 못하지만, 이런 제한점을 고려하여 편안하게 교정되는 정도를 실질적 유연성(practical flexibility)으로 정의한다. 골반의 운동을 정확하게 평가하기 위해서는 골반의 유연성을 감소시키는 어떤 요인들도 제거하여야 하며, 이를 위해 평가를 보조해 줄 사람이 필요하다. 그리하여,

▸ 대상자에게 친숙한 사람의 도움을 받아 조용하고, 위협을 주지 않는 환경을 만들어 그를 진정시켜라. 장난스러운 분위기를 조성하여도 좋다.

▸ 베개를 사용하거나, 신체를 구부린 상태 유지시키는 것, 고관절과 무릎을 굴곡시키는 것은 경직(Spasticity)이나 뻣뻣해지는 것을 줄여 줄 수 있다. 유연성이 있는지를 알기 위해서는 경직이 있는 관절을 평가하여야 하기 때문에, 경직을 줄일 수 있는 모든 방법을 시도하여야 한다.

다음 페이지부터 첫 번째, 정형화된 자세(Typical posture)가 있는 대상자의 정형화된 자세의 형태들을 제시한다. 다음으로, 평가가 필요한 움직임을 기록한다. 예를 들어, 52page에 있는 3b에서 대상자의 정형화된 자세는 고관절/다리가 내전된 형태이며 이를 평가하기 위해서는 고관절을 바깥으로 움직이는 것이다.

이번 장에서 골반/허리, 체간, 고관절과 다리, 무릎, 발목/발, 상지대, 팔의 유연성을 평가할 것이다. 먼저 앉아 있는 자세에 가장 큰 영향을 미치는 골반부터 평가를 시작한다. 중립자세를 취하는 데 어려움을 주는 관절, 근육, 연조직은 무엇인가? 골반의 자세는 아래의 연조직에 의해 영향을 받는다.

▸ **골반의 앞, 뒤, 위:** 골반 – 천골(sacrum), 요추(lumbar), 골반에서 흉골(sternum), 흉곽(ribcage)까지의 연조직과 근육, 척추관절의 긴장도(tension), 구축, 긴장(tightness) 등(1a, 1b, 1d에서 평가)

▸ **골반 측방과 아래:** 골반 – 늑골(ribs)과 척추(spine)의 측방의 연조직(soft tissue)과 근육, 척추관절의 긴장도(tension), 구축, 긴장(tightness)(1c, 1d에서 평가)

바르게 눕히거나(등이 바닥에 닿은 자세), 옆으로 눕히거나, 앉은 자세에서 대상자의 고관절과 골반,

허리의 유연성을 평가하여 결정한다.

1. 골반/허리 유연성

먼저, 골반과 허리(요추와 천골)의 동작(motion)과 골반과 흉골, 흉곽 사이 연조직의 유연성을 평가한다. 스스로 골반의 중립자세를 취할 수 없는 대상자의 경우, 유연성을 평가하기 위해 평가자가 대상자의 골반을 잡고 움직인다. 예를 들어 골반이 뒤로 구부러진(골반 후방경사) 대상자의 경우, 평가자가 대상자의 골반을 중립자세로 만들어 줄 수 있는지 확인하라. 평가자가 대상자의 골반을 중립자세로 만들어 줄 수 있다면, 유연성이 있는 상태이지만, 중립자세로 만들어 줄 수 없다면, 후방경사되어 고정되어 있는 상태인 것이다.

골반의 유연한 정도를 상세하게 기록하라(골반을 중립자세에서 전방, 후방, 양 측방으로 모두 움직일 수 있는지, 제한적으로 움직일 수 있는지, 중립자세로 만들어 줄 때 얼마나 많은 힘이 필요한지 등). 예를 들어 "골반을 중립자세로 만들어 줄 때 유연성은 있지만, 골반을 후방으로 움직일 때 많은 힘이 들어간다" 또는 "골반은 75% 정도 유연하며, 좌측 측방경사가 있어 많은 힘을 주어야 중립자세 유지가 가능하다"와 같이 상세하게 기록하여야 한다.

평가자가 ASIS와 PSIS(찾기 힘들다면 장골능의 뒷부분)를 잡고, 대상자의 정형화된 자세와 반대 방향으로 골반을 움직여 본 다음 다른 방향으로 움직여라. 골반에서 아래와 같이 정형화된 자세가 나타난다면 이때 유연성을 기록하라.

- ▶ 뒤로 구부러짐(골반 후방경사)
- ▶ 앞으로 구부러짐(골반 전방경사)
- ▶ 한쪽으로 기울어짐(골반 측방경사)
- ▶ 회전 됨(한쪽은 앞으로 다른 쪽은 뒤로 회전됨)

- ▶ 대상자가 통증을 느낄 만큼 부자연스러운 자세를 만들지 않아야 한다. 자세보조용구를 적용하기 전에 먼저 대상자의 관절의 가동범위를 알아야 한다.
- ▶ 대상자에게 어떤 평가를 진행하고 왜 해야 하는지를 이야기해야 한다.
- ▶ 대상자의 관절을 천천히 움직여야 한다. 관절이 움직이지 않는다면 절대 강제로 힘을 주지 않아야 한다.
- ▶ 대상자와 소통할 신호를 만들어라. 의사소통이 어려운 대상자라면, 그의 얼굴 표정 등을 살펴서 통증의 유무, 불편함을 느끼는지 등을 알아야 한다.

a. 뒤로 구부러짐 (골반 후방경사)

대상자의 골반을 직접적으로 잡고 움직이는 것이 어렵다면(예: 중증도비만의 이유로 골반을 직접적으로 촉지하기 어려운 경우), 대상자의 요추 뒷부분에 평가자의 손이나 끈(스트랩)을 넣어 들어 올려서 골반의 중립자세를 만들어 줄 수 있다. 골반을 움직이는 데 얼마나 많은 힘과 압력이 필요했는지, 부분적으로 유연성이 있다면 얼마나 유연한지를 기록하라.

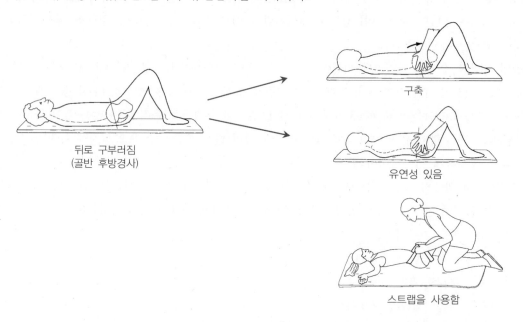

뒤로 구부러짐
(골반 후방경사)

구축

유연성 있음

스트랩을 사용함

b. 앞으로 구부러짐(골반 전방경사) 대상자의 골반은 얼마나 유연한가?

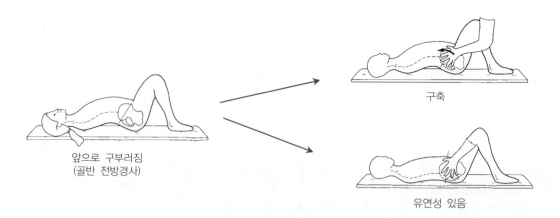

앞으로 구부러짐
(골반 전방경사)

구축

유연성 있음

c. 한쪽으로 기울어짐(골반 측방경사)

골반이 기울어져 있는 방향과 정도를 기록한다(예: 우측 골반의 높이가 더 낮다면, 우측 골반경사). 대
상자의 골반은 얼마나 유연한가?

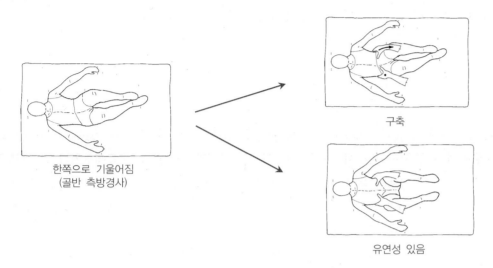

구축

한쪽으로 기울어짐
(골반 측방경사)

유연성 있음

d. 골반의 한쪽은 앞으로, 반대쪽은 뒤를 향함(골반 회전)

뒤를 향하고 있는 방향과 회전 정도를 기록한다(예: 오른쪽이 더 뒤에 있다면, 우측 골반회전). 대상자
의 골반은 얼마나 유연한가?

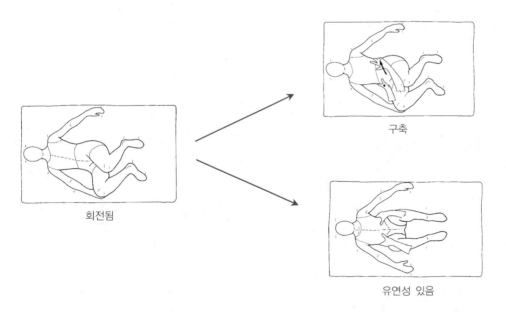

구축

회전됨

유연성 있음

2. 체간(등의 중간부분, 흉추와 흉부) 유연성

Section A(27page)에서, 대상자가 사용하고 있는 자세보조용구에서 체간의 자세를 관찰하였다. 이번 section에서는 아래와 같은 이유로 체간의 유연성을 평가할 것이다.

▸ 대상자의 체간 관절과 근육의 구축이 심하다면, 대상자의 신체적 한계를 넘어 무리하게 힘을 줘서 관절과 근육에 손상을 가하지 않아야 한다.

▸ 체간유연성은 머리와 상지대의 자세에 큰 영향을 준다.

체간유연성은 흉부의 조직(tissues in the chest)과, 흉곽(rib cage), 흉추(thoracic spine)의 긴장도와 제한된 가동범위에 따라 좌우된다. 대상자의 체간이 중립자세가 가능한지, 구축되었거나 경직되었는지 확인이 필요하다. 체간이 앞쪽으로 기울어져 있는 경우, 대상자 스스로 몸을 바르게 펼 수 있는가? 혹은 타인의 도움을 받아 바르게 펼 수 있는가? 그렇지 않으면, 구부러진 상태로 고정되어 있는가?

매트테이블에서 대상자의 고관절과 무릎은 구부러져 있어야 발이 편안하게 된다. 평가의 보조자는 대상자의 골반의 ASIS와 PSIS을 잡아 중립자세(부분적으로 유연하다면, 중립자세에 가장 가까운 자세)로 유지할 수 있게 움직임을 제한한다. 먼저, 체간을 정형화된 자세와 반대 방향으로 움직인다. 평가자의 손 위치는 평가 방향에 따라 다양할 것이며 그림에 나타나 있다. 체간은 유연성이 있는지 구축되었는지 상세하게 관찰하고, 유연성의 정도를 상세하게 기록한다.

체간이 다음과 같을 때 유연성을 평가한다.

▸ 앞으로 구부러짐(후만)

▸ 한쪽으로 구부러짐(측만)

▸ 한쪽으로 돌아감(회전된)

▸ 뒤로 아치형태(신전된)

a. 앞쪽으로 구부러짐(후만)

대상자의 체간은 얼마나 유연한가?

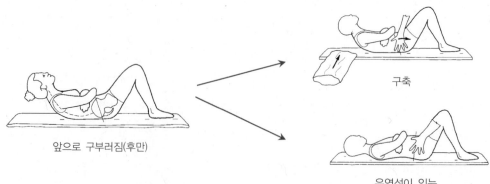

앞으로 구부러짐(후만)

구축

유연성이 있는

b. 한쪽으로 기울어짐(측만)

대상자의 체간은 얼마나 유연한가?

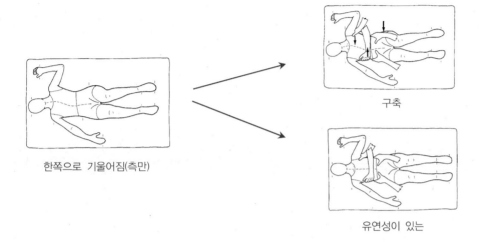

한쪽으로 기울어짐(측만)

구축

유연성이 있는

c. 한쪽으로 돌아감(회전된)

대상자의 체간은 얼마나 유연한가?

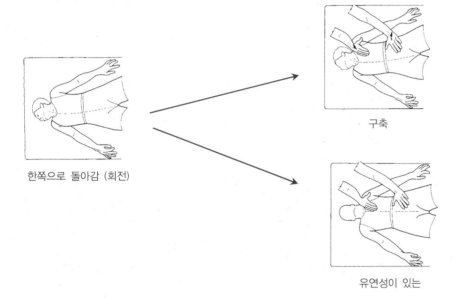

한쪽으로 돌아감 (회전)

구축

유연성이 있는

d. 뒤로 아치형태(신전된)

대상자의 체간은 얼마나 유연한가?

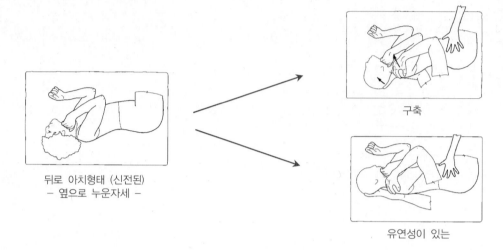

뒤로 아치형태 (신전된)
– 옆으로 누운자세 –

구축

유연성이 있는

각도 측정

평가자는 고니오미터(goniometer)를 사용하여 각도를 측정한다. 고니오미터가 없는 상황이라면 2개의 편평한 나무나 플라스틱 조각, 넓은 아이스크림 막대, 마분지 등을 사용하여 각도측정기(angle measure)를 만들어 사용할 수 있다. 두 개의 막대 끝에 구멍을 통해 얇은 못으로 막대를 연결하고, 막대는 못을 축으로 회전이 가능하다. 측정하려는 관절과 각도측정기의 축(못)을 일치시켜서 각도측정기를 고정한다. 두 막대는 뼈의 길이방향과 일치시키고, 각도측정기의 관절은 대상자의 관절과 일치시킨다. 대상자의 신체에 닿게 한 막대가 어떤 쪽인지 표시하고 기억하라. 나중에 참고하여 사용할 수 있도록 평가 양식에 각도를 따라 그려라.

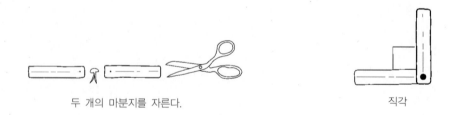

두 개의 마분지를 자른다.

직각

3. 고관절 유연성

대상자를 앙와위(supine; 등을 대고 누운 자세)나 측와위(sidelying; 옆으로 누운 자세)로 눕힌 상태에서 고관절과 주변 조직의 유연성을 측정한다. 고관절 유연성의 측정은 아래와 같은 이유로 중요하다.

▸ 고관절과 골반의 아래와 측면의 근육과 조직의 tension, 구축, tightness는 골반의 자세에 영향을 준다. 앞에 언급한 바와 같이, 골반의 자세는 앉은 자세 전체를 좌우할 만큼 중요하다.

▸ 자세보조용구에서 대상자의 신체적 한계를 넘어 무리하게 힘을 가하지 않아야 한다.

고관절 유연성은 아래의 다섯 가지 형태로 측정된다.

▸ 양쪽 고관절을 각각 구부림(굴곡)
▸ 고관절/다리를 가운데로 모음(내전)
▸ 고관절이 안으로 돌아감(내회전)
▸ 고관절/다리를 각각 벌림(외전)
▸ 고관절이 바깥으로 돌아감(외회전)

(note): 다른 section처럼 정형화된 자세를 먼저 서술하지 않고, 고관절의 운동을 서술할 것이다.

a. 양쪽 고관절을 각각 구부림(굴곡)

시작자세: 우선 고관절과 무릎을 구부려서 발이 바닥에 닿아 편안한 자세를 만들어 준다. 이 자세는 고관절의 긴장을 완화시켜준다. 보조자는 대상자의 ASIS와 PSIS를 잡고 골반의 중립자세를 유지시켜 준다(25page 참고).

1단계: 고관절과 다리를 위쪽으로 구부린다. 햄스트링(대퇴 뒤쪽 근육들)의 긴장도를 감소시키기 위해 무릎을 90° 이상으로 구부려 유지한다. 대상자의 골반이 후방경사되기 시작할 때(골반을 잡고 있는 보조자가 대상자의 골반의 움직임을 감지할 것), 고관절을 구부리는 것을 멈춰라.

2단계: 각도측정기를 이용하여 고관절 굴곡 각도를 측정하라. 이 각도를 참고하여 자세보조용구의 좌석면과 등 지지대 사이의 각도(seat-to-back support angle)를 결정한다. 대상자가 중증도의 비만이라면, 누운 자세에서 정확한 각도를 측정하기 어려울 것이다. 누운 자세를 참고하여, 앉은 자세에서 각도를 측정할 필요가 있다.

3단계: 반대편 고관절 굴곡 각도도 동일하게 측정한다. 왼쪽과 오른쪽 고관절 굴곡 각도가 다르다면, 차이를 확인하여 다시 측정할 필요가 있다.

고관절 굴곡각도가 자세보조용구에 어떻게 영향을 미치는가?

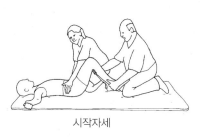

시작자세

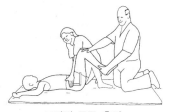

고관절 굴곡 측정

대상자의 고관절 굴곡각도가 90° 혹은 그 이상(위의 예와 같이)이라면, 그는 좌석면과 등 지지대의 각도가 90° 혹은 그 이상으로 맞춰진 의자에 앉을 수 있을 것이다.

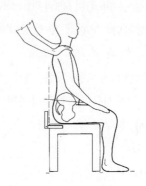

좌석면과 등 지지대의 각도 = 90°

대상자의 고관절 굴곡각도가 90° 이하라면, 좌석면과 등 지지대 각도는 그의 고관절 굴곡각도에 맞게 맞춰져야 한다.

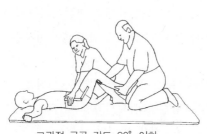

고관절 굴곡 각도 90° 이하

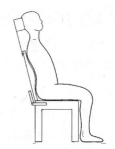

좌석면과 등 지지대의 각도가 90° 이상

위와 같이 고관절 굴곡각도를 고려하지 않고 좌석면과 등 지지대의 각도를 90°로 맞춘다면, 그의 골반은 뒤로 구부러져(후방경사) 앉게 될 것이다.

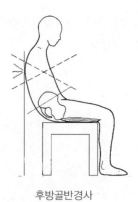

후방골반경사

대상자의 양 고관절 굴곡각도가 차이가 있다면, 좌석면과 등 지지대의 각도는 각각 다르게 적용해야 할 것이다.

굴곡가능 범위가 더 작은 고관절은 굴곡 가능한 범위를 고려하여 좌석면의 앞부분을 아래로 향하게 경사를 줄 수 있고, 굴곡 가능범위가 큰 쪽은 발이 잘 지지될 수 있게 적용할 수 있다.

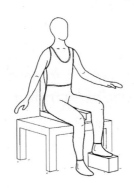 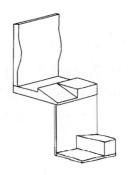

분할 좌석방석

b. 고관절/다리를 가운데로 모음(내전): 정형화된 자세(누운상태)

평가를 위한 움직임: 고관절과 다리를 바깥쪽으로 움직인다(외전).

시작자세: 평가를 진행할 고관절을 90°로, 또는 편안하게 굴곡 가능한 만큼 구부린다. 반대편 다리는 관절과 무릎을 구부려서 발이 바닥에 닿아 편안한 자세로 움직이지 않게 고정한다. 보조자는 ASIS와 PSIS를 잡고 골반의 움직임을 제한하여 중립자세를 유지할 수 있게 한다.

1단계: 신체의 중심선에서 바깥쪽으로 대퇴부와 다리를 움직인다. 대상자의 골반이 회전되기 시작할 때 고관절의 움직임을 멈춰라.

2단계: 대상자를 위에서 관찰하기: 골반의 중립자세를 유지한 상태에서 대퇴부와 다리가 골반과 같은 선상에 위치한다면, 고관절은 유연한 것이다. 대퇴부와 다리가 골반과 같은 선상으로 움직이기 전에 골반이 회전된다면, 고관절은 구축된 것이다. 고관절이 구축되었다면, 중심선에서 움직임 가능한 정도를 숫자(cm)로 기록하라. 그리고 대상자에게 통증을 주지 않는 범위에서 실제로 유지 가능한 유연성을 기록하라.

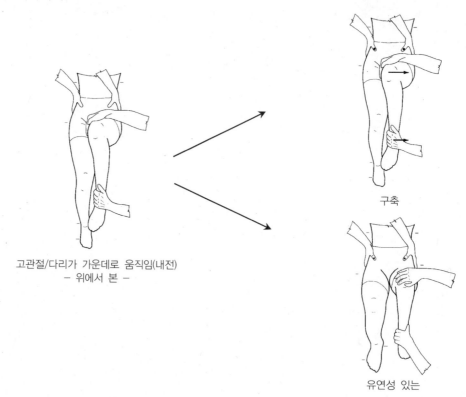

구축

고관절/다리가 가운데로 움직임(내전)
- 위에서 본 -

유연성 있는

c. 고관절이 안으로 돌아감(내회전): 정형화된 자세

평가를 위한 움직: 고관절과 대퇴를 바깥으로 회전(외회전)시켜서 발을 신체의 중심선으로 이동시켜라.

시작자세: b.내전의 시작자세와 동일

1단계: 고관절과 대퇴를 외회전시켜서 발을 신체의 중심선으로 이동시켜라.

2단계: 대상자를 위에서 관찰하기: 골반의 중립자세를 유지한 상태에서 발과 하퇴(lower leg)가 골반과 같은 선상에 위치한다면, 고관절은 유연한 것이다. 발과 하퇴가 골반과 같은 선상으로 움직이기 전에 골반이 회전된다면, 고관절은 구축된 것이다. 실제 적용 가능한 유연성은 무엇인가?

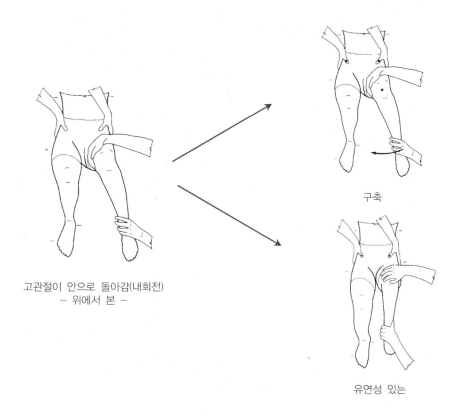

고관절이 안으로 돌아감(내회전)
– 위에서 본 –

구축

유연성 있는

고관절 구축을 체험하기

고관절 내전근이 긴장되는 것을 가장하여 무릎을 모아 보아라. 당신은 무릎을 계속 모으고, 친구에게 한쪽 무릎을 바깥으로(외전) 밀어달라고 요청하라. 무릎을 바깥으로 미는 동안 당신은 계속해서 무릎을 오므리려 할 때, 앉은 자세(골반, 체간)는 어떻게 변화되는가? 몸이 돌아가는 것이 느껴지는가? 당신이 느낀 자세의 변화가 구축된 고관절을 가진 대상자에게 무릎블록(내전방지패드)을 적용했을 때 발생할 수 있는 문제이다.

당신이 체험한 것과 같이, 이는 통증 외에 추가적인 자세의 변형이 발생할 수 있다.

d. 고관절/다리를 각각 벌림(외전): 정형화된 자세

평가를 위한 움직임: 대퇴부와 다리를 안으로 움직여라(내전).

시작자세: b.내전의 시작자세와 동일

1단계: 대퇴와 다리를 신체의 중심선으로 움직여라.

2단계: b를 참고하여 유연성이 있는지 구축되었는지 평가하라.

　실제 적용 가능한 유연성은 무엇인가?

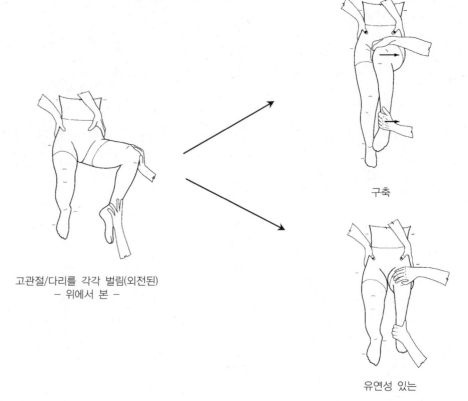

고관절/다리를 각각 벌림(외전된)
– 위에서 본 –

구축

유연성 있는

왜 외전과 외회전을 구분하여야 할까?
힌트: 각 자세에서 무릎과 발목의 위치를 보아라.

(정답은 chapter 8, B에서 제시하였다)

e. 고관절이 바깥으로 돌아감(외측 회전된): 정형화된 자세

평가를 위한 움직임: d와 비슷하지만, 다리를 신체의 중심선으로 바르게 모으는 대신, 고관절을 안으로 돌려서(내회전) 발이 신체의 내측에서 바깥을 향하게 움직인다.

시작자세: 위의 b를 참조하라.

1단계: 대퇴를 안으로 회전시켜서 발이 신체의 내측에서 바깥을 향하게 움직인다.

2단계: b를 참고하여 유연성이 있는지 구축되었는지 평가하라.

실제 적용 가능한 유연성은 무엇인가?

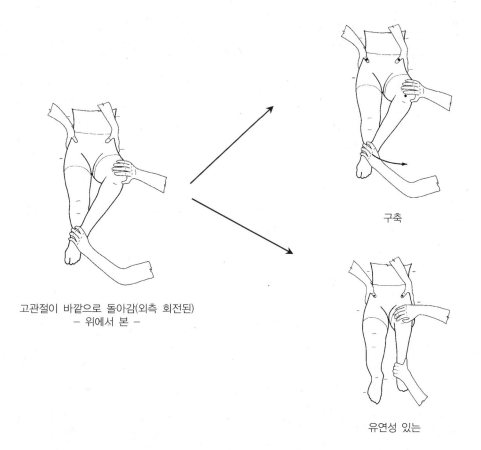

고관절이 바깥으로 돌아감(외측 회전된)
- 위에서 본 -

구축

유연성 있는

고관절이 외전, 외회전되어 구축된 대상자의 발을 일반휠체어의 발받침대에 벨트를 착용하여 고정한다면 어떤 문제점이 생길까?
대상자는 고관절에 통증을 느끼게 되며, 골반을 움직이거나 체중을 이동하여 앉은 자세에서 편안한 위치를 찾으려 할 것이다.

4. 무릎 유연성

49page의 3a와 동일한 시작 자세로 시작할 것이다. 보조자는 골반을 중립자세로 유지할 수 있게 하여야 한다. 무릎을 평가하기 위해 고관절을 90°로, 또는 편안하게 굴곡 가능한 만큼 구부린다. 평가할 무릎의 유연성은 다음과 같다.

‣ 구부림(굴곡)

‣ 뻗음(신전)

a. 구부림(굴곡): 정형화된 자세

평가를 위한 움직임: 무릎을 바로 편다(신전). 한 손은 무릎 위의 대퇴에 놓고, 다른 손은 발목 위 하퇴 뒤를 잡고, 무릎을 편다. 보조자는 골반의 중립자세를 유지시키고, 골반이 후방경사되기 시작하면 움직임을 중단한다. 움직임을 멈췄을 때의 각도를 측정한다. 무릎이 90°로 펴지면, 유연성이 있는 것이다(대상자가 올릴 수 있는 다리받침대(거상형 하퇴지지대)의 사용을 원한다면, 중립자세(90°)를 넘어선 무릎의 유연성을 측정할 필요가 있다).

> 무릎 굴곡각도를 측정하는 것은 왜 중요한가?

무릎을 90°까지만 펼 수 있다면, 좌석면과 다리의 각도(leg–to–seat surface support angle)가 90° 혹은 그 이하로 맞춰진 자세보조용구를 사용해야 한다.

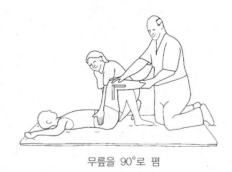

무릎을 90°로 폄

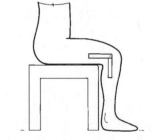

좌석면과 다리의 각도가 90°로 세팅됨

> 골반을 안정화하는 것은 왜 중요한가? 무릎을 굴곡시키는 근육(hamstring)은 골반의 좌골결절(ischial tuberosities)의 아래까지 연결되어 있다. hamstring이 수축되었는데 무릎을 편다면, 골반이 뒤로 굽어지게 될 것이다(골반후방틸트).

무릎이 90°까지 펴지지 않는다면, 좌석면 아래에 하퇴 지지대가 위치하도록 적용하여야 한다.

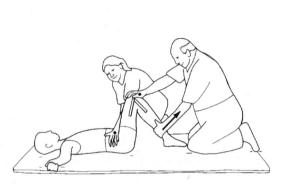

무릎이 90°까지 펴지지 않음

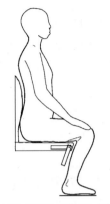

다리와 좌석면 90°보다 작음

만약 그렇지 않다면, 무릎 뒤쪽 근육(hamstring)에 의해 골반후방경사가 유발된다.

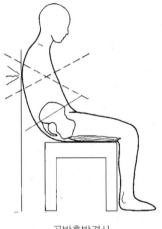

골반후방경사

Hamstring의 수축(긴장) 체험

의자에 앉아서 무릎을 90° 이상 굽혀서 발을 무릎 뒤에 둔다. 무릎 뒤쪽에서 좌골결절까지 넓고 팽팽한 고무밴드로 연결되어 있다고 상상해 보자. 고무밴드는 당신의 무릎이 90°까지 펴는 것을 방해한다. 당신은 무릎을 굴곡시키고, 당신의 친구에게 무릎을 펴달라고 요청하여라. 친구가 무릎을 펴는 동안 당신은 계속해서 무릎을 굴곡시키려 할 때 앉은 자세(골반)는 어떻게 변화되는가? 골반이 후방경사되는 것이 느껴지는가?

b. 뻗음(신전): 정형화된 자세

평가를 위한 움직임: 무릎을 구부린다(굴곡). Hamstring과 마찬가지로 대퇴 앞의 근육들 또한 수축할 수 있다. 대상자는 4a와 동일한 자세를 취한다. 한 손은 무릎 위의 대퇴에 놓고, 다른 손은 발목 위 하퇴 뒤를 잡고, 무릎을 구부린다. 무릎이 더 이상 구부러지지 않을 때의 각도를 측정한다. 무릎이 90°까지 굽혀진다면, 유연성이 있는 것이다.

무릎이 90°까지 굽혀지지 않는다면, 무릎이 굽혀지는 각도로 하퇴지지대를 적용해야 할 것이다.

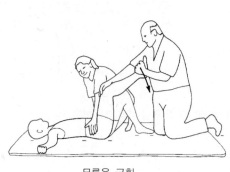

무릎을 굽힘

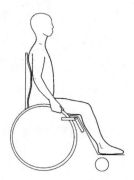

다리와 좌석면 각도가 90°보다 작음

5. 발목과 발의 유연성

고관절과 무릎을 굴곡시킨 상태에서, 발목을 위, 아래, 안쪽, 바깥쪽으로 움직여 유연한 정도를 기록한다. 발목은 회전되지 않은 상태에서 90°로 배측 굴곡된 상태가 중립자세이다. 발과 발목의 유연성을 체크하는 것은 발지지대의 각도를 결정하기 위한 중요한 요소이다.

발과 발목이 다음과 같은 자세 중의 하나라면 유연성을 평가한다.

▶ 과도하게 위로 구부러짐(배측굴곡)

▶ 과도하게 아래로 구부러짐(저측 굴곡)

▶ 안으로 돌아감(내반)

▶ 밖으로 돌아감(외반)

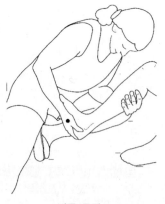

발목 중립

a. 과도하게 위로 구부러짐(배측굴곡)

평가를 위한 움직임: 발목과 발을 아래로 움직인다(저측굴곡). 한 손으로 하퇴를 잡고, 다른 손으로 발을 잡고 아래로 내린다. 발목이 90°까지 굽혀진다면 유연성이 있는 것이고, 그렇지 않다면 각도를 측정하여 기록한다.

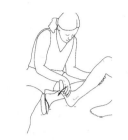

발목과 발을 아래로 움직인다
(배측굴곡)

b. bent down excessively(저측굴곡)

평가를 위한 움직임: 발목과 발을 위로 움직인다(배측굴곡). 한 손으로 하퇴를 잡고 다른 손으로 발꿈치(또는 발바닥)를 잡고 발이 내/외반되지 않게 하여 발목을 90°로 굽힌다. 발목이 90°까지 굽혀진다면 유연성이 있는 것이고, 그렇지 않다면 각도를 측정하여 기록한다.

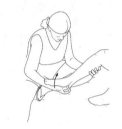

발목과 발을 위로 회전한다
(외반)

c. 안으로 돌아감(내반)

평가를 위한 움직임: 발목/발을 바깥으로 회전한다(외반). 5a와 동일한 평가 자세에서 발을 바깥으로 회전시킨다. 중립자세가 가능한가?

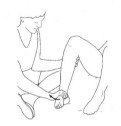

발목과 발을 바깥으로 회전시킨다
(외반)

d. 밖으로 돌아감(외반)

평가하기 위한 움직임: 발목/발을 안으로 회전한다(내반). 5a와 동일한 평가 자세에서 발을 안으로 회전시킨다. 중립자세가 가능한가?

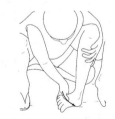

발목과 발을 안으로 회전시킨다
(내반)

6. 머리와 목

　머리와 목의 자세는 매우 복잡하고 세밀하다. 목의 운동과 자세는 복합적으로 이루어진다(예: 신전과 회전운동이 동시에 진행되는 것). 앉은 자세에서 머리와 목의 자세를 확인하고 이러한 머리와 목이 골반과 척추 위에 어떻게 상대적으로 위치하고 있는지 평가해야 한다. 목(경추)의 유연성을 평가할 때는 특별한 주의가 필요하다.

7. 상지대 유연성

　평가자가 대상자의 상지대 자세를 교정하거나 감소시킬 수 있을 때 평가한다. 무릎과 고관절을 굴곡시키고 머리 아래에 베개를 두어 경직을 감소시킬 수 있는 자세를 만들어 주어야 한다. 편안한 자세에서 상지대를 유지하고, 기능적인 활동을 수행할 수 있게 하게 위해 상지대를 평가하며, 아래와 같은 정형화된 자세가 나타난다면, 유연성을 평가하여야 한다.

- ▶ 어깨가 올라감(거상(=elevated))
- ▶ 어깨가 앞으로 나와 있고, 안으로 회전됨(전인(=protracted), 내회전된)
- ▶ 어깨가 뒤로 밀려 있고, 밖으로 회전됨(후인(=retracted), 외회전된)

a. 거상(shrugged upward)

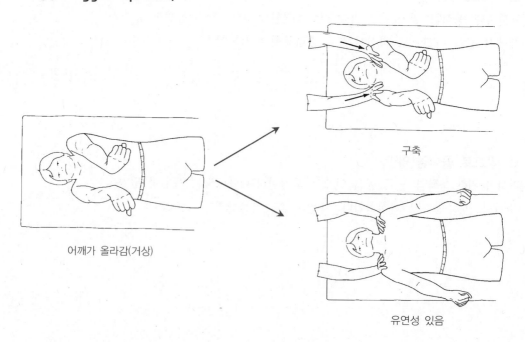

어깨가 올라감(거상)

구축

유연성 있음

b. 전인, 내측 회전된(pulled forward and turned in)

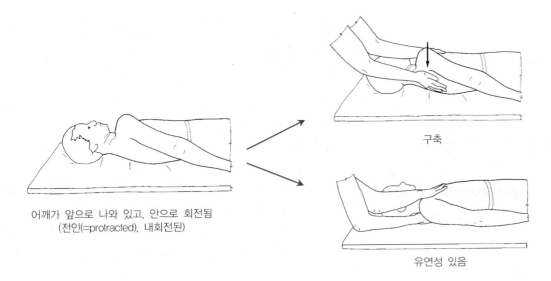

구축

유연성 있음

어깨가 앞으로 나와 있고, 안으로 회전됨
(전인(=protracted), 내회전된)

c. 후인, 외측 회전된(pulled backward and turned out)

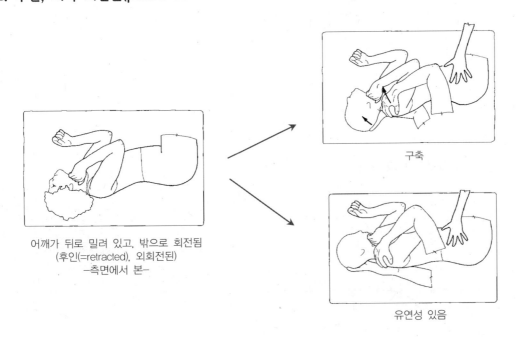

구축

유연성 있음

어깨가 뒤로 밀려 있고, 밖으로 회전됨
(후인(=retracted), 외회전된)
─측면에서 본─

8. 팔 유연성

팔꿈치 근육과 관절의 운동범위가 제한된 경우 유연성을 평가한다. 누운 자세에서는 팔의 움직임과 긴장도가 과장될 것임을 인지하여야 한다. 경직을 감소시킬 수 있도록 신체를 굴곡시켜 편안한 자세를 만들어준다. 손바닥과 엄지손가락을 펴고 손목을 신전시키는 것은 경직을 감소시키는 데 도움을 준다. 팔에서 아래와 같은 정형화된 자세가 나타나면 유연성을 평가하여야 한다.

▶ 뻣뻣하게 구부러짐(굴곡)
▶ 뻣뻣하게 뻗음(신전)

a. 굴곡된(stiffly bent)

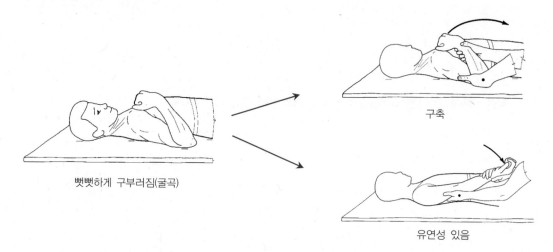

뻣뻣하게 구부러짐(굴곡)

구축

유연성 있음

b. 신전된(stiffly straight)

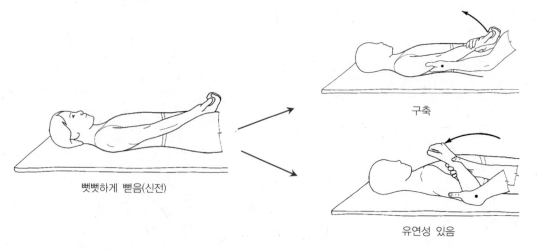

뻣뻣하게 뻗음(신전)

구축

유연성 있음

| 바로 누운 자세에서 관절과 근육의 유연성 평가하기 |

약간 뒤로 굽어 있는(골반 후방경사) Aaron의 골반은 아래쪽 척추에서 50% 정도 유연하고, 오른쪽으로 기울었지만(우측골반경사) 유연하다. 체간은 앞으로 구부려져 있고 우측이 튀어 나와 있지만 유연하다. 고관절은 90°까지 굴곡시킬 수 있고, 우측 고관절은 내전 내회전되는 경향이 있지만, 좌측 고관절은 중립자세에 가깝다. 우측 무릎은 유연하고, 90°까지 굴곡시킬 수 있다. 발목과 발은 안으로 회전되었지만, 중립자세를 취할 만큼 유연하다. 좌측 어깨는 약간 올라가 있고, 50% 정도 유연하고, 우측 어깨는 앞으로 나와 있고(전인) 안으로 회전되었지만, 유연하고, 우측 어깨도 유연하다.

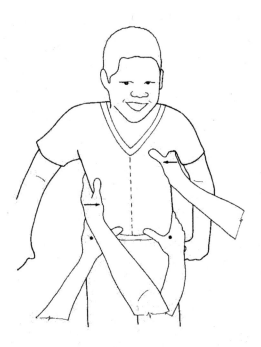

그의 체간은 우측 측만이 있지만 유연하다

D 앉은 자세에서 균형과 자세조절

앉은 자세에서 유연성과 자세, 움직임을 평가하기 전에, 바닥에 발을 대고 견고한 표면에 앉아 있을 때 대상자의 균형과 체간조절에 대해 먼저 관찰한다. 스스로 자세를 조절할 수 있는가?

1. 혼자 앉은 자세를 취하고 기능적인 활동을 위해 자신의 손을 사용할 수 있는가? 자신의 무게중심을 앞/뒤, 좌/우로 이동할 수 있는가?(좋은 균형과 자세조절) 균형 및 체간조절이 완벽하게 가능

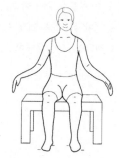

좋은 균형과 체간조절

2. 혼자 앉을 수 있지만 손으로 바닥의 지지가 필요한가?(적당한 균형과 자세조절) 균형 및 체간조절이 어느 정도 가능

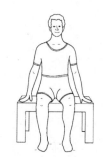

적당한 균형과 자세조절

3. 타인의 도움을 받아야만 앉을 수 있는가?(약한 균형과 자세조절) 균형 및 체간조절이 불가능

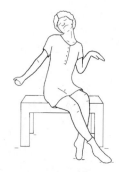

약한 균형과 자세조절

E 앉은 상태에서 평가: 유연성과 자세 지지

사람의 앉은 자세는 근육의 수축 정도, 약화, 운동패턴, 중력에 영향을 받는다. 먼저 중립자세를 참고하여 대상자의 관절과 근육의 유연성을 평가한다. 또한, 대상자의 근육활동과 운동패턴을 관찰한다. 그리고 손을 이용하여 대상자의 신체가 <u>개인의 중립자세(The person's netural posture)</u>를 취하기 위해 지지가 필요한 곳이 어디인지 평가한다. 평가는 대상자를 매트테이블과 같이 단단한 표면에 앉게 하여, 편평한 바닥에 발을 지지하게 한 상태에서 진행하고, 유연성과 자세지지에 필요한 것들을 모두 평가지에 기록한다.

다시 한 번, 전체 자세에 큰 영향을 미치는 골반의 자세부터 평가를 시작한다. 골반이 중립자세로 정렬되어 있다면, 나머지 신체부위의 균형은 좋아지며, 더 많은 활동의 기회를 가질 수 있다.

> **골반의 자세는 아래의 조직에 의해 영향을 받는다**
> ▶ 골반의 앞, 뒤, 위: 골반-천골(sacrum), 요추(lumbar), 골반에서 흉골(sternum), 흉곽(ribcage)까지의 연조직과 근육, 척추관절의 긴장도(tension), 구축, 긴장(tightness) 등(44, 45page에서 평가됨)
> ▶ 골반 측방과 아래: 골반-늑골(ribs)과 척추(spine)의 측방의 연조직과 근육, 척추관절의 긴장도(tension), 구축, 긴장(tightness)(45page에서 평가 됨)

아래와 같을 때 골반은 중립자세를 취할 수 있다.
▶ 고관절이 최소한 90°까지 굴곡이 가능할 만큼 고관절과 주변 근육과 조직의 유연성이 있다.
▶ 요추, 요추와 천추 사이의 근육과 조직은 중립자세를 취할 만큼 유연성이 있다.
▶ 흉골과 흉곽-골반전방에 연결된 근육과 조직은 중립자세를 취할 만큼 유연성이 있다.

골반과 요추 부분 평가에 집중하기 위해 대상자의 고관절 움직임을 제한한다. 계속 하기 전에 Section C3의 note를 체크하라. 예를 들어 고관절이 외회전 구축된 대상자의 경우, 고관절의 변형으로 인해 앉은 자세에서 골반에 측방경사가 나타나게 된다. 그래서 실제적인 골반유연성을 평가하기 위해서는 고관절 외측회전을 고려하여 골반을 중립자세로 맞춰야 한다. 다른 예로 고관절이 90°까지 굴곡되지 않는 대상자의 경우, 골반의 중립자세를 만들어 평가를 진행한다. 골반의 중립자세를 만들어 주기 위해 제한된 고관절 굴곡 각도만큼 전방으로 경사진 웨지를 적용한다. 평가용 의자의 좌석면과 등 지지대 사이의 각도가 대상자의 고관절 굴곡 가능 범위보다 작다면, 골반의 실제적인 유연성을 평가하기 어렵다.

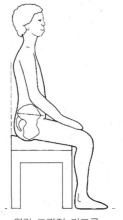

열린 고관절 각도를
만들기 위한 웨지

(note): 이번 section은 정형화된 자세를 가지고 있는 대상자의 경우 정형화된 자세에 대해 먼저 언급한다.

1. 골반/허리

골반/허리의 유연성과 자세 조절 능력을 평가한다.

a. 대상자는 능동적으로 자신의 골반을 중립자세로 움직이고, 그 자세를 유지할 수 있는가?(골반중립, neutral posture)

b. 그는 골반을 중립자세가 아닌 다른 자세로 움직이고 그 동작을 조절할 수 있는가?(능동적 골반조절)

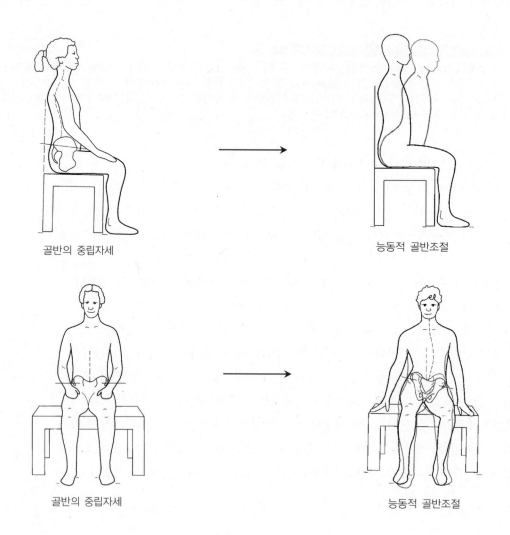

골반의 중립자세   능동적 골반조절

골반의 중립자세   능동적 골반조절

다음과 같은 정형화된 자세가 관찰되고, 스스로 중립자세로 움직일 수 없는 대상자의 경우 수동적으로 유연성을 평가한다. 평가자가 ASIS와 PSIS(찾기 힘들다면 장골능의 뒷부분)를 잡고, 요추에서 골반을 움직인다. 골반을 중립자세로 만들어 줄 수 있다면 유연성이 있는 것이고, 정형화된 자세에서 골반을 움직일 수 없다면 구축된 것이다. 때로는 골반이 부분적으로 유연한 경우가 있다. 그렇다면, 남은 유연성에 대하여 상세하게 기록하라(남아있는 유연성의 퍼센트나, 실질적 유연성 등). 만약 대상자의 골반이 구축되었다면, 골반을 중립자세로 만들어주는 자세보조용구를 적용할 수 없을 것이다.

골반의 정형화된 자세

c. 뒤로 구부러짐(골반 후방 경사)

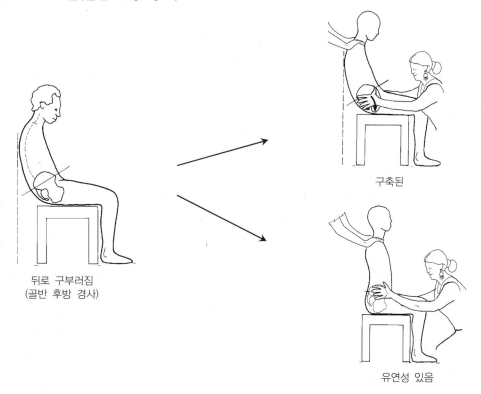

뒤로 구부러짐
(골반 후방 경사)

구축된

유연성 있음

대상자의 골반이 최적의 자세로 완전히 "교정"되거나 약간 바꾸었을 때, 허리(요추)의 형태를 관찰하라. 허리가 전만된 이도 있을 것이고, 허리에 만곡이 없는 이도 있을 것이며, 둥글게 후만이 되어 있는 이도 있을 것이다.

대상자 허리의 형태는 자세보조용구에 어떤 영향을 미칠까?

d. 뻣뻣하게 앞으로 미끄러짐(신전 뻗침)

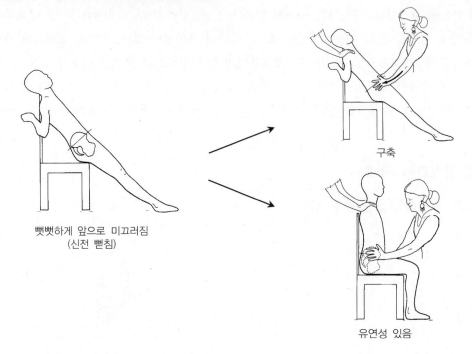

뻣뻣하게 앞으로 미끄러짐
(신전 뻗침)

구축

유연성 있음

e. 앞으로 구부러짐(골반 전방경사)

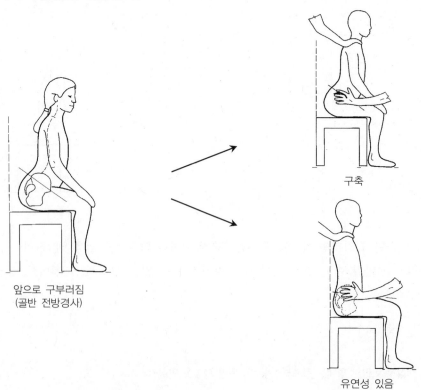

앞으로 구부러짐
(골반 전방경사)

구축

유연성 있음

f. 한쪽으로 기울어짐(측방 골반 경사)

골반과 머리는 척추로 연결되어 있기 때문에, 골반이 측방으로 기울어진 경우, 머리가 골반의 중심에 위치하기 위해 척추는 변형된다. 골반 측방경사가 있는 대상자의 척추는 알파벳 "C"형태, 혹은 "S"형태로 또는 추가적인 변형이 발생되기도 한다.

평가를 진행할 때 고관절의 유연성을 고려하여야 한다.

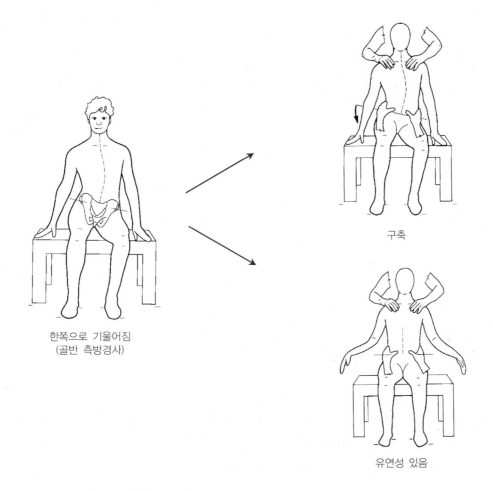

한쪽으로 기울어짐
(골반 측방경사)

구축

유연성 있음

g. 돌아감(회전된)

골반 측방경사와 마찬가지로, 골반 회전은 척추의 회전과 관련이 있다.

실질적 유연성을 상세하게 평가지에 기록한다.

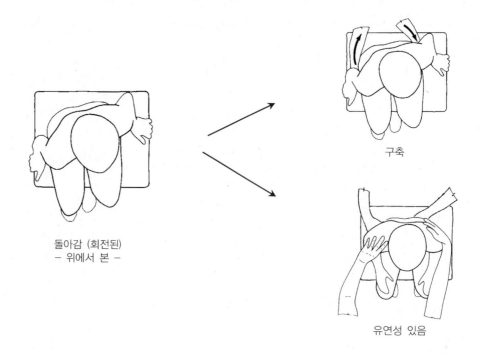

돌아감 (회전된)
– 위에서 본 –

구축

유연성 있음

평가자가 골반을 어떻게 지지하는가?

골반과 허리 유연성을 평가한 후, 대상자가 중립자세를 취할 수 있게 골반을 어떻게 지지하였는지 다음 질문들을 참고하여 상세하게 기록하라.

▶ 골반의 중립자세를 만들어 주기 위해 손을 **어디**에 지지했는가?

▶ 손으로 지지한 방향은 **어떤 방향**인가?

▶ 중립자세를 만들어 주기 위해 **어느 정도의 힘**을 사용하였는가?

▶ 골반의 자세를 조절하고 안정적으로 하는 데 필요한 **최소한의 지지**는 무엇인가?

> 이런 정보가 하부 등 지지대의 모양에 어떤 영향을 미칠까?
> 사이즈, 형태, 측방과 전방 지지대의 위치, 골반 지지대?

2. 체간

다음으로 대상자의 체간(등 중간 혹은 흉곽 부분, 흉부)의 유연성과 자세조절 능력을 평가한다.

a. 대상자는 능동적으로 자신의 체간을 중립자세로 움직이고, 그 자세를 유지할 수 있는가?(체간중립)

b. 그는 체간을 다른 자세로 움직이고 그 동작을 통제할 수 있는가?(능동적 체간조절)

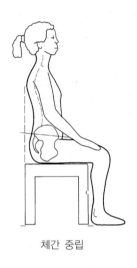

체간 중립

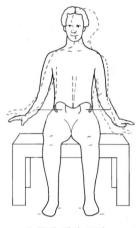

능동적 체간 조절

대상자가 체간을 중립자세로 움직일 수 없다면, 유연성을 평가한다. 보조자는 대상자의 골반과, 고관절, 다리, 발목을 중립자세로 혹은 중립자세에 가깝게 유지할 수 있게 한다. 골반이 안정적일 때 체간의 자세는 어떤가? 척추를 중립자세로 만들어 대상자의 자세를 "교정"할 수 있는가?(유연성 있음) 그렇지 않으면 움직일 수 없는가?(구축) 세부적으로 체간과 허리의 어느 부위가 유연성이 있고, 구축되어 있는가?

정밀하게 체간과 허리 중간의 어디가 유연성이 있고 구축되어 있는가? 척추와 체간에 실제적인 유연성은 얼마나 있는가?

이번 section에서, (정형화된 자세가 있는)대상자의 정형화된 자세에 대해 먼저 언급한다. 다음과 같은 정형화된 자세에서 남아있는 유연성을 상세하게 기록하라.

c. 앞으로 구부러짐(후만)

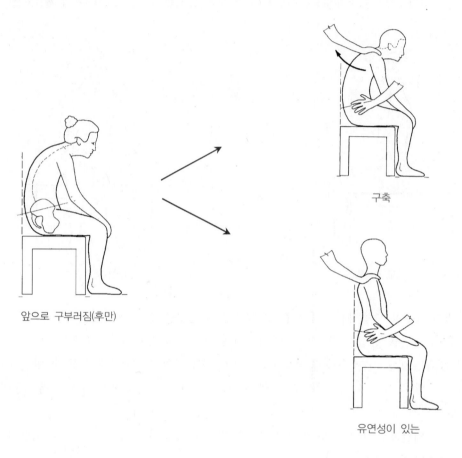

앞으로 구부러짐(후만)

구축

유연성이 있는

d. 측만(curved to the side)

머리의 균형을 유지하기 위해 척추의 형태는 변형된다. 척추는 알파벳 "C"형태 또는 "S"형태로 변형되었을 수도 있고, 추가적 커브가 발생하기도 한다. 볼록(Convexity)한 커브를 명확하게 하는 것은 도움이 된다. 예를 들면 대상자의 아래쪽 흉곽 왼쪽이 <u>볼록(Convexity)</u>하다.

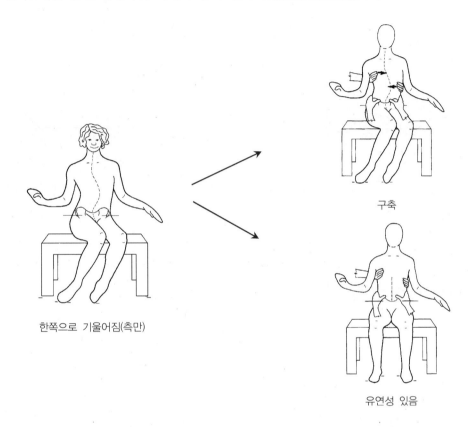

한쪽으로 기울어짐(측만)

구축

유연성 있음

늑골이 돌출된 부분이 있는지 확인한다.

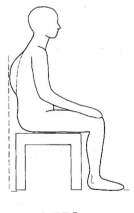

늑골돌출

e. 한쪽으로 돌아감(회전된)

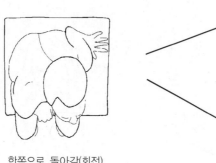

한쪽으로 돌아감(회전)

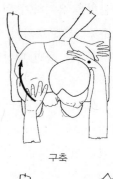

구축

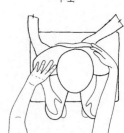

유연성 있음

f. 뒤로 아치형태(신전된)

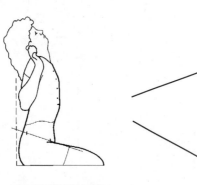

뒤로 아치형태(신전된)
- 옆으로 누운자세 -

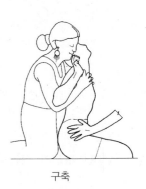

구축

유연성 있음

평가자가 체간을 어떻게 지지하는가

체간 유연성을 평가하면서 대상자가 **개인적 중립자세**를 취할 수 있게 체간을 어떻게 지지하였는지 다음 질문들을 참고하여 상세하게 기록하라.

▸ 머리의 균형에 가장 좋은 **골반 위의 척추의 모양**은 무엇인가?

▸ 손으로 어디를 지지해야 하는가? 지지하는 목적이 교정인가 체간의 안정성인가?

▸ 대상자의 체간을 바르게 하기 위해 **어느 정도의 힘**을 사용하고 있는가?

▸ 손으로 지지한 방향은 **어떤 방향**인가?

▸ 체간의 자세를 조절하고 안정적으로 하는 데 필요한 **최소한의 지지**는 무엇인가?

▸ 지지를 제공하는 데 필요한 **접촉면적**은 얼마만큼인가?

> 이런 정보가 등지지대의 모양에 어떤 영향을 미칠까?
> : 사이즈, 모양, 측면과 앞쪽의 체간 지지대?

3. 고관절과 다리

대상자의 고관절과 다리의 움직임과 자세를 평가하면서 다리가 그의 신체를 어떻게 안정화시키는지 관찰하라.

a. 대상자는 고관절과 다리를 중립자세(약간 떨어진, 5~8° 외전된)로 움직이고, 무게중심을 안정되게 하기 위해 그의 발과 다리를 사용할 수 있는가?(고관절 중립)

b. 대상자는 고관절을 내/외측, 상/하로, 움직이고, 각각의 움직임을 통제할 수 있는가?(능동적 고관절 조절)

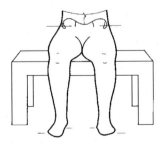

고관절 중립

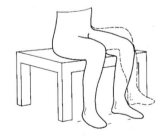

능동적 고관절 조절

대상자가 중립자세로 고관절과 다리를 움직일 수 없다면, 유연성의 정도를 평가한다. Section C 3a-e의 누운 자세에서 고관절의 유연성을 평가한 것과 동일하게, 골반을 고정시키고 고관절에서 다리를 움직인다. 골반이 중립자세에서 흐트러지지 않고, 고관절과 다리의 중립자세를 만들어 줄 수 있다면, 유연성이 있는 것이고, 그렇지 않다면 구축된 것이다. 실제로 가능한 유연성에 대하여 상세하게 기록하라.

> **note:** (정형화된 자세가 있는)대상자의 정형화된 자세에 대해 먼저 언급한다.

다음과 같은 자세가 한 가지 혹은 복합적으로 나타날 경우 유연성을 평가한다.

c. 고관절/다리를 가운데로 모음(내전)

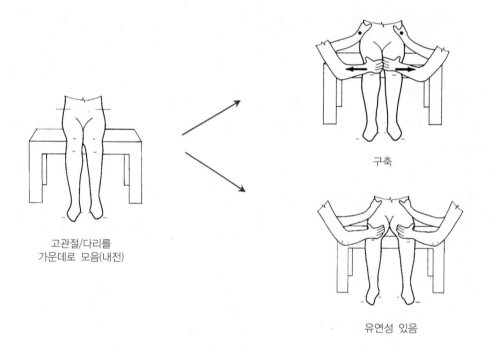

고관절/다리를
가운데로 모음(내전)

구축

유연성 있음

d. 고관절이 안으로 돌아감(내회전)

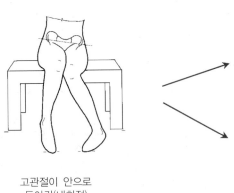

고관절이 안으로
돌아감(내회전)

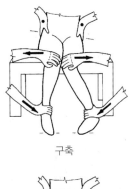

구축

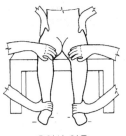

유연성 있음

e. 고관절/다리를 각각 벌림(외전)

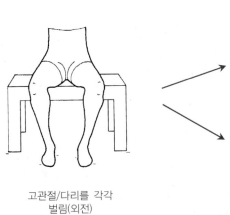

고관절/다리를 각각
벌림(외전)

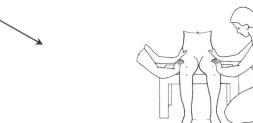

구축

유연성 있음

f. 고관절이 바깥으로 돌아감(외회전)

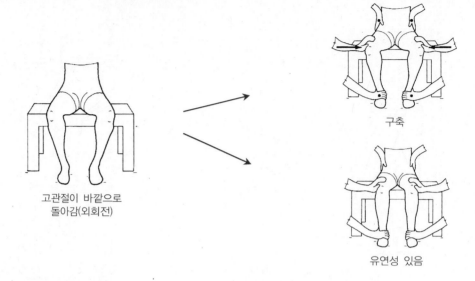

고관절이 바깥으로
돌아감(외회전)

구축

유연성 있음

g. 양 다리가 같은 방향으로 돌아감(바람맞이 변형)

바람맞이 변형으로 고관절과 다리가 구축되었다면, 회전 정도를 측정하기 어렵다. 대상자의 고관절과 대퇴를 따라 그려서 자세보조용구의 형태를 결정할 때 참고할 수 있다.

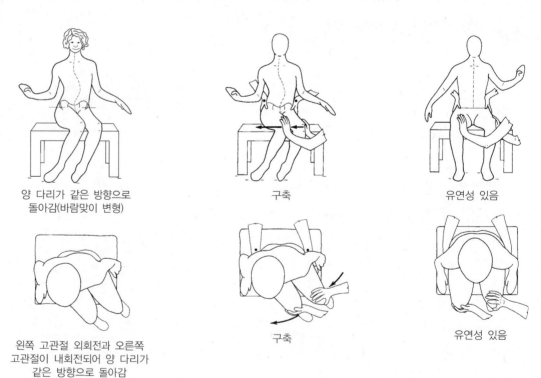

양 다리가 같은 방향으로
돌아감(바람맞이 변형)

구축

유연성 있음

왼쪽 고관절 외회전과 오른쪽
고관절이 내회전되어 양 다리가
같은 방향으로 돌아감
(바람맞이 변형)
- 위에서 본 -

구축

유연성 있음

h. 다리를 지속적으로 움직임

평가자의 손으로 지지할 수 있는가?

▸ 다리의 움직임을 막을 수 있는가?

▸ 다리가 진정되었는가?

▸ 다리를 쉬게 하고, 움직임을 멈출 수 있는 공간이 만들어졌는가?

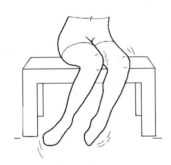

다리를 지속적으로 움직임

평가자가 고관절과 다리를 어떻게 지지하는가

유연성을 평가하면서 대상자가 개인적 중립자세를 취할 수 있게 고관절과 다리를 어떻게 지지하였는지 다음 질문들을 참고하여 상세하게 기록하라.

▸ 고관절과 대퇴의 안정성을 위해 **어디**를 지지하였는가?

▸ 손으로 지지한 방향은 **어떤 방향**인가?

▸ 과도한 움직임을 제한하고 안정감을 주기 위해 **어느 정도의 힘**을 사용하였는가?

▸ 고관절과 다리의 자세를 안정적으로 하는 데 필요한 **최소한의 지지**는 무엇인가?

이런 정보가 자세보조용구를 결정하는 데 어떻게 도움이 될까?
 : 벨트, 웨지, 좌석면의 모양과 크기

4. 무릎

a. 대상자는 그의 무릎을 90°로 굽혀서 그의 발바닥이 바닥이나 발판(foot rests)에 닿을 수 있는 가?(무릎 중립)

b. 그는 능동적으로 무릎을 굴곡, 신전할 수 있는가?(능동적 무릎 조절)

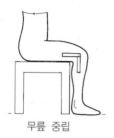

무릎 중립

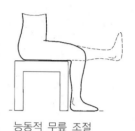

능동적 무릎 조절

대상자가 무릎을 중립자세로 취할 수 없다면, 유연성을 평가한다. 보조자는 골반의 움직임(대체로 골반 후방경사)을 제한한다.

다음과 같은 자세가 나타날 경우 유연성을 평가한다.

c. 구부림(굴곡): 정형화된 자세

평가를 위한 움직임: 무릎을 바로 편다(신전). 한 손은 무릎 위의 대퇴에 놓고, 다른 손은 발목 위 하퇴 뒤를 잡고, 무릎을 편다. 보조자는 안정적으로 골반의 중립자세를 유지시키고, 골반이 후방경사 되기 시작하면 움직임을 중단한다. 움직임을 멈췄을 때의 각도를 측정한다. 이 부분은 실질적 유연성 (practical flexibility)을 평가하는 데 특히 중요하다.

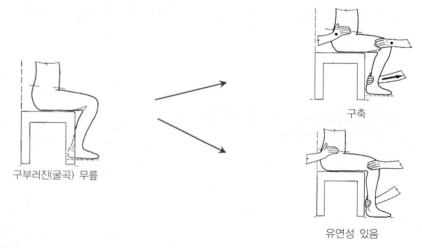

구부러진(굴곡) 무릎

구축

유연성 있음

무릎관절의 중심에 축을 두고 각도를 측정한다. 무릎이 90°로 펴진다면 유연성이 있는 것이다.

d. 뻗음(신전): 정형화된 자세

평가를 위한 움직임: 무릎을 구부린다(굴곡). Hamstring과 마찬가지로 대퇴 앞의 근육들 또한 수축할 수 있다. 대상자의 골반은 c와 동일하게 안정적이어야 한다. 한 손은 무릎 위의 대퇴에 놓고, 다른 손은 발목 위 하퇴 뒤를 잡고, 무릎을 구부린다. 무릎이 더 이상 구부러지지 않을 때의 각도를 측정한다. 무릎이 90°까지 굽혀진다면, 유연성이 있는 것이다. 실질적 유연성을 기록한다.

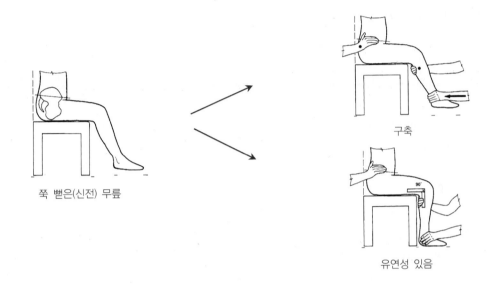

쪽 뻗은(신전) 무릎

구축

유연성 있음

평가자가 무릎을 어떻게 지지하는가?

▶ 무릎을 안정적으로 만들어 주기 위해 **어디**를 지지하는가?

▶ 적용하기 위해 **어느 정도의 힘**이 필요한가?

▶ 손으로 지지한 방향은 **어떤 방향**인가?

또한 대상자가 활동할 때 발과 다리를 더 안정적으로 사용할 수 있는 무릎의 굴곡각도를 측정한다.

▶ 중립자세에서 시작하여, 발의 지지를 유지한 상태에서 무릎을 90°보다 큰 각도로 굴곡시키는 것(발이 좌석면 아래에 위치하는 것)을 허용하여 자세와 운동의 효과를 평가한다.

이 각도를 측정하는 것이 왜 중요한가? 골반을 안정화하는 것은 왜 중요한가? (92page참고)

5. 발목과 발

a. 대상자는 능동적으로 그의 발목을 90°로 굽혀서 발이 바닥이나 발받침대를 지지하여 편안한 자세를 취할 수 있는가?(발목 중립)

b. 발목에서 일어나는 능동적 움직임을 관찰하고 기술하라(발목을 상/하 내/외측으로 굽히는것; 능동적 발목 조절).

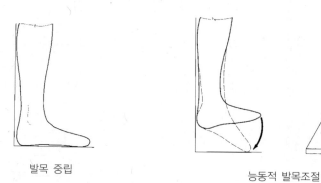

발목 중립   능동적 발목조절

발목과 발을 스스로 중립자세로 움직일 수 없다면, section C5(58page)를 참고하여 발목과 발의 굴곡 가능한 각도에 대하여 평가한다.

평가자가 발목과 발을 어떻게 지지하는가?

▸ 발목과 발의 중립자세를 유지하기 위해 **어디**에 손을 지지해야 하는가?

▸ **얼마나 안정적**으로 지지를 제공해야 하는가? 발목과 발의 모든 움직임을 제한해야 하는가, 약간의 움직임은 허용할 수 있는가?

▸ 손이 **어떤 방향**으로 지지를 적용해야 하는가?

▸ 발목과 발의 자세를 안정적으로 하는 데 필요한 최소한의 지지는 무엇인가?

이런 정보가 발지지대와 하퇴지지대 사이의 각도를 결정하는 데 어떻게 도움이 될까?
: 발지지대의 형태와 사이즈, 웨지, 벨트

6. 머리와 목

대상자의 골반과 척추를 개인적 중립자세로 지지한 상태에서 머리/목의 자세와 움직임을 기술한다.

a. 대상자는 주변 환경과 주변 사람들을 보는 것과 같이 능동적으로 머리를 고정할 수 있는가? (머리중립) 얼마나 오래 그 자세를 유지할 수 있는가?(대상자가 흥미 있어 하는 어떤 물체를 응시해야 평가할 수 있다)

b. 그의 머리를 특정 방향으로 돌릴 수 있는가?(능동적 머리조절)

능동적 머리조절이 불가능한 대상자라면, 신체와 머리를 중립자세로 지지할 수 있는 방법을 생각한다. 머리의 균형과 조절능력은 신체의 자세에 따라 달라질 수 있기 때문에, 대상자를 평가용 자세보조용구에 앉혀서 머리조절 능력을 평가하는 것은 정확한 평가 결과를 기대하기 어렵다.

대상자의 골반과 체간, 하지를 적절하게 지지했다고 가정하고, 머리와 목의 자세와 움직임의 평가를 진행한다.

▸ **골반과 척추가 어떤 자세**에서 머리의 균형이 가장 좋은가?

▸ 휠체어를 틸트시키는 것과 같이 **중력에 변화를 줬을 때** 머리조절 능력은 향상되는가, 오히려 감소하는가?

▸ 대상자의 머리를 지지하기 위해 손을 **어디에서** 지지해야 하는가? 손으로 받쳐주거나, 반대편에서 밀어주었을 때 편안해 하는가?

▸ **어깨, 팔, 상부 상체 뒷면 등을 더 많이 지지**했을 때, 머리의 자세가 변화할 수 있는가?

▸ 머리를 안정적으로 하는 데 필요한 **최소한의 지지**는 무엇인가?

▸ 손으로 지지한 <u>접촉면</u>(Contact surface; 모양, 접촉면적, 위치)을 기록하라.

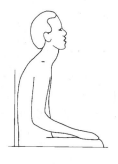

머리와 목이 신전된

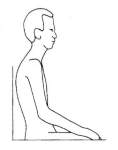

개인적 중립자세

이런 정보를 사용하여 적용할 머리와 목 지지대의 크기, 모양 위치를 상상할 수 있는가?

7. 상지대

대상자의 골반과 척추를 안정적으로 만들어 준 다음 상지대의 움직임과 자세를 평가한다.

a. 대상자는 능동적으로 어깨나 팔을 중립 자세로 취하는 것이 가능한가?(중립자세)

b. 팔의 움직임을 능동적으로 조절할 수 있는가?(능동적 팔 조절)

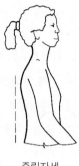

중립자세

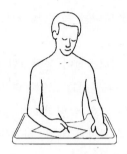

능동적 팔 조절

상지대의 자세를 스스로 중립자세로 취할 수 없는 대상자에게서, 다음과 같은 자세가 한 가지 혹은 복합적으로 나타나는가?

c. 어깨가 올라감(거상(=elevated))

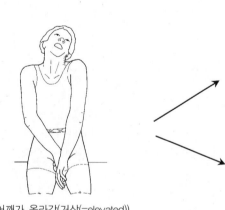

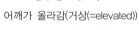

어깨가 올라감(거상(=elevated))

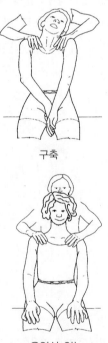

구축

유연성 있는

d. 어깨가 앞으로 나와 있고, 안으로 회전됨(전인(=protracted), 내측 회전된)

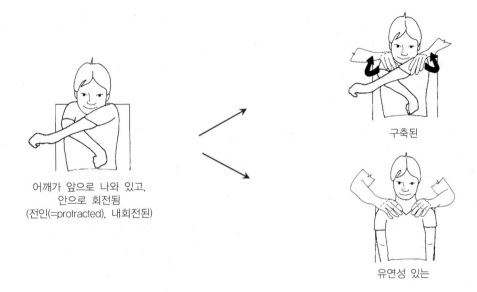

어깨가 앞으로 나와 있고,
안으로 회전됨
(전인(=protracted), 내회전된)

구축된

유연성 있는

e. 후인된 그리고 외측 회전된(pulled backward and turned out)

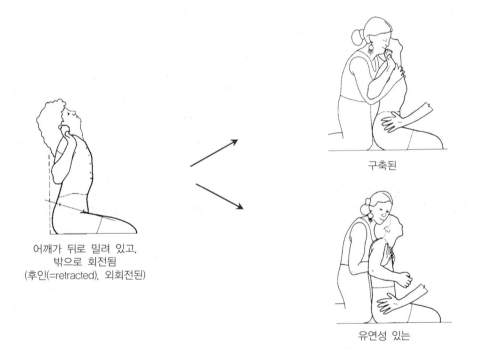

어깨가 뒤로 밀려 있고,
밖으로 회전됨
(후인(=retracted), 외회전된)

구축된

유연성 있는

평가자가 상지대를 어떻게 지지하는가?

유연성 평가를 위해 평가자의 손이 상지대를 어떻게 지지하는지 기록한다.

▸ 상지대의 중립자세를 유지하기 위해 **어디**에 손을 지지해야 하는가?

▸ **얼마나 안정적**으로 지지를 제공해야 하는가? 상지대의 모든 움직임을 제한해야 하는가, 약간의 움직임은 허용할 수 있는가?

▸ 손이 **어떤 방향**으로 지지를 적용해야 하는가?

▸ 지지를 제공하기 위해 필요한 **접촉면**은 무엇인가?

8. 팔

Section 8(62page)에서, 팔꿈치의 근육과 관절의 운동에 제한이 되었는지를 확인하였다. 대상자가 팔을 능동적으로 조절할 수 있다면, 평가용 자세보조용구에서 기능적인 동작을 평가하는 것이 중요하다. 여기서는 팔을 능동적으로 조절할 수 없는 대상자를 평가하기 위한 내용으로 구성하였다. 팔의 기능을 향상시키기 위해 어떻게 지지하였는지 다음 질문들을 참고하여 상세하게 기록하라.

▸ 어디를 지지했을 때 팔의 비정상적인 운동패턴을 제한하거나, 자세를 안정적으로 유지하는가?

▸ 팔을 바른 자세로 하기 위해 **어느 정도의 힘**이 필요한가?

▸ 손이 **어떤 방향**으로 지지를 적용해야 하는가?

▸ 지지를 제공하는 데 필요한 **접촉면적은 얼마**만큼인가?

▸ **접촉면의 모양**은 무엇인가?

이런 정보가 팔 지지대를 결정하는 데 어떻게 도움이 될까?
: 팔 지지대의 너비, 유연성, 벨트를 고정하는 각도, 지지 장치와 웨지의 위치, 휠체어용 책상에 대한 욕구 등

앉은 자세에서 평가하기: 균형, 유연성, 그리고 자세 조절

Aaron은 앉은 자세에서의 균형감각과 자세 조절능력은 적당(fair)한 수준이다. 혼자서 의자에 앉을 수 있지만, 주변에 아무도 없을 때 넘어지는 것에 대한 두려움이 있다. 그의 골반은 뒤쪽으로 약간 기울어 있어도 (posterior tilt), 50% 정도의 유연성이 있기 때문에 혼자서 중립자세로 자세를 변경할 수 있다. 천골과 골반 (PSIS 아래부분)에 약간 힘을 주어 손으로 지지해 주면, 그의 골반은 바르게 중립자세가 된다. 또한, 그의 골반은 한쪽으로 기울어져 있어도, 유연한 편이다. 오른쪽 골반 가까이를 지지하면 중립자세를 유지할 수 있다. 대퇴를 약간만 지지해 주어도 안전함을 느껴서 넘어지는 것에 대한 두려움 없이 골반을 앞뒤로 움직일 수 있다.

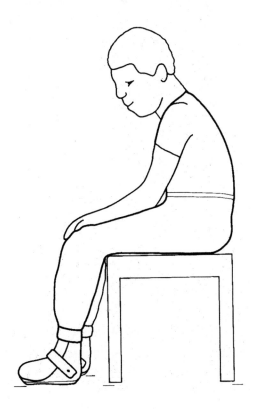

의자에 혼자 앉아 있는 Aron

Aaron의 체간은 12번 흉추부터 앞으로 굽어 있지만, 50% 정도 유연성이 있다. 골반이 지지되면, 그는 체간을 앞뒤, 그리고 양옆으로 움직일 수 있다. 그의 하부 늑골을 포함한 흉곽 아래부분을 "컵모양"으로 지지하면 안전함을 느낀다. 체간을 중립자세로 유지했을 때 그의 머리는 고관절보다 약간 전방에 위치하는데, 체간과 머리가 고관절보다 뒤쪽에 위치하면, 불안함과 두려움을 느낀다.

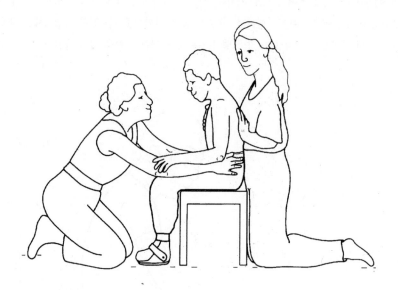

아론의 개인적 중립자세: 머리가 고관절 전방에 위치

Aaron은 왼쪽 고관절과 발을 능동적으로 조절할 수 있다. 그는 왼쪽 고관절과 발을 구부릴 수 있고(굴곡), 신체의 중앙에서 안팎으로 움직일(내/외전) 수도 있다. 오른쪽 고관절과 발은 가운데로 모아져서 안으로 회전되었지만, 유연성이 있어 중립자세를 만들어 줄 수 있다. 오른쪽 무릎의 안쪽을 최소한의 지지를 위해 눌러주면, 오른쪽 고관절이 약간 밖으로 나오게 된다. 이런 방식의 지지는 그의 왼쪽 골반이 뒤로 회전되는 것을 막아주는 효과도 있다.

Aaron은 손을 뻗기 위해 몸을 앞으로 기울이거나, 설 준비를 할 때 오른쪽 무릎을 좌석면 아래로 구부리는 것을 좋아한다. 오른쪽 무릎은 유연성이 있고, 골반의 후방경사 없이 90°까지 펼 수 있다. 그가 흥분하면 왼쪽 무릎을 전방으로 뻗치게 되지만, 90°까지 굽힐 수 있다. 왼쪽 발목 아래쪽을 조금만 눌러주면, 무릎이 뻗치는 것을 막아 줄 수 있다. 그의 발목과 발은 발목보조기(AFO)를 사용하여 자세를 조절할 수 있다.

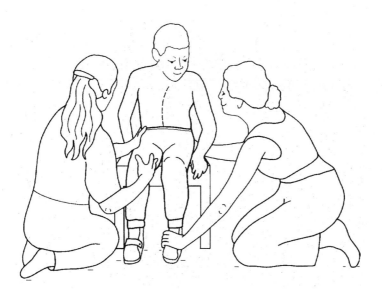

골반, 천골과 체간의 뒤, 우측골반, 무릎 내측과 좌측 발목의 지지

Aaron은 그의 머리와 목을 잘 움직일 수 있다. 골반과 몸통을 잘 지지하면, 머리와 목은 앞으로 구부러지거나, 왼쪽으로 돌아가지 않는다.

Aaron은 왼쪽 상지대와 팔을 잘 사용할 수 있다. 그는 어깨와 목 근육이 약간 짧아져서 움츠린 자세로 있다. 오른쪽 어깨는 앞으로 나와서 회전되어 있고, 오른쪽 팔꿈치는 신전되어 뻣뻣하다. 상지대 아래로 팔에서 팔꿈치까지를 지지하면, 오른쪽 어깨가 구부러지는 것, 팔꿈치가 신전되는 것, 체간을 오른쪽으로 기대는 것을 최소화할 수 있다.

Aaron은 자세보조용구가 뒤로 경사지는 것에 대한 두려움이 있다. 자세보조용구가 바로 서 있거나, 약간 앞으로 기울어지면 편안하게 앉을 수 있다.

F 앉은 상태에서 중력의 영향

section E6(83page)에서, 바로 앉은 자세에서 대상자의 머리와 목에 가해지는 중력의 영향에 대해 살펴보았다. 여기서는 자세보조용구를 전체적으로 다른 각도로 틸트시켰을 때 대상자의 앉은 자세에서의 중력의 영향을 다룰 것이다.

가능하다면, 대상자를 평가용 자세보조용구(simulation seating system)에 앉혔을 때 중력의 영향을 평가한다. 대상자의 신체는 적절하게 잘 지지되어 있어야 한다. 그렇지 않으면, 중력의 실질적인 영향에 대해 평가할 수 없다. 대상자의 골반, 체간과 다리를 적절하게 지지하였다고 가정하고, 자세보조용구를 천천히 뒤쪽으로 기울인다. 대상자의 반응은 어떠한가?

관찰할 수 있는 대상자의 반응은 다음과 같다.

▸ 편안함
▸ 체간이 앞으로 구부러짐
▸ 체간이 뒤로 아치형태가 됨
▸ 머리를 더 쉽게 바르게 함

가장 적절하게 기울인 각도를 기록하여라.

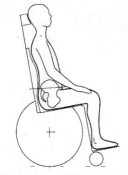

자세보조용구를 뒤로 기울인
각도가 적절함

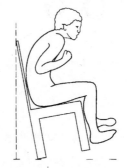

중력에 저항하여 앞으로
구부러짐

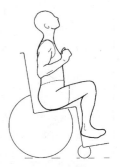

뒤로 기울여 체간이
아치형태가 됨

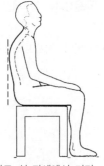

바로 선 자세에서 머리
조절능력 poor

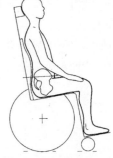

뒤로 기울여 머리조절능력이
향상됨

G 압력

　대상자가 척추손상 또는 척추뼈갈림증 등으로 인해 감각이 손실/저하되었거나 노인인 경우, 또는 스스로 체중이동(weight shift)을 할 수 없는 경우에는 반드시 엉덩이의 뼈 돌출부의 압력을 평가하여야 한다.

1. 좌석면에서 압력 취약부위

　좌석면에서 압력 취약부위는 뼈가 두드러지는 좌골결절(ischial tuberosities), 꼬리뼈(coccyx), 치골(pubis), 천골(sacrum), 대전자(greater trochanters) 부위이다.[6~8] 또한 그 외에도 뼈가 돌출되어 있는, 측만증(scoliosis)이나, 후만증(kyphosis)으로 인해 갈비뼈가 돌출된 부위, 견갑골(scapula) 하부, PSIS, 비골(fibula) 골두, 발목뼈 부위의 피부는 괴사의 위험이 크다.

　좌석면에서 압력 취약 부위는 다음을 포함한다.

‣ **천골/미골(sacrum/coccyx; 꼬리뼈):** 피부나 근육 등으로부터 거의 보호되지 않음. 그러나, 골반이 극도로 후방경사되지 않는 한 좌석면에 잘 닿지 않음

‣ **좌골결절(ischial tuberosities; 앉을 때 닿는 뼈):** 욕창의 위험이 가장 높음

‣ **대전자(greater trochanters; 고관절의 외측에 위치한 뼈):** 좌골결절보다 욕창의 위험이 낮지만, 주의해야 함

‣ **대퇴 상부(upper part of the thighs):** 압력 하중을 가장 많이 받음

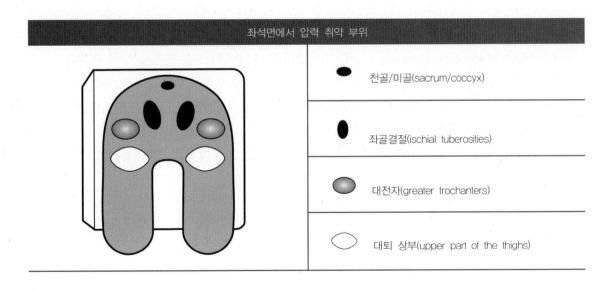

좌석면에서 압력 취약 부위	
●	천골/미골(sacrum/coccyx)
●	좌골결절(ischial tuberosities)
◉	대전자(greater trochanters)
◯	대퇴 상부(upper part of the thighs)

2. 압력측정

압력 측정에 있어서 압력 측정장비(pressure mapping)는 압력하중이 가장 높은 부위가 어딘지를 평가하는 데 매우 유용한 도구이다. 또한 별다른 도구 없이 손가락으로 압력을 잴 수 있는 위글테스트(wiggle test)도 유용하게 사용할 수 있다(Jamie Noon은 "wiggle test"를 사용한다[9]).

a. 위글테스트
손가락을 좌석면의 압력취약부위 아래에 넣고 평가한다.
(1) 손가락을 상/하/좌/우로 움직임(Wiggle) 할 수 있다
(2) 손가락이 끼임(pinched) 되지만 쉽게 빼낼 수 있다
(3) 손가락이 끼임(pinched) 되고, 쉽게 빠져나오지 않는다

해석
(1) 압력에 대해 걱정할 필요없다.
(2) 압력만 봐서는 문제없지만, 피부 청결도가 좋지 않거나 높은 온도, 습도 등에 따라 욕창발생의 위험이 있다.
(3) 욕창방지 방석 적용, 욕창 예방 교육 등의 조치가 필요하다.

b. 압력측정(pressure mapping)

압력측정(pressure mapping)은 장애인과 치료사에게 압력 분포에 대한 피드백을 제공할 수 있는 도구로 감각이 부족한 사람에게는 더욱더 유용하게 사용된다. 패드를 대상자가 접촉할 자세보조용구에 놓고 그 위에 대상자를 앉게 한다. 압력분포는 도식화 되어 화면에 표시된다. 압력 측정(pressure mapping)을 통해 압력완화의 효과를 평가할 수 있고, 정적인 압력을 확인할 수 있다. 또한, 휠체어의 정확한 평가 결과를 얻기 위해 압력측정(pressure mapping)과 위글테스트(wiggle test)를 함께 사용하여야 한다.[10] 압력측정(pressure mapping)은 좌석면의 종류 및 디자인을 결정하는 데 유용하다.[11-13] 또한 시각적 피드백을 통해 대상자에게 경사(tilt)나 체중이동 등과 같이 압력을 경감시켜 줄 수 있는 교육의 효과를 높일 수 있다. 그러나 욕창을 유발하는 요인에는 압력만 있는 것이 아니다. 다른 요인으로 피부상태, 영양상태, 열, 요실금, 전단력, 건강상태, 연령, 과거 욕창이력, 활동레벨, 흡연과 압력경감을 위한 일상에서의 노력 등이 있다.[16-18] 압력 mapping을 측정하는 프로토콜은 발전되어 왔다.[19,20]

c. 저가의 압력측정 도구

1991년 International Seating Symposium에서 Michael Heinrich, Nigel Shpcott, Ralf Hotchkiss, David Werner, and Mari Picos(from Proyecto Projimo in Mexico)는 작은 풍선과 물기둥을 사용한 저가의 압력측정 도구를 개발한 것을 발표했다.[21]

각각 다른 색의 물을 채운 다섯 개 작은 풍선(2×5cm)을 준비한다. 각 풍선에는 3m 길이의 플라스틱 관(IV관, 2mm 직경)을 연결한다. 각 관은 어딘가에 걸려 있는 긴 천(바닥면의 높이와 휠체어의 좌석면의 높이와 동일)에 부착한다. 천에는 색이 다른 세 개의 리본을 수평으로 꿰매서(녹색=천의 끝에서 45cm 높이, 노란색은 90cm 높이, 빨간색은 135cm 높이) 압력 정도를 표시한다(녹색=안전, 노란색=주의, 빨강=위험). 풍선은 압력 취약부위(좌골결절, 천추/미추, 대전자 등)에 놓고 사용한다.

압력측정 도구는 압력취약 부위의 피부괴사에 대한 위험성을 교육시킬 때 유용하다. 또한 관 속에 있는 물의 높이에 따라 대상자의 무게중심이동 방법, 특정부위의 압력집중 혹은 완화 등을 교육시킬 수 있다. 마지막으로 압력을 완화하는 방석, 등지지대 등을 선택할 때 도움이 된다.

압력측정 도구는 압력이 위험한 지역에 피부 괴사에 대한 위험성을 사람들에게 교육시킬 때 사용될 수 있다. 또한, 튜브 안에 색깔 있는 물이 상승될 때 그 사람은 무게중심이동 방법이 특정지역의 압력을 경감하게 될 것이라는 것을 볼 수 있다. 마지막으로, 압력경감 방석과/또는 등지지대의 선택과 구성에 도움을 줄 수 있다.

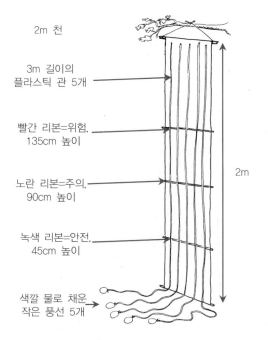
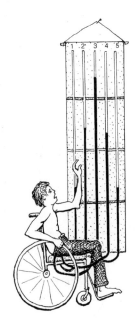

Werner[21]에서 발췌한 그림

압력 측정 도구를 멕시코에서 사용한 후 다음과 같이 수정되었다.

▶ 큰 주사기를 사용하여 튜브에 물을 주입하는 것은 튜브에 물을 넣는 것을 더욱 쉽게 만들었다. 풍선으로부터 몇 cm 정도 떨어진 곳에 T-connection을 추가하는 것을 더욱 도와준다.

▶ 튜브의 물 레벨이 떨어질 때, 거품이 형성된다. 작은 세제와 수액을 튜브에 추가하는 것은 거품을 감소시키는 데 도움이 된다.

▶ 다섯 개의 풍선을 모두 설치하고 그것들을 정확하게 위치시키는 것은 어려울지도 모른다. 그래서 몇몇 휠체어를 타는 사람들은 3개의 풍선을 더 선호했고, 단 하나의 풍선만을 사용하는 것도 압력 부위 문제를 해결하는 데 효율적이었다.

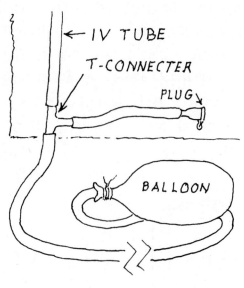

Werner[21]에서 발췌한 그림

References

1. Bergen A, Presperin J, Tallman T. *Positioning for Function: Wheelchairs and Other Assistive Technologies.* Valhalla, NY: Valhalla Rehabilitation Publications, Ltd.; 1990.
2. Trefler E, Hobson D, Taylor SJ, Monahan L, Shaw CG. *Seating and Mobility for Persons with Physical Disabilities.* Tucson, AZ: Therapy Skill Builders; 1993.
3. Presperin J. Seating Systems: The therapist and the rehabilitation engineering team. *Phys Occup Ther Pediatr.*, Spring 1990.
4. Ward D. *Prescriptive Seating for Wheeled Mobility.* Ft. Lauderdale, FL: HealthWealth International; 1994.
5. Minkel, J. Seating/positioning evaluation instructions. *Proceedings from the 19th International Seating Symposium.* 2003:71−4.
6. Barton A, Barton M. *The Management of Pressure Sores.* London: Faber and Faber; 1981.
7. Peterson NC, Bittman S. The epidemiology of pressure sores. *Scand J Plastic Reconstr Surg.* 1971;(5):62−6.
8. Zacharow D. *Posture: Sitting, Standing, Chair Design and Exercise.* Springfield, IL: Charles Thomas; 1988.
9. Noon, Jamie. Personal communication, Fall 2008.
10. Brienza D, Pratt S, Sprigle S. Measurement of interface pressure-research versus clinical applications. *Proceedings from the 21st International Seating Symposium.* 2005:65−6.
11. Ferguson−Pell M, Wilkie IC, Reswick JB, Barbenel JC. Pressure sore prevention for the wheelchair−bound spinal injury patient. *Paraplegia.* 1980;18:42−51.
12. Ferguson−Pell M, Sprigle S, Davis K, Hagisawa S. Detecting incipient pressure sore onset. *Proceedings from the 13th International Seating Symposium.* 1997:357−66.
13. Drummond D, et al. A study of pressure distributions measured during balanced and unbalanced sitting. *J Bone Joint Surg.* 1982;64−A(7):1034−9.
14. Lipka D. An overview of pressure mapping systems. *Amer Occup Ther Assoc Tech Special Interest Section Quarterly.* 1977;7(4):1−4.
15. Shapcott N, Levy B. *Team Rehab Report.* 1999 January;10(1):16−21.
16. Schmeler M, Boninger M, Cooper R, Viteck M. Using peer−reviewed literature and other evidence to justify wheelchair seating and mobility interventions. *Proceedings from the 18th International Seating Symposium.* 2002.
17. Hobson D. Contributions of posture and deformity to the body−seat interface variables of a person with spinal cord injuries. *Proceedings from the 5th International Seating Symposium.* 1989:153−71.
18. Ferguson−Pell M, Wilkie IC, Reswick JB, Barbenel JC. Pressure sore prevention for the wheelchair−bound spinal injury patient. *Paraplegia.* 1980;18:42−51.
19. Swaine J, Janzen L, Oga C, Martens C, Swinton L, Jacobson B, Culver K, Preusser A, Swaine F, Sprigle S. Clinical protocol for the administration and interpretation of interface pressure mapping for sitting. *Proceedings from the 21st International Seating Symposium.* 2005:81−3.
20. Swaine J, Stacey M. Development of the Calgary interface pressure mapping protocol for sitting. *Proceedings from the 22nd International Seating Symposium.* 2006:59−62.
21. Werner D. *Nothing About Us Without Us.* Palo Alto, CA: Healthwrights: 1998.

Chapter 3

•
•
•

시뮬레이션 & 측정

Ⓐ 핸드 시뮬레이션

핸드 시뮬레이션은 평가자의 손과 다른 신체부위를 이용하여 자세적 지지를 제공하는 것을 의미한다. 대상자의 신체를 지지했을 때 그의 반응을 느끼고, 관찰하라. 핸드 시뮬레이션은 앉은 자세에서 유연성을 평가하는 것의 연장선이다. Chapter 2에서 많은 질문들을 던져 대상자를 어떻게 지지할지 지지방법에 대해 생각하였다.

도전: 하나의 seating component를 사용함 없이, 손과 몸으로 대상자가 자세적 지지가 필요한 곳을 결정한 상태로 그 사람의 중립자세를 찾는 데 도움을 줄 수 있을까? 빠르게 사진을 찍고, 그림을 그려라. 신체의 어떤 부분에 지지가 필요한지 상세히 기술하라.

대상자는 계속해서 발이 잘 지지된 상태에서 견고한 표면(평가의자)에 앉아 있다. 먼저 구축되고 변형된 대상자의 근육과 관절을 바르게 하여 대상자를 위치시킨다. (예를 들어, 단단한 스펀지로 된 블록을 골반 한 편에 위치시켜, 구축된 골반경사를 바르게 할 수 있다) 구축된 곳을 바르게 한 후, 손을 이용하여 자세보조용구가 적용될 신체를 평가한다. 최소한 한 명 이상의 보조자가 필요하다. 신체의 한 부위의 안정성과 움직임이 다른 부위에 어떤 영향을 미치는지 관찰하라. 대상자는 평가자의 손에 어떤 반응을 보이는가? 우리의 의도하는 바는 대상자가 균형적인 중립자세와 기능적 활동을 수행할 수 있는 자세를 찾는 데 있다. 핸드 시뮬레이션은 평가자의 모든 감각을 동원하여 진행하여야 한다. 저자는 대상자의 신체에 적절한 양의 지지를 제공하기 위해 손과 다리뿐 아니라 발, 골반, 몸통 등 모든 부위를 사용하기 때문에 종종 문어가 된 것 같이 느끼기도 한다.

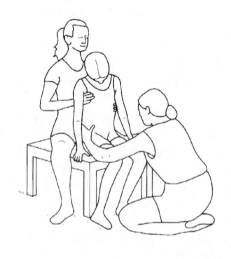

자세보조용구를 적용할 때 항상 대상자에게 자세적 지지를 제공하는 근본적인 목적을 잊지 않아야 한다. 편안함, 운동, 그리고 기능적인 활동을 위한 안정성에 대한 욕구는 신체 어느 부위를 어떻게 지지해야 하는지 가이드라인이 되어 줄 것이다. 아래의 질문을 참고하라.

1. 대상자의 신체에서 특별히 지지해야 하는 곳은 **어디**인가?(예: 골반 뒤, 척추 옆면과 뒤, 다리, 팔 등)

2. 평가자의 손은 **무엇**을 할 것인가? 손은 대상자의 자세를 바르게 하는가? 안정성을 제공하는가? 정형화된 움직임을 제한하는가?

3. 대상자가 중립자세로 안정적인 앉은 자세를 유지할 수 있게 신체를 지지할 때 평가자의 손은 **어느 정도의 힘**을 주어야 하는가? 편안하게 앉은 자세를 유지하는 것 이상으로 자세를 교정하지 않아야 함을 기억해야 한다. 얼굴 표정, 강직의 증가, 통증 등 자세를 교정할 때 나오는 대상자의 반응을 살펴야 한다.

4. **어떤 방향**에서 손으로 지지를 제공하는가?

5. 자세를 지지할 때 필요한 **접촉표면**은 어느 정도인가? 손 전체의 면적이 필요한가, 손가락 하나 정도의 면적으로 충분한가? 접촉면적은 자세보조용구를 적용할 때 접촉면의 형태와 모양에 대한 정보가 될 것이다.

6. 신체를 안정적으로 하기 위해 필요한 **최소한의 지지**는 무엇인가?

7. 머리의 균형이 최상일 때, 대상자의 골반과 체간의 정렬 상태를 자세하게 기술하라. 손으로 지지하는 곳은 어디인가?

8. 대상자가 **기능적 움직임**을 준비하는 자세는 어떤 자세인가? 대상자의 자세가 좋지 않고, 자세조절능력이 미약한 경우, 처음에는 많은 자세보조용구 부속품이 적용되어야 하기 때문에, **시뮬레이션을 하는 동안 다양한 재료를 이용**하여 평가를 진행하라.

> **Helpful Hint**
>
> 그 사람은 앉는 데 최소한 노력이 요구될 때 안락하고 휴식을 느끼게 될 것이다. 만약 그 사람이 너의 손에 편안함을 느낀다면, 너는 균형포인트를 찾게 된 것이다.

> **Helpful Hint**
>
> 대상자의 자세를 적절하게 관찰하고 디테일하게 기술하는 것은 어려움이 있으므로, 대상자의 중립자세를 사진으로 찍는 것은 자세를 기술 하는 데 매우 유용한 도구가 된다.

| Aaron의 자세유지 목표 |

골반: Aaron의 골반에는 좌골결절에 공간을 줄 수 있는 안정적인 지지면이 필요하다. 또한 천골과 골반 뒤 (PSIS 아래)를 살짝 앞으로 밀어주어 골반의 중립자세 유지를 도와야 한다. 골반의 오른쪽을 지지하여 골반이 오른쪽으로 경사지는 것을 제한한다. 대퇴 끝을 지지하는 것도 앉은 자세의 안정성을 증가시킨다.

체간: 등은 천골에서 하부 늑골을 포함한 흉곽 아래부분까지 "컵모양"으로 지지하는 것이 좋다. 이 부분의 지지를 통해 Aaron은 안정감을 느낀다. Aaron의 개인적인 체간의 중립자세는 약간 전만된 자세로, 그의 머리가 고관절보다 살짝 앞으로 나와 있는 자세이다.

고관절과 다리: 고관절을 90°까지 굴곡시킬 수 있다면, 골반은 중립자세를 취할 수 있다. 오른쪽 무릎의 안쪽을 최소한의 지지를 주기 위해 눌러주면, 오른쪽 고관절의 회전과 지나친 움직임을 제한할 수 있다.

무릎, 발목, 그리고 발: 기능적인 활동을 위해 몸을 앞으로 기울일 때, 오른쪽 무릎이 좌석면 아래로 구부러져야 한다. 왼쪽 발목을 약간 눌러주듯이 지지하면, 왼쪽 무릎이 뻗치는 것을 제한할 수 있다. 그의 발목과 발은 발목보조기(AFO)를 사용하여 지지되어 있다.

머리와 목: 머리와 목의 자세는 다른 신체의 자세에 영향을 받는다.

어깨와 팔: 오른쪽 상지대 아래로 팔에서 팔꿈치까지 지지해주는 것이 좋다. 이렇게 지지해주면 오른쪽 어깨가 앞으로 나오는 것, 팔목이 펴지는 것, 그리고 몸통이 오른쪽으로 넘어가는 것을 제한한다.

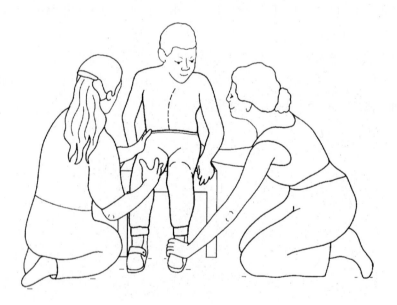

B 핸드 시뮬레이션(hand simulation) 정보 기록하기

대상자에게 언제, 얼마나, 어떤 방법으로 지지를 제공하였는지 기록하는 것은 매우 중요하다. 이것은 대상자의 자세유지 목표를 명확하게 하는 과정이 될 것이다. 또한, 이 정보는 자세보조용구 부속품을 이용하여 시뮬레이션하는 과정과 자세보조용구를 결정하는 데 참고로 사용할 수 있을 것이다. 대상자가 요구에 대하여 세밀하게 묘사할수록 자세보조용구의 특징은 더욱 분명해질 것이다. 가끔, 자세보조용구를 왜 적용하는지에 대한 이해나 목표 없이 자세보조용구를 선택하는 경우도 있기 때문에 이 단계는 매우 중요하다. 아래는 대상자의 자세적 요구를 명확하게 기록한 예이다. 이는 단지 예시일 뿐 자세보조용구를 필요로 하는 이유는 모든 사람이 다르다는 것을 기억하라.

1. 뇌성마비를 겪고 있는 Alicia(대상자의 골반)

▸ **골반의 후방**: Alicia의 골반을 안정적으로 하기 위해, PSIS를 지지하여 그녀의 골반을 중립자세로 만들어 주었다. 골반을 지지하기 위해 골반 위쪽 측면을 세 손가락을 이용하여 지지하였다.

▸ **골반의 측방**: 그녀의 골반 중심을 잡고 한쪽으로 너무 많이 기울지 않게 했다. 손으로 좌석면의 상단에서 골반의 절반높이(고관절 측면)까지 연장하여 지지하였다.

▸ **골반의 전방**: 대퇴에서 중간 정도의 힘으로 좌석면에서 60° 정도의 각도로 힘을 가하였다.

2. 척수 손상과 사지마비를 겪고 있는 Alfonso(그의 체간)

▸ **체간 후방**: Alfonso의 개인적 중립자세는 골반이 약간 후방 경사되고, 요추가 편평하며, 흉추가 약간 후만되어 있는 자세이다. 하부흉곽 뒷부분에 손을 이용하여 지지를 제공하였다. 손에는 힘을 주지 않고, 안정감을 위해 접촉만을 제공하였다.

▸ **체간 측방**: Alfonso가 지나치게 측방으로 기대는 것을 방지하게 위해 그의 체간 양쪽을 안정적으로 지지하였다. 그는 좌우로 움직일 수 있기를 원했기 때문에, 겨드랑이 아래로 4인치(10.2cm) 정도 낮추고, 체간의 양 측방에서 1인치(2.5cm) 정도 여유를 두고 손으로 지지하였다. 그의 흉곽 모양을 수용하는 각도로 손 전체를 사용하여 지지하였다.

C 자세보조용구의 사전 시뮬레이션 목적

평가용 자세보조용구를 준비하기 전에, 자세보조용구의 자세 목적을 명확하게 할 필요가 있다. 대상자의 자세 목적을 달성하기 위한 자세보조용구의 각 부분의 특징은 무엇인가? 이것은 대상자의 자세 목적을 상세하게 기술함으로써 자연스럽게 나타날 수 있다. 자세보조용구의 목적을 결정할 때 근본적인 목적－편안함, 운동, 기능적 활동을 수행하기 위한 안정성 등－을 고려하여야 한다. 평가자의 손이 대상자의 자세를 어떻게 지지하는지를 기술하는 대신, 자세보조용구 구성품으로 대상자를 지지해 줄 방법에 대해 고려하라.

1. 뇌성마비를 가진 Alicia: 골반의 지지

▶ 등지지대는 최소의 힘으로 바닥에 수직인(뒤에서 앞으로) 힘의 방향으로 골반의 PSIS 뒤에서 등을 안정적으로 밀어준다.

▶ 좌석방석은 대상자의 골반 측면 또는 가운데에 지지물이 있어야 하지만, 측방움직임을 완전히 제한하지 않아야 한다. 또한, 측면은 고관절부분에서 손가락 3개 높이만큼 대상자의 신체에 접촉되어야 한다. 골반벨트는 적절한 힘을 제공하기 위해 좌석면에서 60°의 각도로 고정하여 적용되어야 한다.

2. 척수손상으로 인한 사지마비가 있는 Alfonso: 체간의 지지

▶ 등지지대는 Alfonso의 개인적 중립자세(편평한 요추, 약간 후만된 흉추)를 유지할 수 있게, 척추와 하부 흉곽 등 모양에 따라 제작되어야 한다. 등지지대의 높이는 견갑극(spine of the scapula) 이상으로 높아야 하지만, 견갑골의 움직임을 제한하지 않아야 한다.

▶ 체간 측방지지대는 Alfonso의 몸이 옆으로 과도하게 기우는 것을 방지하며, 겨드랑이 4인치(10.2cm) 아래, 체간 1인치 옆에 위치해야 한다. 측방지지대의 너비는 평자가의 손만큼 넓어야 하며, 흉곽의 각도를 고려하여 적용되어야 한다.

┤ 자세보조용구 사전 시뮬레이션 목적 ├

하부 등지지대: 천추와 골반 뒷부분(PSIS 아래)을 적당한 힘을 이용하여 전방으로 밀어 지지한다. 하부 등 지지대는 천추와 골반의 형태에 맞춰 제작될 수 있다.

상부 등지지대: 천골에서 하부늑골을 포함한 흉곽 아래 부분까지 "컵모양"으로 지지한다. 상부 등 지지대는 후만증을 고려하여 머리가 고관절보다 앞에 위치하게 한다. 왼쪽 상지대는 기능적 활동(특히, 휠체어 추진)을 할 수 있게 자유로워야 한다.

좌석방석: 골반과 대퇴를 안정적으로 지지하기 위해 좌석면에 좌골결절을 위한 공간을 두어 골반이 후방경사되는 것을 제한한다.

좌석면과 등지지대 사이 각도(seat-to-back angle): 고관절 굴곡각도(90°)와 일치시킨다.

하부 등지지대와 상부등 지지대 사이 각도: 흉추 하부의 만곡을 수용하여 그의 개인적 중립자세를 지지하지만, 체간을 신전시킬 수 있게 한다.

하퇴지지대와 좌석면 사이 각도: 오른쪽 무릎은 90°보다 더 굽힐 수 있어야 하고, 왼쪽 무릎은 90°에서 뻗치는 것을 막아야 한다.

하퇴지지대와 발판 사이 각도: 발목보조기(AFO)를 착용하여 90°를 유지한다.

자세보조용구 전체의 기울임(tilt): 바로 서거나 약간 앞으로 기울어지면 편안하게 앉을 수 있다.

골반 전방 지지대: 골반과 대퇴를 안정적으로 지지하기 위해 대퇴 위를 최소로 지지한다.

골반 측방 지지대: 골반의 오른쪽을 지지해서 골반측방경사를 제한한다.

내전방지 지지대: 오른쪽 무릎 안쪽을 최소한의 지지를 주기 위해 눌러주면, 오른쪽 고관절의 회전과 지나친 움직임을 제한한다.

발목/발 지지대: 왼쪽 발목을 약간 눌러주듯 지지하면, 왼쪽 무릎이 뻗치는 것을 제한한다.

팔지지대: 오른쪽 팔에서 팔꿈치를 지지하면, 오른쪽 어깨가 앞으로 나오는 것, 팔목이 펴지는 것, 그리고 몸통이 오른쪽으로 넘어가는 것을 제한한다.

D 측정

정확한 해부학적 측정치수를 얻기 위해서는 자세보조용구가 어떻게 나올지를 미리 생각하지 않고, 사람을 측정해야 한다. 이것은 1e(102 page, 좌석 표면에서 평가자 손의 꼭대기까지)를 제외하고는 사실인데, 이는 1e의 치수가 체간 측방지지물에 직접적으로 연관되어 있기 때문이다.

대상자를 지지해 주고, 측정할 수 있는 인력이 모두 충분하다면, 핸드 시뮬레이션을 진행하는 동안 측정을 진행할 수 있다. 인력이 충분하지 않다면, 대상자를 옆으로 눕혀서 측정하고, 자세보조용구 부속품을 이용한 시뮬레이션이 끝난 후에 한 번 더 체크한다. 참고로, 지지가 필요한 정도에 따라 특정한 신체부위의 측정이 필요하지 않을 수도 있다. 예를 들어 경직형 사지마비를 겪는 뇌성마비 대상자의 경우, L1 척수손상 대상자보다 더 많은 자세보조용구 부속품이 필요할 것이다.

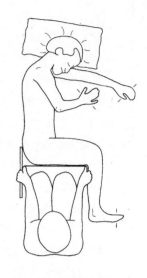

옆으로 누워있을 때 좌석의 깊이를 측정한다

대상자는 견고하고 편평한 표면 위에 앉아야 한다. 대상자는 자세보조용구에서 원하는 자세를 유지할 수 있게 잘 지지되어야 할 것이다. 참고로, 필요에 따라 대상자의 신체 좌측과 우측을 각각 측정하여 기록할 필요도 있을 것이다. 가능한 직선으로 측정하여야 한다. 옆으로 누운 자세에서 측정하는 경우, 대상자가 자세보조용구에서 원하는 자세를 취하고 있는지 확인하여야 한다.

측정에 대한 힌트

1. 좌석 표면(엉덩이의 접촉 포인트)에서

a. **PSIS**: PSIS의 랜드마크는 10page에 언급하였다. 만약 PSIS를 찾을 수 없다면 좌석 표면에서 장골능 아래 1인치(2.5cm)까지의 높이를 측정한다.

b. **팔꿈치**: 휠체어용 책상의 높이와 팔 지지대의 높이를 결정하기 위해 측정한다. 어깨와 팔이 양쪽 측면방향에서 팔꿈치가 90°로 구부러진 상태로 편안하게 있어야 한다.

c. **늑골 하단**: 대상자가 하부 등 지지대를 사용할 것이라면 측정한다. 가장 아래의 늑골(11번과 12번 늑골)을 찾고, 좌석 표면에서 11번 늑골까지의 높이를 측정한다.

d. **견갑골 하각**: 낮은 등 지지대를 사용하거나, 견갑골의 형상대로 등 지지대를 잘라내어 적용할 필요가 있는 경우 측정한다. 견갑골 하각은 삼각형모양의 견갑골의 가장 아랫부분을 의미한다.

e. **평가자 손의 윗면**: 체간 지지대 위치를 위해 정확하게 측정하여야 한다.

f. **견갑극(spine of scapula)**: 등 지지대의 최대 높이를 결정하기 위해 측정한다. 견갑극은 상지대(견갑골)의 제일 높은 수평선에서 튀어나온 부분이다.

g. **후두면(occipital shelf)**: 후두면은 후두(머리 뒤쪽 제일 낮은 뼈)를 만졌을 때, 튀어나온 부분이

고, 머리받침대를 사용할 때 직접적으로 닿는 부분이 될 것이다.

　　h. **머리 끝(top of head):** 머리가 바로 위치한 중립자세에서 측정한다.

　2. 신체의 뒷면에서 가장 돌출된 부위에서: 한 면이 직선으로 되어 있는 삼각형 툴(104page 참고)이나 신체의 뒷면에서 가장 돌출된 부분(일반적으로 흉추 커브의 끝 부분)을 수직으로 측정할 수 있는 금속테이프를 이용한다면, 수평거리를 쉽게 측정할 수 있을 것이다.

　　a. **늑골 앞(체간 깊이):** 신체의 뒷면에서 가장 돌출된 부위와 닿은 직선 툴에서 늑골 앞까지의 길이를 측정한다. 이 수치는 체간 지지대의 깊이와 휠체어용 책상이 배와 닿는 부분(몸을 감싸는 부분)을 결정하는 데 사용될 것이다.

　　b. **PSIS(골반과 체간의 경계):** 신체의 뒷면에서 가장 돌출된 부위와 닿은 직선 툴과 PSIS 사이의 거리를 측정한다. 이 수치는 골반 후방지지대 혹은 상부 등 지지대와 하부등지지대 사이의 모양을 결정하는 데 사용될 것이다.

　　c. **머리 뒤(체간에서 머리로 나뉘는 곳):** 신체의 뒷면에서 가장 돌출된 부위와 머리 뒷부분까지의 거리를 측정한다. 이 수치는 머리 지지대의 앞/뒤 위치와 출발점을 결정하는 데 사용될 것이다.

　3. 다리길이: 하드커버 책과 같이 딱딱하고 편평한 표면을 엉덩이 뒤쪽에 댄다. 책에서 무릎 뒤까지를 측정한다. 만약 햄스트링건(Hamstrilng tendon)이 돌출되었다면, 햄스트링건(Hamstrilng tendon)의 가장자리까지를 측정하라.

　4. 무릎 뒤에서 IT(좌골결절; ischial tuberosity): 무릎의 뒤에서 좌골조면 앞까지의 거리를 측정한다. 이 수치는 미끄럼방지(anti−thrust) 쿠션이나 압력 분산(pressure −relieving) 방석을 적용할 때 중요하게 고려된다.

　5. 대퇴 높이: 좌석면에서 대퇴의 높이를 측정한다. 이 수치는 골반과 대퇴지지대의 위치를 결정할 때 중요하게 고려된다.

　6. 발뒤꿈치에서 무릎 뒤(체중 부하 부위)

　7. 발 길이: 대상자가 즐겨 신는 신발을 신은 상태에서 측정한다.

　8. 체간 너비: 평가자의 손을 이용하여 대상자가 원하는 자세로 지지한다. 지지한 평가자의 손(혹은 편평한 지지대) 사이를 측정한다. 지지대는 겨드랑이에 있는 신경을 압박하지 않아야 하며, 이를 위해 겨드랑이에서 1인치 정도 아래에 위치시키도록 한다.

　9. 어깨 너비: 어깨의 바깥선 사이의 너비를 측정한다.

10. 고관절 너비: 하드커버 책이나 클립보드와 같이 딱딱하고 편평한 표면을 각각 고관절에 위치시킨다. 책이 좌석면과 직각이 되어있는지 확인하고, 두 책 사이의 너비를 측정한다. 고관절 너비를 측정할 때는 두 사람이 같이 한다면 더 쉽게 진행할 수 있을 것이다. 뚱뚱한 사람들은 앉은 자세에서 측정하여야 더 정확하게 측정할 수 있을 것이다.

11. 무릎 바깥 너비: 개인적 중립자세로 앉아 (유연성에 따라)무릎을 분리하여 편안한 자세에서 양 무릎의 끝에서 끝까지의 너비를 측정한다.

12. 무릎 사이 너비: 개인적 중립자세로 앉아 (유연성에 따라)무릎을 분리하여 편안한 자세에서 무릎

사이의 너비를 측정한다.

> note: 11번, 12번, 13번은 동일한 다리자세에서 측정한다.

13. 발목 너비

a. **사이 너비**: 다리가 중립자세일 때 발목과 발목 사이 거리를 측정한다.

b. **바깥 너비**: 발이 대퇴부와 같은 선상에 있다는 사실을 기억하고, 대상자의 발이 중립자세일 때 양 발목 끝에서 끝까지의 너비를 측정한다. 우리는 발, 큰 신발, 발 지지대를 위한 충분한 공간을 허용해야 한다.

14. 발목 둘레: 발벨트를 적용하기 위해 발의 윗부분의 둘레를 측정한다(유연한 줄자 혹은 유연한 끈을 이용).

15. 머리 너비: 머리의 가장 넓은 부분에서 왼쪽에서 오른쪽까지의 너비를 측정한다.

16. 머리 둘레: 한쪽 관자놀이에서 반대쪽 관자놀이까지 머리 뒷부분의 둘레를 측정한다(유연한 줄자 혹은 유연한 끈을 이용).

Tech Tip

삼각형 도구(툴)

Jamie Noon은 삼각형 도구를 이용하여 신체를 측정한다. 1/8인치(7mm) 정도의 얇은 나무, 플라스틱, 단단한 폼 덩어리 등으로 높이 38인치(96cm), 너비 14인치(35.5cm)의 삼각형 툴을 만든다. 직각삼각형에서 가장 긴 변을 대상자의 뒤에 위치할 수 있게 부착한다. 줄자는 평가자가 볼 수 있게 긴 변에 부착한다. 삼각형 툴은 대상자의 뒤쪽 가장자리에 둔다. 흉추에는 자연스러운 만곡이 있기 때문에, 삼각형 툴을 이용하면 골반과 체간의 경계, 체간과 머리의 경계를 측정하는 데 매우 유용하다.

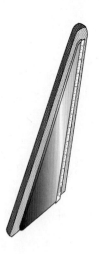
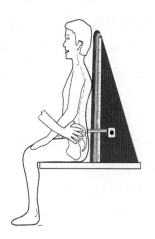

삼각자를 이용하여 측정

E 보조재료를 이용한 시뮬레이션

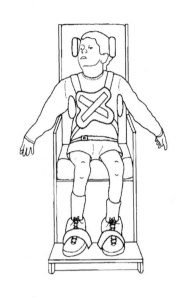

핸드 시뮬레이션을 할 때, 평가자의 의도는 대상자의 균형적인 중립자세를 찾는데 도움이 된다. **보조재료를 이용하여 시뮬레이션을 할 때**, 대상자의 개인적인 중립자세를 지지하기 위해 테스트용 자세보조용구가 필요하다. 자세를 유지할 수 있고, 기능적인 활동을 보조할 수 있게 자세보조용구를 평가할 것이다. 요약하자면, 핸드 시뮬레이션으로 획득한 정보를 기록하고 그 정보를 바탕으로 정적인 혹은 동적인 자세를 지지하게 될 것이다. 시뮬레이션은 자세보조용구를 마감하기 전(섬유로 된 커버를 씌우기 전)에 대상자의 몸에 맞고 편안한 자세보조용구를 찾을 수 있기 때문에, 평가과정에서 매우 중요한 부분이다. 시뮬레이션된 자세보조용구가 제작되기 전, 대상자의 기능을 평가하고, 그가 기능을 더 잘 수행할 수 있게 자세보조용구 시뮬레이터를 수정할 수 있다. 시뮬레이션 과정의 다른 장점은 대상자를 어떻게 앉혀야 하는지 보호자를 교육하는데 유용하다. 또한, 사진을 찍고, 문서화하여 자세보조용구 구입비를 제공해주는 기관에게 정보를 전달할 수도 있다.[2]

자르거나, 모양을 낼 수 있는 다양한 재료(스티로폼과 같이 단단한 고밀도 폼, 단단한 종이, 나무 등)를 대상자의 옆이나 아래에 위치시킨다. 이 재료들을 풀이나 벨트로, 테이프 등을 이용하여 휠체어나 자세보조용구로 사용할 다양한 종류의 의자에 부착한다.

Tech Tip

주머니형 지지대(Pita Pocket)

Jamie Noon은 등 지지대를 제작하기 위하여 "주머니형 지지대(pita pocket)"를 사용한다. 그는 등 지지대로 사용할 두껍고 견고한 스펀지를 피타빵(지중해, 중동지역의 납작한 빵)처럼 자른다. 다음 그는 주머니형 지지대(pita pocket)로 자세를 지지하는데, 주머니형 지지대(pita pocket)는 크기나 모양을 변경하기 위해 쉽게 제거할 수 있다. pita pocket으로 자세를 지지할 수 있으면, 접착제를 이용하여 주머니형 지지대(pita pocket)들을 부착하여 대상자의 등 지지대 모양을 완성 할 수 있다.

Helpful Hint

부속품으로 시뮬레이션을 진행하는 중에도 핸드 시뮬레이션은 계속된다. 이는 창의적이고 통합적으로 문제를 해결하는 절차이다.

측정

	Left	Right
1. 좌석표면(엉덩이 접촉포인트)에서		
a. PSIS	_____	_____
b. 팔꿈치	_____	_____
c. 늑골 하단	_____	_____
d. 견갑골 하각	_____	_____
e. 평가자의 손 끝	_____	_____
f. 견갑극(spine of scapula)	_____	_____
g. 후두면(occipital shelf)	_____	_____
h. 머리 끝(Top of the head)	_____	_____
2. 신체의 뒷면에서 가장 돌출된 부위에서		
a. 늑골 앞(체간 깊이)	_____	_____
b. PSIS(골반과 체간의 경계)	_____	_____
c. 머리 뒤(체간에서 머리로 나뉘는 곳)	_____	_____
3. 다리 길이(무릎 뒤에서 골반이 닿는 편평한 표면까지)	_____	_____
4. 무릎 뒤에서 IT	_____	_____
5. 대퇴 높이	_____	_____
6. 발뒤꿈치에서 무릎 뒤(체중 부하 부위)	_____	_____
7. 발 길이	_____	_____
8. 체간 너비	_____	_____
9. 어깨 너비	_____	_____
10. 고관절 너비(너비가 가장 넓은 부위)	_____	_____
11. 무릎 바깥쪽 너비(편안하게 무릎이 벌어진)	_____	_____
12. 무릎 사이 너비	_____	_____
13. 발목 너비	_____	_____
a. 사이 너비	_____	_____
b. 바깥 너비	_____	_____
14. 발목 둘레	_____	_____
15. 머리 너비	_____	_____
16. 머리 둘레	_____	_____

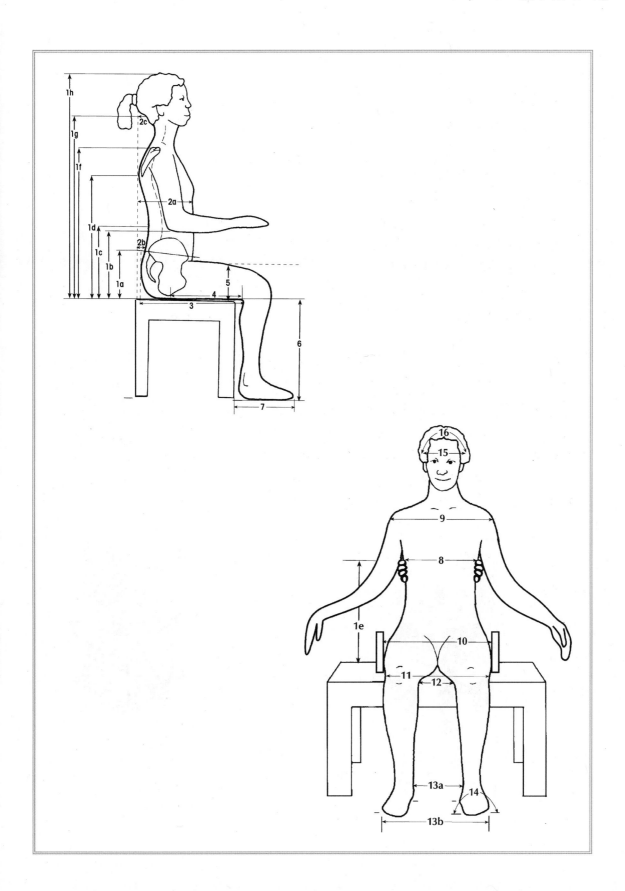

앉은 자세 평가는 의자나 "시뮬레이터"에서 다음과 같은 요소들을 조절하여 최적의 상태로 진행할 수 있다.

- ▶ 좌석면의 깊이와 넓이
- ▶ 좌석 방석의 유형
- ▶ 등 지지대의 높이와 유형
- ▶ 좌석면과 등 지지대 사이 각도
- ▶ 좌석 각도
- ▶ 하퇴지지대 길이
- ▶ 하퇴지지대와 좌석면 사이 각도
- ▶ 발판과 하퇴지지대 사이 각도
- ▶ 자세 지지대
- ▶ 자세보조용구 경사

좌석면의 너비는 하지의 바람맞이 자세(windswept)를 취할 수 있을 정도로 충분히 넓어야 한다. 또한 측면에서는 척추나 골반의 정렬을 볼 수 있을 정도로 시야를 확보할 수 있어야 한다.[2]

시뮬레이터는 평편하고, 평면[3]의 부속품 또는 몰딩백을 장착할 수 있다. 몰딩백은 polystyrene 구슬, 고무 덩어리나 콩 등으로 채워져 있고, 튜브에는 공기를 뺄 수 있는 진공펌프를 연결할 수 있다. 또한, 백은 신축성 있는 재질로 만들어져서 모양을 쉽게 변형시킬 수 있다. 대상자의 자세를 취형하는 과정은 백 안의 작은 구슬들을 움직일 수 있을 정도로 공기를 빼서 진행하여야 하며, 자세를 모두 지지했을 때, 백 안을 진공상태로 만든다.[4]

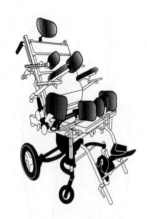

편평(flat)하고 평면(planar)의 시뮬레이터

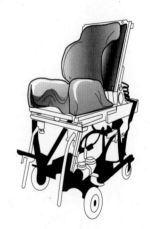

몰딩백의 시뮬레이터

note: 자세보조용구를 시뮬레이션한 이후 측정하는 것이 쉽다.

Jamie Noon과 저자는 멕시코, Ajoya의 프로젝트 팀 Projimo에서 디자인하고 만든 시뮬레이터를 사용한다. 신축성 있는 튜브와 경첩을 이용하여 좌석면과 등 지지대 사이 각도와 좌석 각도를 분리하여 변화시킬 수 있다. 시뮬레이터 전체를 뒤로 기울이기(tilt) 위해 앞바퀴 아래에 웨지를 놓는다. 골반과 천골, 체간, 고관절을 지지하기 위하여 매우 딱딱한 폼조각을 사용한다. 벨크로는 자세보조용구 부속품의 뒷면과, 시뮬레이터에 부착되어 있어서 쉽게 탈부착할 수 있다. 발판은 높이를 조절할 수 있다.[5]

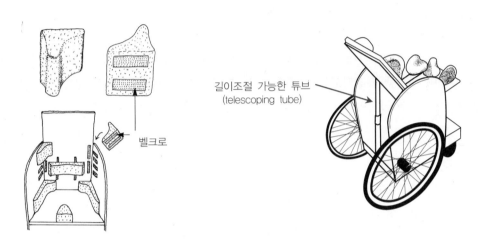

길이조절 가능한 튜브
(telescoping tube)

벨크로

Monica Rock은 Belize에 프로젝트에서 사용했던 디자인을 공유했다. 고관절, 골반, 체간 지지물은 의자에 있는 볼트 구멍을 통해 부착하였다. 좌석면과 등 지지대의 각도는 적절하게 조절할 수 있었다.[5]

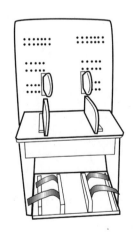

조정 가능한 골반과 체간 지지대

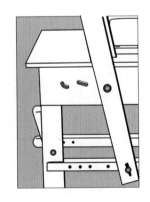

조정 가능한 좌석과 지지 각도 등지지대

이게 될까?라는 생각에 가능성을 제한시키지는 말라. 그보다 먼저, 관찰하고, 듣고, 느끼고, 새로운 가능성을 열어두어라.

chapter 5~13은 다양한 형태의 자세보조용구와 부속품에 대한 제안과 아이디어가 있다. 여기서는 기본적인 아이디어를 생각하게 하기 위한 부분이었음을 기억하라. 부속품을 이용한 시뮬레이션을 시작하면서 여기서 제안한 형태를 사용하여 다음 단계를 시작할 수 있을 것이다. 많은 블록과 웨지, 폼 조각들을 자르고, 다양한 모양을 만들고, 다양한 너비의 끈을 여러 곳에 적용할 수 있게 가지고 있어라. 가장 중요한 것은 항상 대상자의 목적과, 기능적인 활동을 위해 필요한 자세가 무엇인지 기억하라. 목적을 이루기 위해 자세보조용구의 특정부위는 어떻게 디자인되어야 하는지 생각하고, 항상 질문하라. "왜 이 부속품을 선택했는가?" 평가자는 본인이 대상자에게 시도한 부속품과 지지면을 왜 사용하는지 설명할 수 있어야 한다. 다양한 형태, 표면, 위치에 자세보조용구 부속품 적용을 시도하라.

┤ 다양한 재료로 시뮬레이션 하기 ├

  Aaron의 휠체어에 넣은 자세보조용구는 아직 목업(mocked up) 상태다. 나무를 잘라 휠체어 좌석 프레임 위에 올렸는데, 이는 좌석방석을 지지할 것이다. 나무와 같은 너비의 1인치(2.5cm) 높이 스펀지를 좌골결절 전방에 놓았다(전좌골턱; pre-ischial shelf). 스펀지조각 하나를 오른쪽 팔받침대와 골반 사이에 두었다. 또한 나무를 휠체어 등 지지대 프레임 앞에 놓았는데, 이는 등 지지대를 지지할 것이다. 등 지지대 높이는 좌석면에서 견갑골 하각 1인치(2.5cm) 아래까지의 길이다. 고밀도 스펀지 한 조각(하부 등 지지대)은 골반과 천골의 형태를 따라 제작하였지만, 골반을 전방경사로 유지하게 한다. 고밀도 스펀지의 두 번째 조각(상부 등 지지대)은 그의 등 형태를 따라 제작하였다. 자세를 위한 벨트는 좌석면에 90°가 되게 고정하였고, 양 무릎 사이의 자세를 위해 스펀지 블록을 좌석면에 부착하였다. 왼쪽 발을 지지하기 위해 발목을 45°각도로 감쌀 수 있는 벨트를 부착하였다.

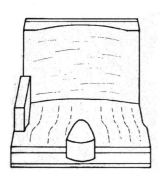

자세보조용구 목업(mock up)

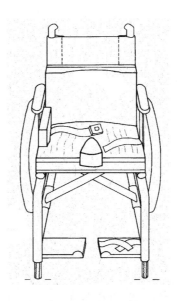

현재 휠체어에 적용한
자세보조용구 목업(mock up)

F   테스트용 자세보조용구에서의 기능적 능력

chapter 2B에서 대상자가 현재 자세보조용구/휠체어에서 수행하는 기능적 활동과 그가 이런 활동을 수행하는 방법을 확인하였다. 이제 대상자에 맞춰 시뮬레이션된 자세보조용구에서 기능적 활동을 다음의 질문을 참고해서 평가한다.

▸ 대상자는 여전히 활동할 수 있는가?

▸ 대상자가 활동하는 **방법**을 관찰한다. 그가 기능을 수행하기 위해 신체를 어떻게 움직이고 고정하는가?

▸ 시뮬레이터에서는 기능을 위한 자유로운 움직임, 지지, 자세 안정성이 제공되었나?

대상자의 기능적 활동 중 일부는 자세보조용구에서 수행하기 어려울 수도 있다. 그렇기 때문에 일상생활에서 행하는 아래와 같은 중요한 활동들은 모두 시뮬레이터에서 평가해야 하며, 수행가능한지 유무를 파악하여야 한다.

▸ 휠체어 추진

▸ 옷입기

▸ 목욕하기

▸ 화장실가기

▸ 먹기

▸ 의사소통하기

▸ 테이블에서의 작업

평가를 시작할 때 나왔던 아래의 사람들을 기억하는가?(17page 참고)

Sammy

그의 치료사는 Sammy가 휠체어용 책상(laptray)에 있는 의사소통 보드를 사용하기 위해 시선처리를 더 잘 할 수 있기를 원한다. Sammy의 자세보조용구 적용 목적을 확인하기 위해 그를 시뮬레이터에 앉혀서 신체를 잘 지지한 후 다시 그의 시선처리능력을 평가했다. 하지만, 그는 여전히 시선처리가 어려웠다. Sammy의 자세보조용구 적용 목적을 이루기 위해, 시선처리(머리조절)를 더 잘 할 수 있게 시뮬레이션을 수정한다.

Maggie

Maggie의 어머니는 Maggie가 휠체어용 책상(laptray)에 있는 3개의 스위치를 작동시키기 위해 팔을 뻗을 수 있기를 원한다. Maggie의 자세보조용구 적용 목적을 확인하기 위해, 시뮬레이터에 앉혀서 신체를 잘 지지한 후 다시 팔 기능을 평가한다. Maggie의 원래 목표에서는 팔기능의 유형뿐만 아니라 팔이 어디에서 어떻게 그 기능을 수행해야 하는지를 설명하였다. 우리는 그녀가 이러한 활동을 수행하기 위해 체간과 어깨를 더 지지해야 한다는 것을 알았고, 그녀의 기능적 활동을 위해 시뮬레이션을 수정한다.

| 시뮬레이션된 자세보조용구를 사용하여 Aaron의 기능향상 보기 |

임시로 만들어진 자세보조용구에 Aaron을 앉혀서, 중요한 기능을 다시 평가하였다. Aaron이 휠체어를 추진할 때, 그는 체간의 하부는 오른쪽의 팔 받침대를 지지하고 체간의 상부는 왼쪽을 향하고, 왼손을 뻗어 왼쪽 바퀴를 잡는다. 그러므로 휠체어의 너비를 좁게 해서 바퀴를 잡기 위해 왼쪽으로 체간을 많이 숙이지 않게 해야 한다. 그리고, Aaron이 휠체어를 추진하기 위해서는 등 지지대에 견갑골이 닿지 않아야 한다.

Aaron은 체간을 앞/뒤, 좌/우로 움직여 춤추는 것을 좋아한다. 그래서 골반벨트는 충분히 자세를 유지할 수 있게 하면서 동시에 움직임을 너무 많이 제한해서는 안 된다. 움직임을 가능하게 하기 위해 골반 양옆에 약간의 공간도 필요하다. 휠체어에서 옷을 입기 위해, 그는 체간을 전방으로 구부리고 오른쪽으로 회전시켜야 한다. 왼손을 이용해서 먹고 브레일 라이터를 이용할 때, 다리는 중립자세를 유지하지만 오른팔은 구부린 자세가 된다. Aaron이 오른팔을 책상의 위에 올리고 체간을 가까이 하면 팔목이 구부러지고, 왼팔의 기능이 더 좋아진다.

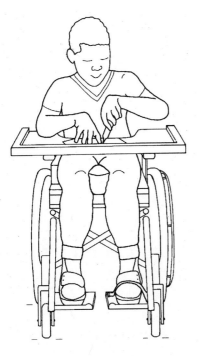

시뮬레이션 자세보조용구에서
자세와 기능이 향상됨

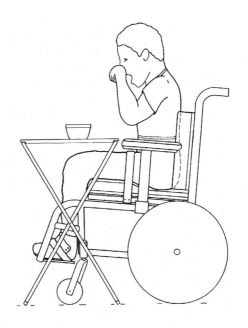

시뮬레이션 자세보조용구에서
자세가 안정되고 기능이 향상됨

••• **References**

1. Noon J. Personal communication. Fall 2008.
2. Bergen A. Information gathering through simulation. *Proceedings from the 21st International Seating Symposium.* 2005:71−4.
3. Waugh, K. Using a planar seating simulator as part of a comprehensive wheelchair seating assessment. *Proceedings from the 19th International Seating Symposium.* 2003:75−8.
4. Jones K, Bazata C. Simulation and molding: Understanding the differences and honing the skills. *Proceedings from the 22nd International Seating Symposium.* 2006:201−4.
5. Werner D. *Nothing About Us Without Us.* Palo Alto, CA: Healthwrights; 1998.

Chapter 4

.
.
.

목표를 명확히 하기

A 대상자의 목표와 자세보조용구의 목표 일치시키기

이제 우리는 자세보조용구/이동기기를 대상자에게 제공하는 방법에 대한 목표를 보다 체계적이고 현실적으로 설정할 수 있다. 우리는 대상자의 특정 자세와 기능적 목표를 요약하고, 자세보조용구의 목표와 일치시킨다. 그 목표는 자세와 시뮬레이션에서 획득한 기능적 정보에 따라 바뀔 수 있다. 또한, 이번 장에서는 이동기기(휠체어 및 나무의자 등)에 관련된 자세보조용구의 요구사항을 포함할 것이다. 예를 들어, 척수손상과 사지마비가 있는 Alfonso의 목표가 어떻게 명확해지는지 살펴보자.

1. Alfonso의 자세와 기능적 목표

a. 휠체어를 미는 동안 균형 잡히고 편안하게 앉는다.
▸ **골반:** 여분의 안정성을 위해 약간 후방경사가 가능해야 한다.
▸ **체간:** 안정성을 위해 후만이 가능해야 한다.
▸ **상지대:** 휠체어를 추진하는 동안 견갑골이 움직일 수 있는 공간이 있어야 한다.
b. 컴퓨터 작업을 할 때 좀 더 바른 자세로 등을 지지한다.
▸ **골반:** 골반의 중립 자세를 취하기 위해 뒷부분이 지지되어야 한다(후방경사 감소). 천골의 극돌기가 두드러지기 때문에 천골에 과한 압력을 주지 않아야 한다.
▸ **체간:** 하부흉곽고 요추와 흉추의 뒷부분을 적절하게 지지해야 한다.
c. 그의 팔로 체간을 지지하지 않게 하기 위해 체간의 측면에서 측방지지대를 적용하여야 한다. 그는 체간 좌우 2~3인치 범위 내에서 자유롭게 움직일 수 있다. 측방지지대의 각도는 흉곽 모양과 일치시켜야 한다.
d. 그는 침대와, 화장실 변기, 목욕의자로 슬라이딩 보드를 이용하여 독립적으로 이동할 수 있다.
e. 그의 좌골결절과 천골 아래에 욕창을 예방하여야 한다.

2. 자세보조용구의 목표

a. 휠체어를 추진하는 동안 Alfonso의 개인적 중립 자세로 골반과 체간을 지지한다.

▶ 등 지지대(back support)는 그의 골반, 척추, 하부 흉곽, 그리고 등이 개인적 중립자세(약간 후방 경사된, 편평한 요추, 약간 앞쪽으로 굴곡된(후만) 흉추)에서 그를 지지할 수 있어야 한다. 또한, 견갑극 (spine of scapula)은 신전되어야 하지만 견갑골이 움직일 수 있는 공간은 필요하다.

▶ 자세보조용구는 그가 효율적으로 휠체어를 추진할 수 있게 위치되어야 한다. 효율적으로 추진 하기 위해서 팔꿈치는 90°로 굴곡하여 어깨의 뒤에 있어야 한다. 휠체어 바퀴축은 그의 어깨 관절과 정확하게 아래쪽 라인에 있어야 할 것이다.

b. 그가 컴퓨터 작업을 할 때는 골반과 등을 더 많이 지지해야 한다. Alfonso는 다른 활동을 수행 하기 위해 자세보조용구 부속품을 추가할 수 있어야 한다. 부속품은 더 바른 자세로 유지해야 할 때 는 그의 골반과 허리의 윗부분까지 지지할 수 있게 하지만, 그가 쉴 때는 천골의 극돌기 부분을 쉬게 해도 된다.

c. 체간의 측방 움직임[2~3인치(5.1~7.6cm) 범위]을 가능하게 하여 체간 측방 지지대를 적용해야 한 다. 측방 지지대는 겨드랑이 4인치(10.2cm) 아래에서 체간의 양 측면에 1인치(2.5cm) 정도의 여분을 두고 고정되어야 한다. 너비는 3인치(7.6cm) 정도여야 하며, 흉곽의 모양에 맞춰진 각도로 적용되어 야 한다. 이동을 위해 측방지지대를 제거하거나, 옆으로 넘길 수 있어야 한다.

d. 좌석방석 높이는 침대, 화장실, 목욕의자의 높이와 같아야 한다. 팔받침대는 이동을 위해 탈부 착되어야 하며, 하퇴지지대는 이동을 위해 옆으로 돌릴 수 있어야(swing away) 한다.

e. 좌석방석은 좌골결절과 천골아래에 과도한 압력을 방지할 수 있고, 골반과 대퇴를 안정적으로 지지할 수 있어야 한다.

┤ 자세보조용구/이동기기 제작 시 또 다른 목표 ├

  임시로 만들어진 자세보조용구에 Aaron을 앉혀서 기능을 평가한 후, 우리가 설정한 목표 외에 다른 사항들도 고려해야 한다는 것을 알게 되었다. Aaron에게는 왼손으로만 휠체어를 추진할 수 있게 하는 한 손 운전기구가 필요했다. Aaron의 휠체어 좌석면 높이는 그가 혼자 일어나기 알맞다. 자세보조용구와 휠체어의 너비 또한 그가 휠체어를 추진하기 위해 왼쪽으로 기대지 않아도 될 만큼 충분했다. 휠체어용 책상을 그의 가슴부위에 닿게 하여 오른쪽 팔목과 팔을 지지하면 왼손을 더 안정적으로 움직일 수 있다.

  Aaron은 기본적인 자세보조용구 외에도 자세를 유지할 수 있는 벨트, 내측 대퇴 지지패드(medial upper leg support), 스윙어웨이 하퇴지지대 그리고 발목벨트 등이 필요하다. 그의 정형외과 주치의는 고관절의 움직임을 허용해서 내회전될 경우, 오른쪽 고관절이 아탈구될 수도 있다는 것을 염려하고 있다. 내측 대퇴 지지패드는 이러한 움직임을 제한할 것이다. 물리치료사는 전만증이 악화되는 것을 염려하고 있다. Aaron이 임시로 제작된 보조용구에 앉을 때, 그의 체간은 약간 전만되어 있지만 그래도 좋은 것은 앉은 자세에서 머리는 균형이 잘 잡을 수 있다는 것이다. 우리는 그의 전만증이 더 이상 진행되지 않기를 바라고 있다.

  Aaron이 왼팔을 이용해서 더 효율적으로 휠체어를 추진할 수 있게 하기 위해 자세보조용구를 휠체어 안에 삽입하여 그의 어깨가 휠체어의 바퀴축과 동일선상에 위치하도록 하였다. 팔 받침대 또한 활동성을 고려하고, 성장을 대비하여 높이를 조절할 필요가 있다. 팔 받침대의 길이가 짧으면 책상과 테이블에 접근하기가 더 쉬워진다. 보호자용 손잡이의 적절한 높이는 36인치(91cm)로, 그의 부모 둘 다 편안하게 휠체어를 밀 수 있다. Aaron은 식사를 할 때 음식물을 그의 무릎에 많이 흘리기 때문에, 자세보조용구 커버는 쉽게 닦아 낼 수 있어야 한다. 그에게는 두 개의 자세보조용구가 필요한데, 하나는 새로 구입하는 휠체어에서 사용할 것이고 또 다른 하나는 이전에 사용하던 휠체어에서 사용할 것이다. 새로 구입하는 휠체어는 학교와 가정에서 사용하며, 자세보조용구를 휠체어에 설치한 그대로 옮기기 때문에 분리될 필요가 없다. 하지만, 예전 휠체어에 적용할 자세보조용구는 부모의 밴에 싣기 위해 휠체어를 접어야 하기 때문에 분리할 수 있어야 한다.

PART II

자세보조용구 디자인하기

Chapter 5

•
•
•

자세보조용구 간략한 소개

대상자가 자세보조용구 없이 일반적 휠체어에 앉아 있다면, 앉은 자세 유지를 위해 어떻게 지지할 것인가? 일반적 휠체어는 좌석면과 등받이가 슬링되는 느슨한 해먹과 비슷한 재질이다. 사용을 할수록 슬링은 점점 더 쳐지게 되고, 대상자의 좋지 않은 자세에 부합된다. 이와 반대로, 자세보조용구는 견고한 재질의 기반이 있고, 더 많은 자세적 지지를 제공하기 위한 디자인으로 되어 있다. 이 책에서 말하는 견고함은 모든 부분이 단단한 것을 의미하는 것이 아니라, 구조 중 단단한 부분이 있어서, 시간이 지나면서 늘어나지 않는 것을 의미한다. 견고함은 나무, 플라스틱, 골판지 층(종이), 고밀도의 단단한 폼 등으로 그 정도가 다양하다. 견고한 표면은 대상자의 신체에 맞춰져 부드럽고 유연성 있는 재질로 감싼다. 가장 기본적인 형태의 자세보조용구☆는 견고한 등 지지대☆와 견고한 좌석방석☆이다. <u>자세보조용구(postural support device, seating system)</u>☆는 휠체어에 고정하여 대상자의 신체에 직접적으로 닿아 대상자의 자세를 유지시키거나, 자세를 수정하기 위해 사용한다.

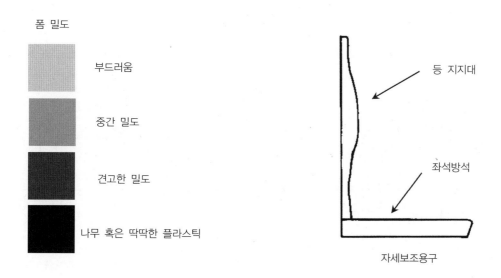

폼 밀도

부드러움

중간 밀도

견고한 밀도

나무 혹은 딱딱한 플라스틱

등 지지대

좌석방석

자세보조용구

note: ISO 자세보조용구/이동기구관련 전문용어를 쓸 때, ☆는 바른 용어라 볼 수 있다.

A 등 지지대☆

1. 등 지지대의 목적

핸드 시뮬레이션을 통해 등 지지대가 대상자에게 어떻게 적용되어야 하는지에 대한 아이디어를 얻었다. 핸드 시뮬레이션한 내용을 기록하였다면, 각 개인에게 필요한 등 지지대의 목적을 기술할 수 있을 것이다. 일반적인 등 지지대의 목적은 다음과 같다.

▶ 골반, 천추, 요추, 체간을 지지하여 대상자에게 편안한 **중립자세**를 취할 수 있다.

▶ 체간의 만곡(천골, 흉곽, 요추, 흉추)을 유지하고, 엉덩이를 위한 공간이 있다.

▶ 압력취약 부위(장골능, PSIS, 늑골, 천골의 극돌기, 요추, 흉추)에 집중되는 압력을 분산한다.

▶ 기능에 따른 자세 선택(postural options)이 가능하다.

▶ 기능을 하기 위한 움직임을 제한하지 않는다.

2. 스타일

골반과 체간이 유연성이 있다면, 등지지대는 **견고**해야 한다.[2-5] 슬링된 등받이는 골반의 후방경사와 체간의 후만을 유도할 수 있다. 대상자가 슬링된 등받이를 사용해야 한다면, 더 늘어지는 것을 예방하기 위해 끈이나 밸크로 등을 이용하여 팽팽하게 해 주어야 한다.

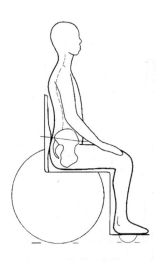

견고한 등지지대

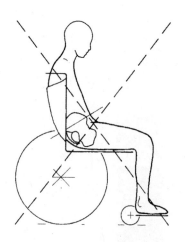

슬링된 등받이

3. 등 지지대 높이[2-5] ☆

등 지지대 높이는 체간 안정성, 자세조절능력, 그리고 기능적 요구사항에 따라 결정한다.[2-5]

a. 체간의 **자세조절과 균형이 poor**인 경우, 높이는 **견갑극**(spine of the scapula)까지 할 수 있다. spine of the scapula는 견갑골의 꼭대기에 있는 능선이다. 어깨는 이 지점에서 전방으로 굽어지기 시작하여 등 지지대와 접촉되지 않을 것이다. 만약 등 지지대와 일체형의 머리받침대☆가 필요하다면, 등 지지대의 높이는 대상자의 머리까지 연장할 수 있다.

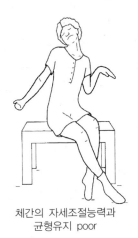

체간의 자세조절능력과
균형유지 poor

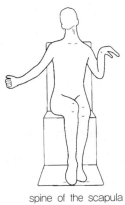

spine of the scapula
높이의 등 지지대

b. 체간의 **자세조절과 균형이 fair**인 경우, 높이는 **견갑골 하각**(inferior angle of the scapulae)**의 1/2에서 1인치**(1.3에서 2.5cm) **아래**까지 할 수 있다. 이 높이에서는 팔을 사용하기 위한 견갑골의 자유로운 움직임이 가능하다.

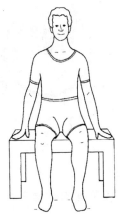

체간조절능력 fair

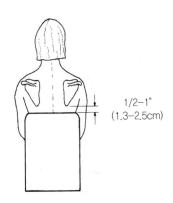

1/2–1"
(1.3–2.5cm)

견갑골 하각(inferior angle of the scapulae)의
1/2에서 1인치(1.3에서 2.5cm) 아래 높이의 등 지지대

c. **등 지지대는 견갑극만큼 높아야 하지만, 팔을 사용해야 할 경우, 견갑골 뒷부분의 등 지지대를 잘라내어** 견갑골의 자유로운 움직임을 가능하게 할 수 있다. 이때, 등 지지대의 모양은 견갑골 전체의 움직임을 제한하지 않기 위해 **견갑골의 윤곽을 따라** 잘라내어야 한다.

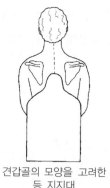

견갑골의 모양을 고려한
등 지지대

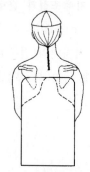

견갑골 윤곽을 따라
잘라내거나 압력완화를
한 등지지대

d. 체간의 **자세조절과 균형이 좋은**good인 경우, b의 높이가 적합하다. 하지만, 휠체어를 추진하는 경우라면, **늑골(11번, 12번) 높이의 등 지지대를 적용하는 것이 효율적**일 것이다.

만약 그 사람이 좋은 체간 조절능력과 균형능력을 가지고 있다면, 등 지지대 높이는 (b에서 보는 것처럼) 맞추어져 있을 것이다. 그럼에도 불구하고 그 사람이 휠체어를 타는 사람이라면 등 지지대는 가장 낮게 떠 있는 늑골까지 확장시키는 것이 효율적일지도 모른다.

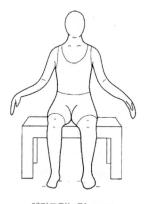

체간조절능력 good

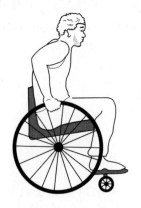

늑골(11번, 12번) 높이의
등 지지대

e. 근력저하 아동과 같이 **체간의 자세조절능력이 점진적으로 향상**될 것이라 예상되는 대상자의 경우, 처음에는 높은 등 지지대가 필요하지만, **자세조절능력이 향상 정도에 따라 높이를 낮추어 적용**할 수 있다.

B 좌석방석

1. 좌석방석의 목적

좌석방석의 목적은 각 개인의 요구에 따라 달라질 것이다. 일반적인 좌석방석의 목적은 다음과 같다.

▶ 골반과 대퇴를 안정적으로 지지한다.

▶ 압력취약 부위(골반[좌골결절, 치골], 천골, 대퇴골의 대전자 부분을 포함할 수 있다)의 압력을 경감시킨다. 좌골결절은 지름이 약 1인치(2.5cm)인 엉덩이 아래에 위치한 돌출된 뼈를 가리킨다. 좌골결절에 집중되는 압력은 통증을 초래하고, 이 부위에 살이 많지 않을 경우 욕창이 발생하기도 한다. 좌석방석에는 대퇴와 좌골결절에 부하되는 압력을 골고루 분배하기 위해, 좌골결절 부위에 함몰된 공간이 필요하다. 함몰된 공간은 좌골결절과 같은 골반의 뼈 돌출부위가 과도하게 압력을 받는 것으로부터 방지해준다.

▶ 고관절의 굴곡범위가 90° 이하로 제한되거나(144page 참고) 양 다리 길이가 다른 경우(126page 참고) 이를 고려하여야 한다.

자세와 움직임의 관점에서, 좌석 방석은 각 개인을 위한 고유한 기능이 필요할 것이다. 핸드시뮬레이션을 통해 각 개인에게 필요한 기능을 알 수 있을 것이다.

좌석방석은 어떤 이에게

▶ 움직임과 체중이동이 가능하게 자세 변경(postural option)을 할 수 있게 한다.

또, 다른 이에게는 다음과 같은 이유로 좌석방석이 필요할 것이다.

▶ 과한 근육활동을 조절하기 위해 움직임과 자세 변경을 제한한다.

2. 스타일

좌석방석은 늘어지는 슬링시트 대신 견고하게 지지된 베이스가 있어야 한다.[2-5] 견고한 베이스는 위에 부드러운 재질이 있어 골반과 대퇴의 압력을 분배할 수 있다. 슬링시트는 골반의 후방경사와 대퇴의 내측 회전을 유발한다. 만약 슬링시트를 사용해야만 한다면, 더 이상 늘어지지 않게 벨크로 등을 이용하여 단단하게 지지하여야 할 것이다.

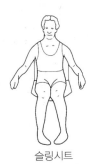

슬링시트

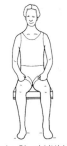

견고한 좌석방석

3. 좌석면 깊이 ☆

좌석면은 대퇴 전체를 지지한다. 좌석면의 깊이는 무릎 뒤 1/2인치(1.3cm)에서 엉덩이 뒷부분까지 길이가 가장 적절하다.[2-5]

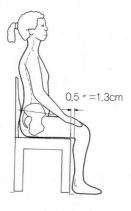
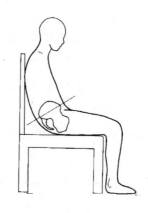
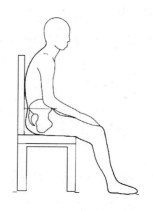

적절한 좌석면 깊이 | 좌석면 깊이가 너무 길게 적용됨
:골반이 아래쪽으로 구부러짐 | 좌석면 깊이가 너무 짧게 적용됨
:지지가 충분하지 않음

양 다리 길이 차이: 양 다리 길이가 1인치 혹은 그 이상 차이난다면, 다리 길이가 더 긴 쪽의 좌석면 깊이는 반대편보다 길게 하여 양 쪽의 깊이를 다르게 적용할 필요가 있다. 만약, 좌석면의 깊이를 다리 길이가 긴 쪽에 맞춰 동일하게 적용한다면, 다리 길이가 짧은 쪽의 골반은 앞으로 밀려나오거나, 회전될 것이다.

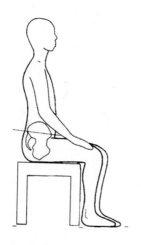
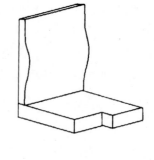

양 다리 길이를 다르게 적용한 좌석면

C 디자인 옵션

자세보조용구를 이동기기(휠체어, 유모차)에 어떻게 고정할 것인가?
아래의 4가지 선택사항과 같이 다양한 고정 방법이 있다.

1. 휠체어 일체형 자세보조용구☆

자세보조용구를 휠체어 프레임에 나사나 볼트 등을 이용하여 직접적으로 고정한다. 이 방법은 자세보조용구와 휠체어를 분리시킬 수 없기 때문에 휠체어를 접을 수 없다.

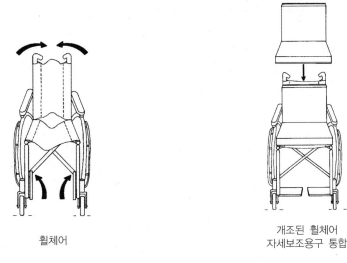

휠체어   개조된 휠체어
자세보조용구 통합

2. 휠체어 분리형 자세보조용구 유닛(unit)☆

휠체어 너비에 맞게 제작한 자세보조용구를 휠체어와 분리시키기 스트랩, 벨크로, 브라켓 등을 이용하여 고정한다.

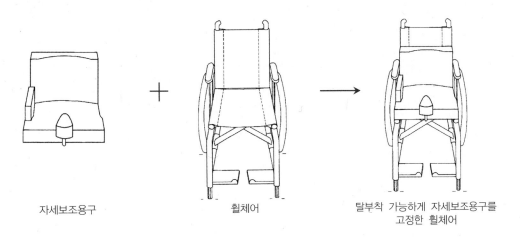

자세보조용구   휠체어   탈부착 가능하게 자세보조용구를
고정한 휠체어

3. 모듈러형 자세보조용구☆

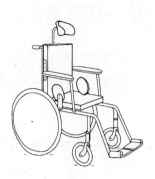

상업적으로 이용 가능한 자세보조용구 구성품(모듈)은 자세보조용구나 휠체어에서 대상자의 욕구에 따라 구성품을 선택하여 적용할 수 있다.

4. 자세보조용구: 고정형 vs 바퀴가 있는 것

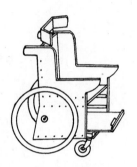

나무나 막대기 등을 이용하여 휠체어 프레임 없이 자세보조용구를 사용할 수 있게 제작하기도 한다. 이러한 경우 이동용 바퀴를 부착하기도 하며, 주로 실내에서 사용하기 위해 작은 바퀴를 부착한다(야외에서의 사용을 위해서는 큰 바퀴를 적용하기도 한다). 이 장치는 자세보조용구에 이동 기능을 추가한 것이므로 휠체어처럼 접을 수 없다.

werner 형태[6]

References

1. 2008 ISO Standards from RESNA (Inderdisciplinary Association for the Advancement of Rehabilitation and Assistive Technologies). RESNA Technical Standards Board.

2. Bergen A, Presperin J, Tallman T. *Positioning for Function: Wheelchairs and Other Assistive Technologies.* Valhalla, NY: Valhalla Rehabilitation Publications, Ltd.; 1990.

3. Trefler E, Hobson D, Taylor SJ, Monahan L, Shaw CG. *Seating and Mobility for Persons with Physical Disabilities.* Tucson, AZ: Therapy Skill Builders; 1993.

4. Ward D. *Prescriptive Seating for Wheeled Mobility.* Ft. Lauderdale, FL: HealthWealth International; 1994.

5. Presperin J. Interfacing techniques for posture control. *Proceedings from the 6th International Seating Symposium.* 1990:39−45.

6. Werner D. *Disabled Village Children.* Palo Alto, CA: Hesperian Foundation; 1987.

PART Ⅲ

특정한 자세 문제 해결을 위한
자세보조용구

이번 장에서는 자세보조용구를 제공하기 위한 체계적 접근 방법을 제시한다. 다양한 신체 부위의 자세는 자세보조용구를 어떻게 선택해야 할지를 나타내 준다. 이런 면에 있어서 이번 장은 1장 평가 부분과 연관성이 있다. 압력분산 방석과 휠체어에서의 고려사항에 대한 내용도 포함하고 있다. 자세 보조용구는 골반, 체간, 고관절과 하지, 발목과 발, 머리와 목, 상지대와 팔과 같은 각 부분을 위해 존재한다. 하지만 사람을 평가할 때는 전체적으로 고려해야 함을 잊지 말아야 한다. 평가할 때와 마찬가지로 전체적으로 그 사람을 본 다음 특정 신체 부위의 지지와 안정성에 집중해야 한다. 자세보조용구를 제공한 다음에도 계속 재평가해야 한다. 이것은 마치 춤을 추는 것과 같다. 신체의 한 부분에 지지를 제공하는 것, 그리고 신체의 다른 부위가 어떻게 반응하는지를 관찰하는 것 사이의 춤이다. 이 춤을 추는 동안에 당신은 뒤로 물렀다가 다시 가까워지고, 때로는 파트너의 전체를 보았다가 파트너의 신체의 한 부분에 집중하기도 한다.

개개인의 자세적 선택 사항과 기능·건강과 관련된 요구사항은 특별하다. 답 대신 질문이 많은 초보자(beginner)처럼 열린 마음을 가지고 각 개인에게 접근해야 한다. 즉시 답을 찾을 필요는 없으니 걱정하지 않아도 된다. 질문을 곰곰이 생각할 수 있는 시간과 공간을 가져라. 그리고 눈과 귀, 손, 마음, 직관력 등 모든 가능성을 열어두어라. 그것들은 그 사람에게 최상의 자세보조용구를 적용하는 데 도움이 될 것이다. **사용자에 맞는 자세 보조용구를 적용해야지, 자세보조용구에 사용자의 자세를 억지로 끼워 맞추지 않아야 한다.** 손을 사용한 시뮬레이션은 그 사람의 자세를 지지하기 위해 필요한 것을 알려줄 것이다.

자세보조용구를 적용하는 것은 되어가는 과정이지 특정 공식이 있는 것이 아니다. 사람에게 맞지 않는 자세보조용구를 적용한다는 것은, 맞지 않는 신발을 사는 것과 같다. 그 신발은 결국 발에 염증이 나게 할 것이고, 걸을 때마다 발목이 아프고 이로 인해 곧 무릎, 고관절, 등의 통증을 유발할 것이다. 그러므로 창의적인 자세보조용구 적용 과정을 가지기 위해서는 시간을 투자해야 한다.[*]

* 자세 지지에 대한 추가정보 Bergen, Presperin and Tallman(19910),[1] Trefleretal(1993),[2] Presperin(1990),[3] Ward(1994)[4]

Chapter 6

•
•
•

골반

우리는 거의 항상 골반에서부터 시작한다. 앉은 자세에서의 중심은 골반이다. 만약 골반이 특정 자세로 고정된 경우, 신체의 다른 부분의 움직임도 제한될 것이다. 만약 골반이 중립자세를 취할 수 있다면, 신체의 다른 부분 역시 중립자세를 취할 수 있는 기회가 더 많다. 그래서 만약 골반과 바로 연결된 허리 부분에서부터 유연하다면, 우리는 대상자가 바르고 중립적인 자세로 앉을 수 있도록 골반부터 지지해야 한다. 평가할 때 골반의 자세는,

▸ 골반이 후방으로 기울어지거나(골반 후방경사), 앞쪽으로 미끄러진 자세 rolled backward (posterior pelvic tilt)

▸ 골반이 전방으로 기울어진 자세(골반 전방경사) rolled forward(anterior pelvic tilt)

▸ 골반이 좌/우로 기울어진 자세(골반 측방경사) tilted to the side(oblique)

▸ 골반이 회전된 자세(골반 회전) turned to the side(rotated)

A 골반이 후방으로 기울어지거나, 앞쪽으로 미끄러진 자세 (posterior pelvic tilt)

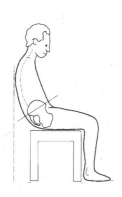

골반 후방경사

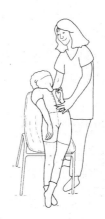

하지가 경직되어 쭉 뻗은 상태로
전방으로 미끄러짐

골반이 후방경사되어 있거나, 사용자의 하지가 경직되어 전방으로 미끄러진 경우 자세보조용구 구성 요소들을 디자인할 때 고려해야 할 것은,

1. 등 지지대(back support)
2. 좌석방석(seat cushion)
3. 등 지지대와 좌석방석의 각도(back support, seat cushion)
4. 골반 전방 지지대(anterior pelvic supports)
5. 기울임(tilt)

골반 지지가 잘 되게 하려면 위에 제시된 다섯 가지 사항을 모두 고려하여야 한다.

1. 등 지지대(back support)

등 지지대(back support)는 상부 등 지지대(upper back support)와 하부 등 지지대(lower back support) 두 개로 구성되어 있으며, 각각 특별한 목적을 가진다.

하부 등 지지대는 좌석방석(seat cushion)에서 골반/천골의 꼭대기 지점까지를 지지한다. 핸드 시뮬레이션을 통해 올바른 자세 지지를 위한 아래와 같은 정보를 얻을 수 있다.

▶ 손으로 어느 부분을 지지해야 하는가? 그 목적인 골반의 교정인가? 안정화인가?

▶ 골반을 바른 자세로 만들기 위해 어느 정도의 힘을 사용하였나?

▶ 손으로 지지를 해주어야 하는 부분에는 어떤 방향으로 힘을 주어야 하는가?

하부 등 지지대(lower back support)는 아래 요건들을 충족시켜야 한다.

▶ 편안하고 자연스러운 중립 자세에서 골반, 천골, 요추를 지지해야 한다.

▶ 대상자의 신체(골반과 천골)의 만곡을 따른 형상을 본따 만들고, 엉덩이를 위한 충분한 공간이 있어야 한다.

▶ 장골능, PSIS, 천추와 요추의 극 돌기 등 감각이 예민한 뼈 돌출 부위에는 압력을 분산시켜 과도한 압력을 가해지지 않도록 해야 한다.

골반이 유연할 때

다음에는 대상자의 골반(요추 부분의)이 유연하거나 고관절 굴곡각도가 90°(직각에 매우 가깝게) 혹은 그 이상일 때 적용 가능한, 하부 등 지지대(lower back support)에 대한 아이디어가 소개되어 있다. 자세지지를 제공할 때 지지대가 느슨한(sling) 것보다는 견고한 것으로 시작하는 것이 좋다.

하부 등 지지대에 적용 가능한 선택사항

a. **천골 혹은 골반 후방 지지대:** 골반이 바르고 중립적인 자세를 유지하기 위해서는 골반과 천골의 윗부분 뒤쪽을 지지하는 구성 요소를 추가해야 한다.[5-7] 만약, 천골/골반 지지대가 골반의 모양과 맞춰지는 부분에서 측면으로 더 넓다면, 컵 모양으로 지지대를 적용해야 한다.

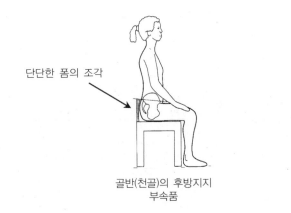

단단한 폼의 조각

골반(천골)의 후방지지
부속품

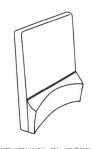

천골/골반의 컵 모양지지
- 앞면 -

b. 하부 등 지지대의 가장 튀어나온 부분이 골반의 제일 높은 부분(장골 능) 바로 아래에 맞닿을 수 있도록 **하부지지대의 각도나 모양을 변화시켜야 한다.** 그리고 하부 등 지지대(lower back support)는 천추와 평행을 이룬다.[8-10]

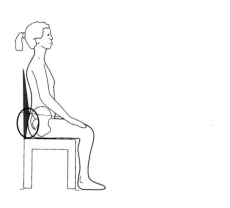

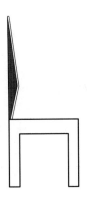

하부 등 지지대(lower back support)의 모양을 바꾼다

c. 느슨한(sling) 등 지지대에 단단한 지지면 부착하기

만약, 대상자가 느슨한 (Sling) 등받이가 있는 휠체어를 계속 사용해야 한다면, 골반과 천추를 지지할 수 있도록 느슨한(sling) 등받이 뒤에 견고한 지지대를 부착한다. 딱딱한 굴곡이 있는 폼이나 고무, 패드가 덧대어진 플라스틱 등으로 견고한 지지대를 만들 수 있다. 견고한 지지대의 뒤쪽에, 하나 혹은 두 개의 스트랩(strap)을 두어 (가능하면 버클이 있는) 팽팽하게 조이거나 느슨하게 할 수 있도록 하라.[11-12]

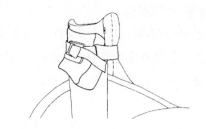

느슨한(sling) 등받이 뒤에 있는 견고한 지지대

Design Challenge

조정하기

자세 유지의 첫 번째 목표는 골반을 그 사람의 중립 자세로 유지시키는 것이다. 하부 등 지지대가 기능적 움직임을 위한 다른 자세를 가능하게 하거나, 지지할 수 있을까? 이것은 대상자(person) 앞쪽에서 일어나는 활동(이를 테면, 테이블에서의 활동)을 할 때, 대상자(person)의 중립자세보다 전방 골반 경사된 것을 지지한다는 의미일 수 있다. 혹은, 대상자(person)가 내리막에서 휠체어를 타고 내려갈 때 안정적 자세를 위해 골반을 후방 경사시키는 것을 원할 수도 있다. 이럴 때에 하부 등 지지대(back support)는 다음과 같은 조정이 필요하다.

▸ 제거
▸ 모양과 크기 조절(부풀릴 수 있는 공기 방석, 조절 가능한 스트랩(strap))
어떤 다른 조정 방법이 있을까?

골반이 구축되었을 때

만약 골반이 후방경사 된 상태로 요추 부분이 구축되었다면,

a. 골반을 바르고 중립된 자세로 교정하기 위해 억지로 만들어낸 골반 후방지지대는 사용하지 않아야 한다. 그렇게 하면 골반을 좌석(seat) 앞쪽 바깥으로 밀어낼 지도 모른다. 대신, 골반과 천추의 모양을 따라 만들어진 하부 등 지지대로 골반을 지지하라. 아마도 자세보조용구를 뒤쪽으로 기울이거나(tilt) 좌석과 등 지지대 각도를 열어 주는 것이 필요하게 될 것이다.

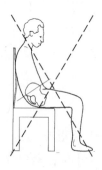

구축된 골반을
지지하는
부적절한 예

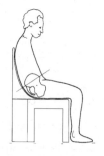

골반과 천추를 따라
하부 등 지지대의
모양을 만듦

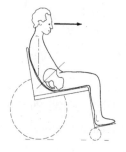

자세보조용구를
뒤쪽으로
기울임(tilt)

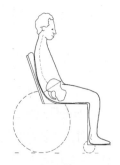

좌석과 등
지지대의 각도를
열어줌

b. 골반이 후방 경사되어 구축된 자세로 오랜 시간 앉아 있어야 한다면, 머리와 목, 등은 이 자세에서 균형을 유지하며 구축되어간다. 아마도 현재 사용하는 등 지지대(back support)를 바꾸기를 원하지 않을 수도 있다. 만약 대상자가 슬링된 등받이를 사용한다면, 등받이에 있는 스트랩(strap)을 조여주거나, 슬링된 등받이(back)를 견고한 등 지지대로 교체해야 한다.[13]

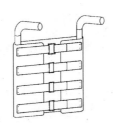

슬링된 등받이의 스트랩을 조여줌

> **note:** 만약에 대상자가 고관절과 척추 운동에 제한이 있다면, 의료적 혹은 치료적 도움을 얻어야 할 것이다. 도수 치료와 (기립이나 엎드린 자세와 같은) 대체 자세 등을 권함.(268page 참고)

2. 좌석방석(Seat Cushion)

하부 등 지지대(lower back support)는 골반과 천추의 뒷부분을 지지하는 주요 구성요소이다. 좌석방석은 골반이 과도하게 후방경사되는 것을 어떻게 막을 수 있을까?

좌석 방석은,

▶ 골반과 대퇴부에 안정된 지지면을 제공한다.

▶ 뼈 돌출부에 집중되는 압력을 완화시킨다.

▶ 고관절 가동 범위가 제한되어 있거나(144page 참고), 다리 길이가 다른 경우 보완할 수 있다.

▶ 어떤 사람들에게는 자세보조용구 선택 사항을 제공해서, 움직임과 무게 중심 이동이 가능하게 한다.

▶ 과도한 근육 활동이 있는 사람에게는 좌석방석의 적용으로 움직임이나 자세보조용구 선택사항을 제한할 필요가 있다.

좌석방석(seat cushion)에 적용 가능한 선택 사항

a. 굴곡이 있는 방석(Contoured cushion): 좌석방석(seat cushion)은 좌골 결절에 편안함을 제공하기 위해 약간 굴곡을 줄 수 있다. 이 방석은 최소한의 골반 조절을 제공하며, 폼은 견고함의 정도가 전체적으로 균등하다. 무게 중심 이동이 가능한 대상자는 방석 위에서 움직일 수도 있다. 이 방석은 하지가 쭉 뻗어진 상태로 경직되었거나, 좌석 앞쪽으로 미끄러질 때 혹은 골반이 후방 경사되는 대상자에게는 적합하지 못하다.[1,4]

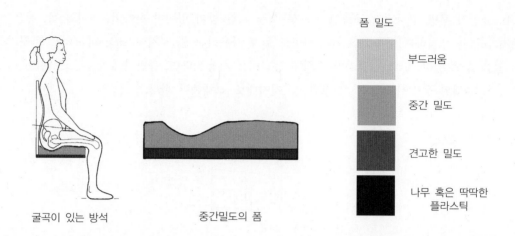

폼 밀도

부드러움

중간 밀도

견고한 밀도

나무 혹은 딱딱한
플라스틱

굴곡이 있는 방석   중간밀도의 폼

note: 이 책에서는 좌석-등 각도 변화에 따라 달라지는 다양한 형태의 등 지지대가 소개된다. 왜 그럴까? 자신이 생각한 방식만을 고수하지 말아야 하기 때문이다.

b. 다양한 밀도의 폼(foam): 다양한 밀도의 폼은 더욱 부드러운 폼으로 골반이 더 아래로 가라앉을 수 있게 해준다. 더 나아가 앞 쪽과 좌석의 바닥에 있는 견고한 밀도의 폼은 골반 후방 경사를 방지한다. 이 방석(cushion)을 사용하는 것은 완만한 굴곡이 있는 방석(Contoured cushion)보다는 골반을 좀 더 조절할 수 있을 것이다.[14]

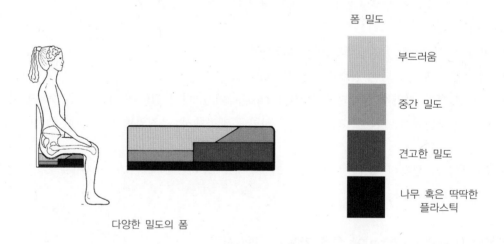

폼 밀도

부드러움

중간 밀도

견고한 밀도

나무 혹은 딱딱한
플라스틱

다양한 밀도의 폼

c. 미끄럼 방지 좌석(Anti-thrust seat): 부드러운 폼(soft)을 덧대어 감싼 단단한 폼(firm) 블록은 좌골결절 1인치(2.5cm) 정도 앞쪽에 위치시킨다.[15-18] 개인에 맞게 제작된 등 지지대(back support)와 함께 사용하는 미끄럼 방지 좌석(Anti-thrust seat)은 위에 나왔던 a. 굴곡이 있는 방석(contoured cushion)과 b. 다양한 밀도의 폼보다 골반 조절을 훨씬 더 잘 할 수 있게 해준다. 만약 골반이 후방 경사되어 대상자(person)가 의도하지 않게 앞쪽으로 미끄러질 때, 좌골 결절이 블록과 접촉되어 더 이상 후방 경사가 되는 것을 막을 것이다. 단단한(firm) 폼으로 블록을 만들어야 한다. (예: 1.8-2.2 파

운드 밀도, 단단한 폴리에틸렌 폼 등) 부드러운 폼(soft)은 압축될 것이다. 또한 끝이 점점 가늘어지지 않게 하거나, 블록의 뒤쪽 가장 자리는 웨지(wedge)를 넣지 않는다.[19]

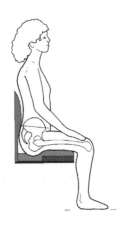

대체로 미끄럼방지 블록의 깊이는 좌석 깊이의 1/2에서 2/3 정도이며, 좌골 결절의 위치에 따라 블록의 위치를 정한다. 블록의 높이는 대상자의 치수나 몸무게에 따라 3/4~2인치(2~5cm) 정도의 범위이다. 블록은 항상 최소 1인치(2.5cm)의 부드러운 폼(soft)으로 감싸져 있어야 한다. 만약에 대상자가 엉덩이에 살이 없거나, 통증, 햄스트링 단축이나 욕창의 경향을 보인다면 미끄럼 방지 좌석을 사용하는 데 매우 주의를 기울여야 한다.

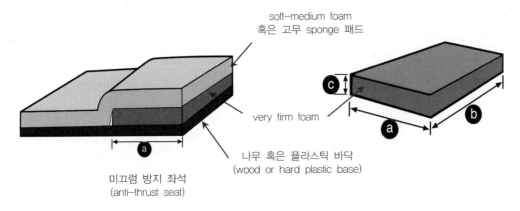

soft–medium foam
혹은 고무 sponge 패드

very firm foam

나무 혹은 플라스틱 바닥
(wood or hard plastic base)

미끄럼 방지 좌석
(anti–thrust seat)

ⓐ **단단한 폼의 깊이**는 좌골 결절 위치의 측정에 따라 달라진다(아래 그림 참조).

ⓑ **단단한 폼의 너비**는 좌석(seat) 너비와 같다.

ⓒ **단단한 폼의 높이**는 대상자의 좌골결절 높이에 따라 달라진다. 만약 전좌골턱(pre–ischial shelf)이 너무 높다면, 골반(과 전체 자세)은 안정감을 잃을 것이다.

매우 단단한 전좌골턱(pre-ischial shelf)을 적용하기 위한 측정[19]

1. 골반이 바르게 정렬되어 있는지 확인한다.
2. 좌골결절 앞쪽에서 슬관절 뒤쪽까지를 측정한다.
3. 부드러운 폼과 여유 공간을 뺀다.
4. 슬관절 뒤쪽의 공간을 뺀다.

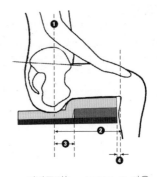

전좌골턱(pre–ischial shelf)을
적용하기 위한 측정

미끄럼 방지 좌석(anti-thrust seat)의 추가 선택 사항

▶ **앞쪽 하부 경사:** 미끄럼 방지 좌석(anti-thrust seat)의 앞부분을 고관절 굴곡각도가 90° 이상일 때 아래쪽으로 경사지게 할 수 있다.

▶ **앞쪽 경사:** 대상자가 과도한 힘으로 다리를 쭉 뻗거나 경직될 경우 미끄럼 방지 좌석(anti-thrust seat)의 앞쪽에 경사를 줄 수 있다.

▶ **양쪽 비대칭:** 전좌골턱 회전(한쪽은 뒤쪽으로 다른 한 쪽은 앞쪽으로 회전된) 구축된 골반을 수용하기 위해 불규칙해야 할 필요가 있을지도 모른다.

▶ **양쪽 분리:** 전좌골턱은 한쪽 고관절이 다른 쪽 고관절보다 훨씬 덜 구부러질 때(서로 다른 고관절 굴곡각도를 가졌을 때) 양쪽을 분리할 수 있다.

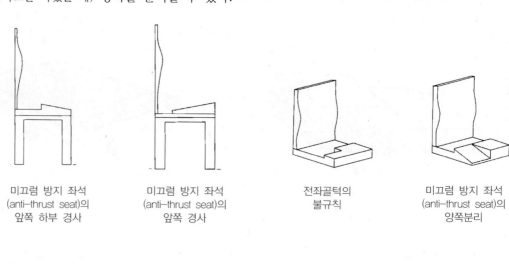

미끄럼 방지 좌석
(anti-thrust seat)의
앞쪽 하부 경사

미끄럼 방지 좌석
(anti-thrust seat)의
앞쪽 경사

전좌골턱의
불규칙

미끄럼 방지 좌석
(anti-thrust seat)의
양쪽분리

Tech Tip

성장 꼬리

성장기에 있는 대상자를 위해서, 더 긴 좌석은 대상자가 자라는 만큼 좌석 깊이를 증가시켜줄 수 있도록 등 지지대 뒤쪽으로 확장이 가능하게 한다.[19]

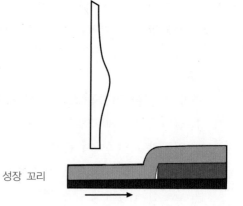

성장 꼬리

3. 좌석과 등 지지대(seat-to-back support) 각도

등 지지대(back support)와 좌석방석(seat cushion)의 특성을 확인한 후, 둘 사이의 각도를 결정한다.
적절한 좌석과 등 지지대(seat-to-back support) 각도는 다음과 같아야 한다.

▸ 골반이 대상자(person)의 중립자세가 되도록 해야 한다.
▸ 척추의 유연 정도와 고관절의 구축 정도를 고려하라.
▸ 머리를 균형 잡히게 하고 골반의 수직선상에 바르게 세울 수 있어야 한다.

어떤 사람들에게는

▸ 체간 활동성과 안정성을 증진시킨다(저 긴장성 아동).

다른 사람들에게는

▸ 강직과 불수의 운동의 정도를 제한한다.

좌석과 등 지지대(seat-to-back support)의 각도를 어떻게 결정할 수 있을까?
먼저, 사용자(person)의 고관절 굴곡 가능 범위에 좌석과 등 지지대(seat-to-back support)의 각도를 맞춘다. 이후, 다음 요소들이 미치는 영향을 평가하기 위하여 다른 각도를 적용해본다.

▸ 머리균형
▸ 체간조절력
▸ 경직과 불수의 운동

유연성(flexible)

골반(요추에 있는)이 유연성이 있고 고관절이 90° 혹은 그 이상이 될 때
a. 좌석과 등 지지대(seat-to-back support) 각도는 90~110° 사이가 될 수 있다.

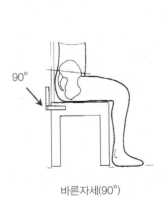

바른자세(90°)

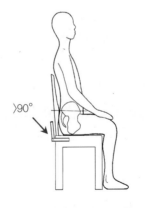

90° 이상 등 지지대 기울임

Remember,
리클라이닝 각도는 모든 대상자(person)에게 적용할 수 있는 절대적인 정답은 없다. 어떤 대상자는 95°, 다른 사람은 105°의 각도가 필요하다. 대상자에게 가장 적합한 각도를 찾기 위해 가능한 다양한 각도를 시도해 보아야 한다. 좌석과 등 지지대(seat-to-back support) 각도는 등 지지대 모양에 따라 달라진다. 자세지지의 측면에서 등의 아래부분(골반/천추)과 등의 윗부분(135 page 참조)은 다르게 지지되어야 하기 때문에 이 책에서는 하부와 상부 등 지지대를 분리한다.[13] 하지만 지지대 모양과 각도(혹은 이 두 가지의 조합)는 서로 관련이 있다. 유연한 골반과 척추에 후방 골반/천추 지지대를 제공한다면, 등의 윗부분은 자연스러운 등의 만곡과 견갑골, 흉추의 후방 만곡 등을 위한 공간이 필요 것이다. 가장 중요한 것은 머리는 균형이 유지되고, 골반의 위쪽에 정렬되도록 한다(대상자(person)의 중립자세). 하지만 전체적인 등 지지대가 편평하고 좌석과 등 지지대(seat-to-back support)의 각도가 90°라면, 대상자(person)는 앞쪽으로 떨어지는 듯한 느낌을 받을 것이다. 이런 경우에는 좌석과 등 지지대(seat-to-back support)의 각도는 95°로 늘려주는 것이 도움이 될 것이다.[20-22]

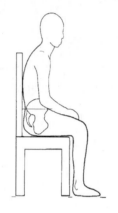

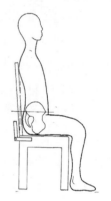

b. 좌석방석(seat cushion) 앞쪽을 아래쪽으로 경사지게 하여 좌석과 등 지지대(seat-to-back support) 각도를 약간 늘려주는 것

좌석방석 앞을 아래로 경사지게 하여 좌석과 등 지지대 사이 각도를 약간 확장하는 것은 체간을 바르게 하여 중립자세를 유도 한다.[23-25] 이 선택 사항은 체간 근력이 약하거나 체간이 축 늘어지는 사람들에게 도움이 될 수 있다. 이 자세에서 아동은 앉기 위해 열심히 노력할 것이고, 체간 근육을 능동적으로 움직일 필요가 있을 것이다. 이런 선택사항은 탁상에서의 활동 혹은 체간 조절능력을 향상시키기 위한 활동과 같이 짧은 시간 동안 특수한 환경에서 사용하는 것이 더 낫다. 대상자가 다른 자세로 쉬는 시간을 확실하게 지원해서, 바르게 앉기 위해서 자세 유지 근육이 무리하지 않게 한다. 미끄럼방지 좌석(anti-thrust seat)은 골반을 안정화하는 데 도움이 될 것이며, 후방 경사와 미끄러져 내려오는 것을 방지할 것이다. 전방 무릎 블록(knee block)은 사용될 수 있다.(126page 참고).[20,26]

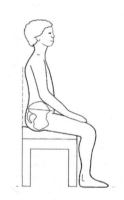

좌석과 등 지지대 각도를 늘려주는 것:
좌석 방석 앞쪽을 아래쪽으로 경사지게 한 것

c. **안장모양의 좌석(saddle seat):** 안장모양의 좌석(saddle seat)은 저 긴장성 아동에게 적용할 수 있다. 안장모양 좌석(saddle seat)에 앉음으로써 대퇴와 무릎, 하지에 안정감을 제공하고, 지지면을 증가시킨다.[27]

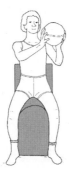

d. **동적인 좌석과 등지지대 각도(Dynamic seat-to-back support angle):** 어떤 사람은 움직이거나 표현하기를 원할 때 신전되는 자세가 필요할 때가 있다. 동적인 좌석은 대상자가 신전하려 할 때 좌석-등지지대 각도와 좌석-하퇴 지지대 각도를 열어서 신전시킬 수 있게 하고, 그 이후 중립자세로 돌아올 수 있다.[28-31]

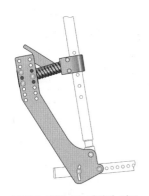
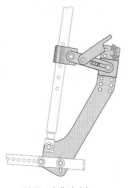

동적인 좌석-등 지지대 각도   안쪽 면에서 봄

Design by Dave cooper, M.Sc.Kies., Rehap. Tech., Sunny Hill Hospital for Children

Design Challenge

조절가능성
자세유지의 첫 번째 목표는 대상자의 골반을 자기 자신의 중립자세로 지지하는 것이다.
대상자는 좌석-등 지지대 각도를 조절해, 많은 기능적 혹은 건강 관련 욕구에 요구되는 다양한 자세를 지지할 수 있는가? 좌석-등 지지대 각도는 내리막길에서 휠체어를 미는 것과 같은 기능적 요구가 있을 때 각도를 (90° 이상으로) 증가시킬 필요가 있을 지도 모른다. 그리고 장시간 바르게 선 자세로 앉아 있을 수 없거나, 가벼운 두통이나 호흡관련 문제 등 건강과 관련된 욕구에 따라 이 각도를 바꿔 주어야 할 필요가 있을 지도 모른다.

구축된(Fixed)

골반이 요추 부분에서 구축되었거나, 대상자의 고관절 굴곡각도가 90°보다 크거나 작을 때, 좌석
ㅡ등 지지대 각도는 다음과 같아야 한다.

a. 대상자의 **고관절 굴곡각도**와 일치시켜라.[14]

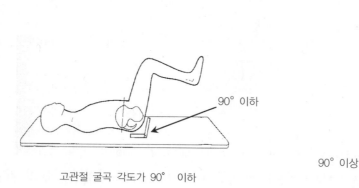

고관절 굴곡 각도가 90° 이하

좌석ㅡ등 지지대 각도가 90° 이상

b. 특정 경우에는, 대상자의 고관절 굴곡각도가 90°보다 현저하게 작다고 하더라도, **좌석ㅡ등 지지
대의 각도**를 대상자의 고관절 굴곡각도보다 더 **작게** 해야 할 필요가 있을 것이다. 이 현상은 대상자
경직이 심한 대상자에게 나타날 수 있다. 혹은 대상자가 오랜 기간 동안 이런 자세로 앉아서 지내왔
거나, 고관절, 등, 머리, 목이 구축되어 있고 이 자세로 균형을 유지하고 있을 수도 있다. 각각의 경
우에 좌석ㅡ등 지지대의 각도는 대상자의 머리와 체간 조절 능력, 편안함, 기능적인 부분(경직과 비정
상적인 움직임을 최소화하기 위해)에 맞도록 최적화시켜야 할 것이다.[32]

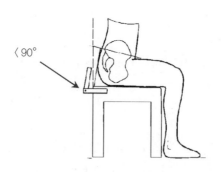

좌석ㅡ등지지대 각도가 90°보다 작은

4. 전방 골반 지지대(Anterior (Front) Pelvis Support)

잘 디자인된 좌석방석과 등 지지대와 더불어, 골반은 대부분 항상 앞쪽에서부터 지지되어야 한다. 만약 골반이 전방에서 지지가 되지 않는다면, 골반은 후방 경사되거나 좌석에서 앞으로 미끄러져 내려올 지도 모른다. 전방 골반 지지대로 대상자를 적절하게 지지하였는지 어떻게 알 수 있는가? 핸드 시뮬레이션(simulating with your hand)과 보조 재료를 통한 시뮬레이션(material simulation)이 알려줄 것이다.

손으로 골반 앞쪽의 어디에 어느 방향으로 지지하여야 하는가?

▶ 과도한 움직임을 방지하고, 안정성을 제공하기 위해 어느 정도의 힘을 사용해야 하는가?

▶ 보조 재료를 통한 시뮬레이션(simulating with materials)을 할 때, 당기는 위치와 각도를 다르게 해서 벨트를 고정시켜 본다. 만약 단단한 봉(rigid bar)이나 무릎 블록이 필요하다 생각된다면, 임시로 만들어서 적용해 본다.

전방 골반 지지대는 다음과 같아야 한다.

▶ 안정성을 제공하지만, 기능적 움직임을 방해하지는 않아야 한다.

▶ 안전해야 하며, 위급한 상황에서 쉽게 제거할 수 있어야 한다.

▶ 비정상적인 부분, 부드러운 조직, 뼈 돌출 부위 등을 자극하지 않아야 한다.

▶ 대상자의 신체구조에 적합하여야 한다.

가능한 전방 골반 지지대 선택 사항
a. 자세유지 벨트(positioning belt)

45-60°belt: 자세유지 벨트(positioning belt)는 ASIS(골반 앞쪽에 뼈 돌출 부위)를 지나도록 아래쪽과 뒤쪽으로 당기기 위해서 대각선(45~60°)으로 설치한다. 대체로 자세유지벨트는 골반을 보호하고, 감쌀 수 있게 하기 위해서 좌석 방석과 등 지지대의 접합 부분의 앞쪽 1인치에서 2인치 정도에 부착한다. 만약에 대상자가 고관절 바깥쪽에 측방 고관절 지지대를 사용하는 중이라면, 고관절 지지대 안쪽에 아랫부분에 자세유지벨트를 설치하라. 참고로 자세유지벨트가 휠체어 프레임에 45° 각도로 부착되어 있다면, 좌석 방석에서는 반드시 45°이지 않아도 된다. 또한 보통 수준의 안정성을 제공하기 위해서라면 골반 측면에 충분히 가까이 두지 않아도 된다.

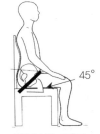

좌석방석에 45°로
적용한 자세유지벨트

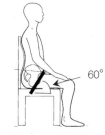

좌석방석에 60°로
적용한 자세유지 벨트

90°belt: 이 벨트는 좌석 방석에 90°로 설치한다. 이런 유형의 자세유지 벨트는 대퇴를 가로지르고, 직선 아래쪽으로 당긴다. 이 벨트는 대상자가 골반을 대퇴 앞쪽으로 전방 경사시키는 것을 가능하게 한다. 골반 움직임을 능동적 조절할 수 있는 대상자에게 적합하다.

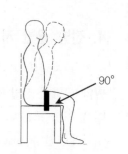

좌석 방석에 90°로 적용한
자세유지벨트

4점 자세유지 벨트(Four-point positioning belt). 이 벨트는 골반을 보호하기 위하여 아래쪽과 뒤쪽 두 방향 모두 당겨준다. 이 벨트는 휠체어 중 4군데에 부착된다. 만약 90° 자세유지 벨트가 움직임 때문에 이동되어야 한다면, 4점 벨트는 과도한 움직임을 제한하는 데 사용될지도 모른다. 주로 당기는 힘은 90° 각도 스트랩에서 나오지만, 뒤쪽 스트랩은 90°스트랩을 안정화하는 것을 돕는다.[19]

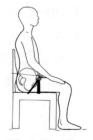

4점 자세유지벨트

벨트 너비
벨트의 너비는 대상자의 신체 크기에 따라 다르다. 대상자에게 가해지는 압력은 벨트에 따라 다르며, 이 벨트의 사이즈와 패드의 양은 다양할지도 모른다.[19] 전형적으로는 패드를 덧대어 사용한다.

▶ 좌석면의 깊이가 12인치(30.5cm) 미만일 경우 1인치 너비 벨트(2.5cm)
▶ 좌석면의 깊이가 12~16인치(30.5~40.5cm)일 경우 1.5인치 벨트(4cm)
▶ 좌석면의 깊이가 16인치(40.5cm) 이상일 경우 2인치 벨트(5cm)

버클 크기
버클의 크기는 벨트의 너비와 일치시킨다. 대상자의 기능에 가장 적합한 버클을 결정한다. 예를 들어, 대상자가 독립적으로 활동할 수 있다면, 대상자는 스스로 쉽게 열고 닫을 수 있는 버클을 원할 것이다.[19]

패드 vs 패딩(pads vs padding)
벨트가 대상자의 피부를 파고들지 않게 하기 위해서 패딩을 사용한다.

▶ 압력부하패드(Force-localizing pads)는 특정 부위에 직접적인 압력을 주기 위해 사용한다. 예를 들면, 골반의 회전을 제한하기 위해 ASIS에 패드를 적용한다.

▶ 두 개의 두껍고 단단한 패드는 골반에 요구되는 압력을 제공하기 위해 좌우 ASIS 바로 아래에 위치한 벨트에 적용한다. 그러나 방광과 장에 압력을 주지는 않아야 한다.

조임 방식(Pull styles)

▶ **양측 조임 방식(Dual Pull):** 각각의 방향으로 조일 수 있는 스트랩의 가운데에 버클이 있다. 이 스트랩은 버클을 채운 후 조여질 수 있으며, 골반의 양쪽 방향으로 압력을 제공한다. 이 벨트는 특별히 경직이 심하거나, 무정위형 움직임이 많거나, 신전근 뻗침이 많이 발생하는 대상자에게 도움이 된다.

▶ **단측 조임 방식(Single Pull):** 한 쪽 방향으로 조일 수 있는 스트랩의 가운데에 버클이 있다. 이 유형의 벨트는 전형적으로 근육이 약하거나, 저긴장성 대상자에게 사용한다. 또한 ASIS 위에 압력부하패드는, 골반 회전을 제한하는 데 사용할 수 있다(155page 참고).

b. ASIS를 아래에 둔 단단한 봉(Rigid sub-ASIS bar):
패드를 덧댄 단단한 봉(rigid bar)은 대상자의 다리가 뻣뻣하거나, 좌석 바깥으로 미끄러질 때, 자세 유지벨트가 있는 발 지지대를 보호하려고 할 때 사용할 수 있다.[34,35] 봉은 ASIS 아래에 위치해서, 골반의 아래쪽과 뒤쪽으로 압력을 가해야 한다. 항상 패드가 덧대어져야 하며, 대상자는 불편함, 문질러짐, 피부 손상의 증상을 체크해야 한다. 단단한 봉(rigid bar)이 ASIS 아래에 맞추어져야 하기 때문에, 금속 막대기의 지름은 가능한 좁아야 한다. 봉(bar)은 곡선이거나 직선일 수 있다. 곡선 봉(bar)은 복부의 자연스러운 만곡을 허용한다. 그것은 이동(transfer) 시 쉽게 제거할 수 있어야 한다.

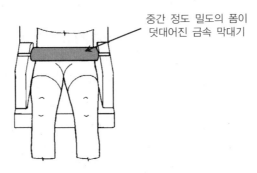

중간 정도 밀도의 폼이
덧대어진 금속 막대기

ASIS를 아래에 둔 단단한 봉(Rigid sub-ASIS bar)

c. 동적 골반 지지대(Dynamic pelvic support):
불필요한 움직임을 조절할 때, 동적이며 semi-rigid(반쯤 단단)하지만 움직임이 가능한 장치는 천골과 골반의 측면을 지지할 수 있다. 예를 들면, 전방 골반경사를 허용하여 후방 골반경사를 조절시킬 수 있다. 측방 골반경사와 골반 회전도 조절할 수 있다. semi-rigid(반쯤 단단) 지지대는 골반을 감싸고, 축 메커니즘은 좌석에 부착되어 골반의 전·후방 경사가 가능하게 하거나 조절한다.[3]

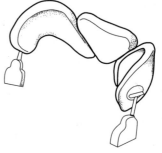

동적 골반 지지대

d. 대퇴 스트랩(thigh strap): 이 스트랩은 대퇴 아래쪽에 부착하고, 대퇴를 45°로 당겨서 다리 사이로 온다. 스트랩의 위치가 대상자의 회음부가 자극되지 않도록 매우 주의해야 한다.[3]

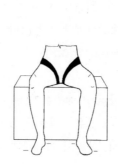
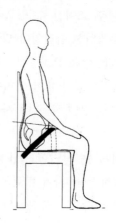

e. 슬관절 전방 지지 블록(anterior knee supports(block)): 이 블록은 슬개골과 하퇴에 압박을 제공해야 한다. 무릎 블록은 대상자가 통증이 있거나, 피부가 붉어졌을 때, 자세 유지 벨트 혹은 rigid bar(단단한 봉)로부터 통증이 있을 때 사용할 수 있다. 고관절과 슬관절에 문제가 있을 때 의사의 허가 없이 블록을 사용하지 말라. 힘을 가한 상태에서 운동의 부족은 뼈 돌출 부위의 압력을 증가시키게 될 것이기 때문에, 골반과 천골 뒤쪽의 뼈 돌출부에 대해서 여분의 패드를 반드시 제공하라. 만약 성장기에 있는 아동에 적용할 경우, 블록이 잘 맞는지 유심히 관찰해야 한다. 이 블록은 필요한 경우 폼이 수정될 수 있도록 커버를 제거할 수 있어야 한다.[1,3,5,37,38]

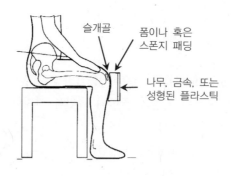
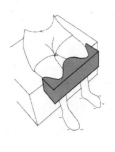

슬관절 전방 지지 블록

5. 기울임(tilt)

좌석 방석, 등 지지대, 좌석−등 지지대 각도, 전방 골반 지지대를 선택한 후, 전체 자세보조용구의 각도를 살펴보아라. 전체 자세보조용구는 영구적으로 후방 틸트하는 것이 필요할 수도 있고, 낮 동안 머리 조절 능력, 식사, 휴식할 때 등의 상황에서 각각 다른 각도로 틸트할 수 있는 기능이 있어야 할지도 모른다. 만약 좌석−등 지지대 각도가 90° 이상이라면, 자세보조용구를 후방 틸트시켜 대상자가 앞으로 미끄러지지 않게 한다.

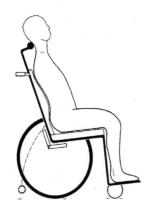

좌석−등 지지대 각도가
90° 이상일 때 후방 틸트

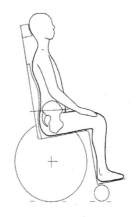

좌석−등 지지대 각도가
90°인 경우 후방 틸트

B 전방 골반 경사

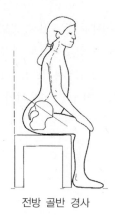

전방 골반 경사

유연성(Flexible)

골반이 하부 등(요추)에서 유연하다면, 중립자세가 되도록 교정하거나 전방 경사를 감소시키기를 원하지 않을까? 전방 골반 경사 자세는 대상자에게 어떤 문제를 유발하는가? 예를 들어,

▶ 대상자에게 통증이 있는가?

▶ 대상자가 균형감각을 잃거나, 팔을 지지대에 기대기 위해 체간이 앞쪽으로 떨어지지는 않는가?

▶ 대상자의 기능적 손상이 있는가?

▶ 이 자세를 교정하지 않는다면, 구축 변형이 유발될 수 있는가?

전방 경사를 감소시키기로 결정했다면, 대상자의 머리 균형과 기능은 얼마나 전방 경사 각도를 감소시켜야 할지를 결정하게 해주는 중요한 요소이다.

가능한 선택 사항

1. 단단한 등 지지대 사용[1]

등 지지대(상부·하부 등 지지대)는 다음과 같아야 한다.

▶ 대상자가 편안함을 느끼는 중립 자세에서 골반, 천골, 요추를 지지해야 한다.

▶ 대상자의 신체 뒤쪽(천추, 흉곽, 요추, 척추) 모양에 맞추고, 엉덩이가 들어갈 공간이 있어야 한다.

▶ 척추의 자연스러운 만곡에 따른다.

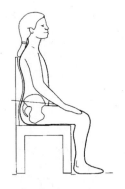

firm back support

2. 골반 아래에 웨지 있는 좌석방석(wedging the seat cushion under the pelvis)

골반 아래에 웨지 있는 좌석방석은 골반이 중립자세가 되는 데 도움이 될지 모른다. 웨지(wedge)는 좌골 결절(엉덩이 뼈) 아래에 정확하게 위치하며, 경사로처럼 작용하여 골반의 중립자세가 가능하게 한다.[26]

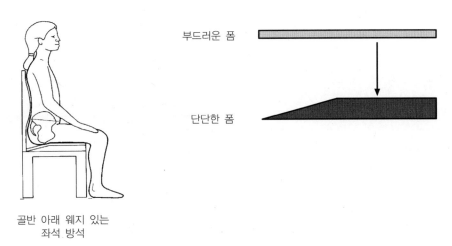

부드러운 폼

단단한 폼

골반 아래 웨지 있는
좌석 방석

3. 2개의 자세유지 벨트(two positioning belts)

2개의 자세유지 벨트는 골반을 교정하는 데 사용될 수 있다. 하나는 대각선(45° 각도)으로 하나는 ASIS(골반의 앞쪽 제일 윗부분에 뼈 돌출부)를 가로질러서 등 지지대에 부착한다. 이 자세 유지 벨트는 안전성과 효율성을 위해 함께 사용할 필요가 있다.[1]

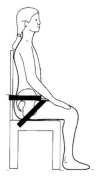

2개의 자세유지 벨트

4. 전방 복부 지지대(anterior abdominal support)

전방 복부 지지대는 지지를 해주기는 하지만, 움직임을 허용할 만큼 충분히 탄성이 있다. 조여주어 지지를 하기 전에, 전방 골반 경사를 바르게 해야 한다.[39] 지지대의 적용을 위해 측정을 할 때는, 중력의 효과를 감소시키기 위해 휠체어에서 대상자를 뒤로 기울인다. 바인더는 약간 늑골 아래쪽을 감싸기를 추천한다.

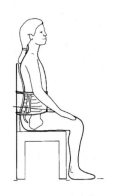

전방 복부 지지대

구축된(Fixed)

1. 전방 골반 경사가 구축되어 있다면, 대상자는 만곡을 지지하기를 원할 수도 있고, 그렇지 않을 수도 있다.

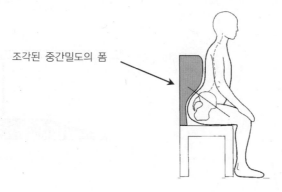

조각된 중간밀도의 폼

구축된 만곡을 지지하는 것

2. 견고한 전방 체간 지지대(rigid anterior trunk support)

팔을 지지하여 체간을 지지하는 대상자는 체간 앞쪽 지지대를 이용함으로 써 팔을 기능적으로 자유롭게 사용할 수 있는 이점을 얻을 수 있다. 전방 체간 지지대는 탄성이 있거나 혹은 없는 체간 스트랩, 조끼 모양 지지대, 견고한 모양의 지지대, 휠체어용 책상으로부터 확장된 견고한 지지대 등 다양한 형태를 포함한다.

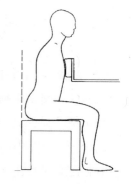

견고한 전방 체간 지지대

3. 기울임(tilt)

다른 선택사항과 더불어, 자세보조용구 전체를 뒤쪽으로 기울이는 것 은 휴식을 취할 때 유용하다. 하지만 자세보조용구는 반드시 바르게 앉 은 자세로 돌아올 수 있어야 한다.

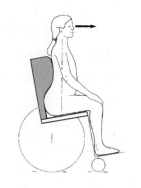

자세보조용구 전체를 뒤쪽으로 기울임

C 측방 골반 경사(lateral pelvic tilt)

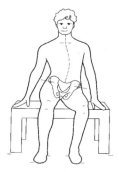

측방 골반 경사

유연한(Flexible)

골반이 하부 등(요추)에서 유연하다면, 측방 골반 지지대는 골반이 측면으로 경사지는 것을 방지할 것이다. 지지에 필요한 총 양과 위치를 알고자 할 때 도수 평가가 도움이 될 것이다.

▸ 손이 골반과 대퇴의 측방에 얼마만큼 가까이 있는가?

▸ 자세 지지에 요구되는 최소한의 양은 얼마만큼인가? 고관절 옆쪽 전체를 접촉할 때 손 전체를 이용해야 하는가? 아니면 손가락 하나만 필요한가?

가능한 골반 지지 선택사항[1,37]

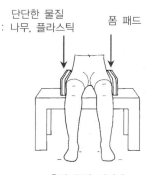

단단한 물질
: 나무, 플라스틱   폼 패드

측방 골반 지지대

1. 측방 골반 지지대(블록)

대상자가 지지를 많이 해주기를 원하고, 안정감을 느끼길 요구한다면 골반을 안정화하기 위하여 골반의 양쪽 측면에 블록을 사용하여라. 골반과 고관절의 양쪽 크기와 모양에 따라 블록의 높이와 모양이 결정될 것이다. 블록이 고관절 측면에 더 가까울수록 안정감을 더 많이 줄 것이다.

2. 완만한 곡선의 시트 방석

대상자가 측면으로 굴곡되는 것을 방지하기 위하여 약간의 지지만을 요구할 때 완만한 곡선의 시트 방석을 사용할 수 있다.

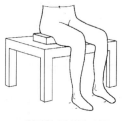

완만한 곡선의 시트
방석

note: 몇몇 사람들은 움직임과 무게 중심 이동을 위해 자세 지지대가 필요하다. 다른 사람들은 과도한 움직임과 근육 활동을 제한하기 위해 많은 지지가 필요할 수도 있다.

3. 하부 골반 지지대

기울어진 골반의 낮은 쪽 아래에 작은 지지대를 낮 동안 짧은 시간 적용하여, 골반을 중립자세가 되도록 지원할 수 있다. 측면으로 이동하는 것을 방지하기 위하여 측방 골반 블록은 반대쪽 고관절 바깥쪽에 사용할 수 있다.[39]

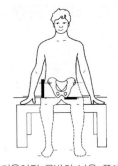

기울어진 골반의 낮은 쪽에
단단한 폼으로 된 작은 지지대

Fixed

1. 머리의 정렬을 우선으로 한다

측방 골반 경사되어 구축되었다면, 자세지지의 목적은 골반을 중립자세로 바르게 하는 것이 아니라, 머리를 중립 자세나 균형적인 자세로 우선적으로 맞추고 수정하며, 구축된 골반자세를 허용하게 하는 것이다. 척추와 골반이 연결되어 있기 때문에, 척추는 머리를 바르게 유지하기 위한 다양한 방법 중 하나로 보상 작용을 나타내게 될 것이다. 대상자의 척추는 "C" 혹은 "S" 모양으로 형성될지 모른다. 추가적인 만곡 또한 나타날 수 있다.

2. 골반에 접촉하도록 좌석을 높이는 것(bringing the seat up to meet the pelvis)

골반에 접촉하도록 좌석을 높이는 것이 필요하다. 대상자의 신체 무게 중 대부분이 한 쪽 좌골 결절에 집중되기 때문에, 좌석방석은 이 부분에 압력을 완화시키는 것이 필요할 것이다. 압력 완화는 다른 밀도의 폼 혹은 다른 종류의 압력 완화 재질을 사용함으로써 이루어질 수 있다. 압력 분배가 잘 되는 안정된 지지면을 제공하기 위하여, 각각의 좌골 결절과 대전자 아래에 특별히 맞추어진 높이의 계단식으로 블록 쌓기를 사용하는 것은 좋은 아이디어이다. 불안정성을 유발할 수 있기 때문에 골반 아래에 웨지(wedge)를 사용하지 않아야 한다.

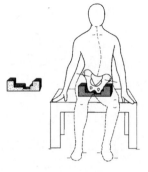

골반에 접촉하도록
좌석을 높이는 것

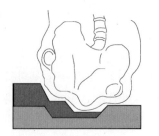 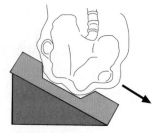

웨지(wedge)가 아닌 계단식 블록 쌓기

D 골반회전

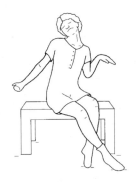

골반 회전

유연한(flexible)

하부 등(요추)을 중립자세로 교정이 가능하도록 골반이 회전된 상태로 유연하다면, 자세보조용구 구성 요소는 골반의 회전을 제한하거나 방지해야 한다.[1,37] 구성요소의 특징을 결정하기 위해 손으로 골반 회전을 조절하는 방법에 대해 제안한다.

▶ 골반 회전을 조절하기 위해 손을 **어디**에 위치시켜야 하는가?

▶ 골반 회전을 방지하기 위해 **어떤 방향**으로 지지를 제공해야 하는가?

▶ 비록 골반이 회전되어 유연하다 할지라도 대상자가 여전히 강하게 회전하려 하는가? 만약 그렇다면 회전을 조절하기 위하여 손으로 **얼마만큼의 압력**을 제공해야 하는가?

가능한 선택사항

1. 각도 자세 유지 벨트(angled positioning belt)

골반 앞쪽의 측면을 뒤쪽으로 당기기 위한 각도로 벨트를 부착한다. 당기려는 목표 지점은 ASIS의 바로 아래에 있다. ASIS를 지나가는 부위를 지지할 수 있도록 벨트의 ASIS 부분에 여분의 패드가 부착될 수 있다.

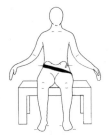

각도를 주어 자세유지
벨트를 부착함

2. sub-ASIS bar(ASIS 지지봉)

패드가 덧대어진 단단한 막대는 자세 유지 벨트가 골반이 앞쪽으로 회전되는 것을 방지할 수 없을 때 종종 사용할 수 있다. 이 막대는 항상 패드가 덧대어져야 하고, 대상자에게 어떤 문질러지는 신호가 있는지 혹은 피부 손상이 있는지 지속적으로 체크해야 할 필요가 있다.[34]

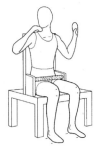

ASIS 지지봉

3. 바람맞이 자세를 위한 골반과 하지 지지대
(pelvic and leg supports for windswept posture)

골반 회전은 하지가 바람맞이 자세가 되는 경향 혹은 한쪽으로 회전되는 경향과 관련성이 있다. 전방 회전된 골반과 같은 쪽으로 있는 하지는 앞쪽으로 움직이고, 측면의 외측으로 회전(외전과 외측 회전)된다. 반대쪽 다리는 내전과 내회전된다. 한쪽 다리를 측방 회전과 앞쪽으로 움직이는 것을 방지하고, 다른 쪽 다리는 내전되는 것을 방지함으로써 유연성 있는 골반 회전을 조절할 수 있다. 골반 이동은 고관절의 측면에 블록으로 감소될 수 있다(측방 골반 지지대).[1,37]

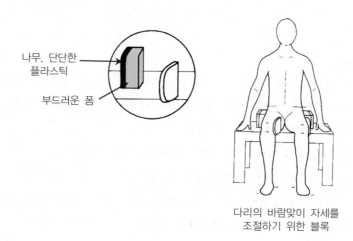

나무, 단단한 플라스틱

부드러운 폼

다리의 바람맞이 자세를
조절하기 위한 블록

4. 다리를 위한 통로를 만들어서 골반을 중립자세로 지지하고, 하지를 외측 회전되지 않도록 한다.

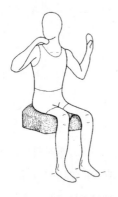

견고한 폼의 바깥쪽에 통로를
만들거나 대상자 모양을 본 딴
몰딩형 좌석방석

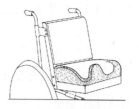

대상자 모양을 본 딴 몰딩형
좌석방석

구축된(Fixed)

머리를 우선적으로 정렬시킨다

골반이 회전되어 구축된 경우, 자세 지지대의 목적은 골반이 중립된 상태로 맞추기 위함이 아니라, 중립과 균형적인 자세로 머리를 두는 데에 있다. 골반이 회전되어 구축되었을 때 머리 자세는 골반 자세보다 훨씬 더 중요하다. 우선 눈이 앞쪽을 향할 수 있도록 머리를 위치시키고, 대상자가 자신의 머리가 균형적이라고 느낄 수 있게 한다. 골반은 회전된 상태로 두어라. 그리고 좌석방석과 등 지지대를 회전된 골반과 체간의 자세와 일치시켜 맞추어라. 이것은 좌석 방석을 조각하거나 좌석방석을 몰딩형으로 제작함으로써 달성할 수 있다.

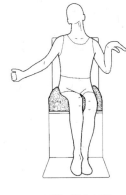

골반 회전 구축

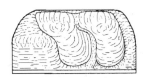

회전된 골반과 체간의 구축된 자세를 위하여 좌석 방석과 등 지지대를 맞춘다

> **note:** 골반이 구축되었든 유연하든, 골반은 145-148page에서 설명한 것처럼 전방부터 지지해야 할 필요가 있다.

몰딩형 자세보조용구의 장점

1. 접촉면이 많아진다.[4]
2. 더 많은 감각적 자극을 제공하여 대상자가 좌석에서 좀 더 안전함을 느낄 수 있게 하고, 어쩌면 강직을 감소시킬 수도 있다.
3. 좌석에서 안정성 있는 부분을 늘려서 자세 유지 기능을 강화시킨다.[4]
4. 좌석에서 과도한 움직임을 억제한다.

몰딩형 자세보조용구의 단점

1. 움직임과 무게 중심 이동을 제한한다.
2. 성장으로 인해 필요한 잠재적 변화 혹은 관절 움직임 변화에 제한을 준다.
3. 몰딩형 자세보조용구는 표면과 몸이 완전히 접촉을 하기 때문에 온도가 더 높다.

References

1. Bergen A, Presperin J, Tallman T. *Positioning for Function: Wheelchairs and Other Assistive Technologies*. Valhalla, NY: Valhalla Rehabilitation Publications, Ltd.; 1990.

2. Trefler E, Hobson D, Taylor SJ, Monahan L, Shaw CG. *Seating and Mobility for Persons with Physical Disabilities*. Tucson, AZ: Therapy Skill Builders; 1993.

3. Presperin J. Interfacing techniques for posture control. *Proceedings from the 6th International Seating Symposium*. 1990:39－45.

4. Ward D. *Prescriptive Seating for Wheeled Mobility*. Ft. Lauderdale, FL: HealthWealth International; 1994.

5. Monahan L, Shaw G, Taylor S. Pelvic positioning: Another option. *Proceedings from the 5th International Seating Symposium*. 1989:80－5.

6. Zacharow D. Problems with postural support. *Physical Therapy Forum*. 1990; IX(35):1－5.

7. Mulcahy CM, Poutney TE. The sacral pad－description of its clinical uses in seating. *Physiotherapy*. 1986 Sept; 72(9):473－4.

8. Margolis S. Lumbar support issues. *Proceedings from the 8th International Seating Symposium*. 1992:19－22.

9. Margolis S. The biangular back revisited: Use, misuse and clinical potentials. *Proceedings from the 18th International Seating Symposium*. 2002.

10. Wengert ME, Margolis K, Kolar K. A design for the back of seated positioning orthoses that controls pelvic positioning and increases head control. *Proceedings from the 10th Annual RESNA Conference*. 1987:216－18.

11. Zollars J, Axelson P. The back support shaping system: an alternative for persons using wheelchairs with sling seat upholstery. *Proceedings of the 16th Annual RESNA Conference*. 1993:274－6.

12. May L, Butt S, Kolbinson K, Minor L. Back support options: Functional outcomes in SCI. *Proceedings from the 17th International Seating Symposium*. 2001:175－6.

13. Engstrom B. *Ergonomics Wheelchairs and Positioning*. Hasselby, Sweden: Bromma Tryck AB; 1993.

14. Wright D, Siekman A, McKone B, Hockridge T, Margolis S. Notes from Stanford Rehabilitation Engineering Center Seating Seminar. February 1990.

15. Siekman A, Flanagan K. The anti－thrust seat: A wheelchair insert for individuals with abnormal reflex patterns of other specialized problems. *Proceedings from the 6th Annual RESNA Conference*. 1983:203－5.

16. Siekman A. Seating hardware: New age solutions to age old problems: The antithrust seat. *Proceedings from the 5th International Seating Symposium*. 1989.

17. McKone B. Return to functional seated positioning and mobility. *Presentation at 11th Annual Heal Trauma Conference: Coma to Community*. Santa Clara Valley Medical Center, CA, 1988.

18. Siekman A. The anti－thrust seat: Proper implementation and use. *Proceedings from the 22nd International Seating Symposium*. 2006:193－4.

19. Noon J. Personal communication. Fall 2008.

20. Bergen A. Personal communication. Fall 2008.

21. Waugh K. Personal communication. Fall 2008.

22. Waugh K. Measuring the right angle. *Rehab Manag*. 2005 Jan－Feb;18(1):40:43－7.

23. Post K, Murphy TE. The use of forward sloping seats by individuals with disabilities. *Proceedings from the 5th International Seating Symposium*. 1989:54－60.

24. Myhr U, von Wendt L. Improvement of functional sitting position for children with cerebral palsy. *Dev*

Med Child Neurol. 1991; 33:246−56.

25. Dilger N, Ling W. The influence of inclined wedge sitting on infantile postural kyphosis. *Proceedings from the 3rd International Seating Symposium.* 1987:52−7.

26. Wright D, Siekman A, McKone B, Hockridge T, Margolis S. Notes from Stanford Rehabilitation Engineering Center Seating Seminar. February 1990.

27. Reid DT. The effects of the saddle seat on seated postural control and upper−extremity movement in children with cerebral palsy. *Dev Med Child Neurol.* 1996 Sep; 38(9):805−15.

28. Cooper D, Dilabio M, Broughton G, Brown D. Dynamic seating components for the reduction of spastic activity and enhancement of function. *Proceedings from the 17th International Seating Symposium.* 2001:51−6.

29. Hahn M, Simkins S. Effects of dynamic wheelchair seating in children with cerebral palsy. *Proceedings from the 24th International Seating Symposium.* 2008:153−7.

30. Magnuson S, Dilabio M. Dynamic seating components: The best evidence and clinical experience. *Proceedings from the 19th International Seating Symposium.* 2003:109−11.

31. Connor PS. A bit of freedom for full−body extensor thrust: A non−static positioning approach. *Proceedings from the 13th International Seating Symposium.* 1997:185−7.

32. Nwaobi O, Hobson D, Trefler E. Hip angle and upper extremity movement time in children with cerebral palsy. *Proceedings from the 8th Annual RESNA Conference.* 1987:39−41.

33. Bergen A. A seat belt is a seat belt is a ⋯⋯ *Assist Technol.* 1989;1(1):77−9.

34. Margolis S. Jones R, Brown B. The Subasis bar: An effective approach to pelvic stabilization in seated positioning. *Proceedings from the 8th Annual RESNA Conference.* 1985:45−7.

35. Cooper D, Treadwell S, Roxborough L. The meru rigid pelvic stabilizer for postural control. *Proceedings from the 10th Annual RESNA Conference.* 1987:573−5.

36. Noon J, Chesney D, Axelson P. Development of a dynamic pelvic stabilization support. *Proceedings from the 19th Annual RESNA Conference.* 1998:209−11.

37. Cooper D. Biomechanics of selected posture control measures. *Proceedings from the 7th International Seating Symposium.* 1991:37−41.

38. McDonald R. Development of a method of measuring force through a kneeblock for children with cerebral palsy. *Proceedings from the 17th International Seating Symposium.* 2001:47−8.

39. Zacharow D. *Posture: Sitting, Standing, Chair Design and Exercise.* Springfield, IL: Charles Thomas; 1988.

Chapter 7

•
•
•

체간

골반과 천골을 지지하고, 고관절과 하지를 정렬한 후에, 체간(요추, 흉추, 등, 가슴) 지지에 대해 이야기할 것이다. **체간 이전에 고관절과 하지가 우선적으로 지지되어야 한다는 사실을 기억하라.** 체간은 다음과 같은 상태일 수 있다.

▸ 후만

▸ 측만

▸ 회전

▸ 신전(아치형 등)

> **note:** 대상자에게서 위와 같은 네 가지 경향의 자세나 구축변형이 복합적으로 나타날 수 있다.

상부 등 지지대의 목적

이전에 언급하였듯이, 하부 등 지지대는 상부 등 지지대와는 별도로 고려해야 한다. 상부 등 지지대는 골반/천골 위쪽에 있는 등 지지대의 일부분이다. 상부 등 지지대는 흉추/요추, 등과 흉곽을 지지한다.

상부 등 지지대는 다음과 같아야 한다.

▸ 대상자의 체간 중립 자세를 지지하고, 머리는 골반 위쪽에서 잘 정렬되어야 한다.

▸ 등 중간부분을 뒤쪽으로 구부리거나, 주위를 돌아보는 것, 한쪽으로 기대는 것, 등 지지대 프레임에 팔꿈치를 끼우는 것, 팔과 상지대를 자유롭게 움직이는 것 등과 같은 기능적 움직임에 필요한 운동을 제한하지 않아야 한다.

▸ 체간과 흉곽의 자연스러운 만곡을 인정하고, 특정 뼈 돌출부(늑골, 척추의 극돌기, 견갑골 등)를 수용해야 한다.

> 일반적인 가이드라인을 유념하라. 등 지지대는 견고한 것부터 지지해보라. 등 높이에 대해서는 123page를 참고하라.

A 후만

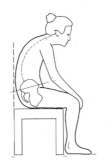

체간이 후만된 경우, 아래 사항들을 고려하여야 한다.

▶ 상부 등 지지대와 상·하부 등 지지대 사이의 관계

▶ 전방 체간 지지대

1. 상부 등 지지대와 상·하부 등 지지대 사이의 관계

대상자의 체간을 중립자세로 취하기 위해 어떤 지지가 필요한지에 대해서는 손으로 이해한 것(도수 평가 결과)을 참고하라.[1]

▶ 머리가 가장 잘 정렬된다고 느껴지는 척추의 자세는 어떤 것인가?

▶ 체간을 바르고 안정적으로 만들기 위해 손으로 어디를 지지해야 하는가?

▶ 체간 전만을 방지하기 위해 어느 정도의 지지가 필요한가?

▶ 척추가 뒤쪽으로 신전되기에 충분히 유연한 부분은 어디인가? 이 부위는 머리 정렬에 축으로 사용될 수 있는가?

유연성(flexible)
가능한 선택 사항

a. 단단하고 굴곡이 있는 등 지지대(firm and contoured upper back support): 상부 등 지지대는 대상자의 척추 만곡에 따라 견고하게 지지할 수 있고, 그래서 대상자의 머리와 체간이 골반 위쪽에서 편안하게 균형잡힌다. PSIS와 흉추 만곡의 정점 사이의 수평적 거리를 결정하는 측정 시에 골반과 체간의 보상 작용을 참고하라.[2]

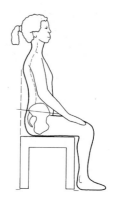

b. 상부 등 지지대 각도: 상부 등 지지대는 대상자의 중립 균형 지점(neutral balance point) 뒤쪽으로 각도를 이룰 수 있다. 이 선택사항은 대상자가 등 중간 부분을 뒤쪽으로 구부릴(신전) 수 있게 한다.[1,3-5] 골반과 체간을 과도하게 교정하지 않아야 한다.

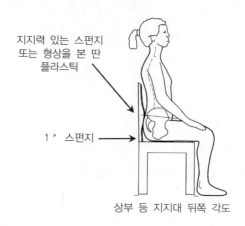

지지력 있는 스펀지
또는 형상을 본 딴
플라스틱

1 ″ 스펀지

상부 등 지지대 뒤쪽 각도

c. semi-rigid support(반쯤 단단한 지지대): 대상자가 느슨한(sling) 등받이를 계속 사용한다면, 느슨한(sling) 등받이 뒤에 유연하지만 단단한(semi-rigid) 지지대를 적용하여 대상자의 골반, 척추와 하부 흉곽을 지지할 수 있다. 하부 등 지지대와 상부 등 지지대 사이의 각은 대상자의 척추에서 유연한 부분과 일치해야 한다. 이 각도는 상부 등 지지대를 뒤쪽으로 구부리는 것(신전)을 가능하게 한다.[6]

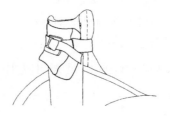

느슨한(sling) 등받이 뒤쪽에
semi-rigid support(반쯤 단단한 지지대)

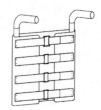

느슨한(sling) 등받이 뒤쪽의 스트랩

d. 기울임(tilt): 자세보조용구 혹은 휠체어를 뒤쪽으로 기울(tilt)이는 것은 머리와 체간이 앞쪽으로 떨어지는 것을 방지할 수 있다.

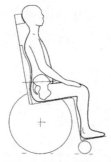

자세보조용구 혹은 휠체어를 뒤쪽으로 틸트하기

e. 좌석-등 지지대 각도 증가: 때로 좌석방석을 전방 아래쪽 경사를 주어 기울여 좌석-등 지지대 각도를 약간 열어줌으로써 유연성 있는 골반의 후방 경사를 유도하여 체간을 중립자세 및 바르게 선 자세를 촉진할 수 있다. 이 방법은 대상자가 피로하지 않도록 짧은 시간 동안 치료적, 기능적으로 사용해야 하는 것을 기억하라. 만약에 긴 시간 동안 사용해야 한다면, 무릎 전방 블록(anterior knee block)을 사용할 수 있다. 148page를 참고하라.

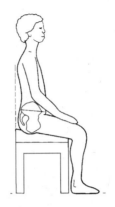

전방 아래쪽 경사를 준 좌석방석

f. 곡선형 지지대(Contour): 만약 대상자가 체간 지지대 사용을 원하지 않는다면, 상부 등 지지대를 약간 곡선 형태로 만들 수 있다. 이것은 휠체어의 느슨한(sling) 등받이와는 다르다. 느슨한(sling) 등받이는 시간이 지날수록 슬링이 증가하고, 등의 상부를 둥글게(후만) 한다. 곡선이 있는 등 지지대는 시간이 지나도 곡선이 변화하지 않게 단단한 재질로 만들어졌다.

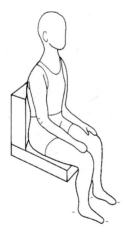

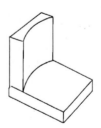

지지력 있는 스펀지

완만한 곡선 등받이 등 지지대

g. 곡선형 체간 측방 지지대(lateral trunk contours): 특별히 체간의 양쪽에 위치되어 있는 체간 곡선형 측방 지지대(lateral trunk contours)는 대상자가 좀 더 바른 중립 자세로 앉을 수 있도록 충분한 안정감을 준다. 이 지지대는 기능에 필요한 체간 움직임을 방해하지 않아야 한다.

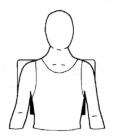 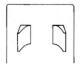

체간 측방 지지대

h. 체간 측방 지지대(lateral(side) trunk support)☆: 이것은 곡선형 체간 측방 지지대보다 좀 더 많은 안정감을 제공한다. 이 지지대는 얇고, 조절 가능하며, 겨드랑이 신경을 자극하지 않을 정도의 높이다. 이 지대는 흉곽의 모양에 따라 곡선 형태로 만들 수 있다. 또한, 좀 더 많은 안정감을 제공하기 위해서 등 지지대에서 앞쪽으로 연장할 수 있어야 하고, 체간 조절 능력이 좋다면 더 짧게 적용할 수 있다. 체간 측방 지지대는 얇아야 하고, 팔 움직임을 제한해서는 안 된다. 중간정도로 단단한 폼으로 감싸면 단단한 부분이 신체에 닿지 않을 것이다. 대상자가 특정 활동을 위해서만 체간 측방 지지대가 필요하다면, 필요 없을 때는 지지대를 쉽게 분리하거나 스윙어웨이 시킬 수 있어야 한다.[7]

하드웨어(볼트, 너트, 브라켓)가
드러나지 않음

폴리우드, 금속, 단단한 플라스틱

중간 정도 혹은 단단한 폼

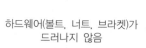 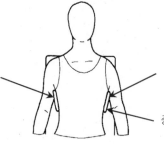

체간 측방 지지대

Design Challenge

조절가능함

자세유지의 첫 번째 목표는 대상자의 체간을 자신의 중립자세로 지지하는 것이다. 상부와 하부 등 지지대 각도는 조절 가능한가? 혹은 다른 기능적인 움직임을 위해 다른 자세로 지지가 가능한가? 그것은 대상자가 뒤쪽으로 기대게(신전) 할 수 있는가? 대상자가 좀 더 바르게 앉을 때도 체간을 지지할 수 있는가?

구축된(fixed)

체간이 후만된 상태로 구축되었다면, 등 지지대의 목적은 머리가 균형잡힌 상태로 바르게 정렬될 수 있게 등을 지지하는 것이다. 후만으로 구축된 체간에 대한 질문의 가이드라인은 다음과 같다.

▸ 머리를 가장 균형잡히게 할 수 있는 골반 위의 척추 자세는 어떤 것인가?

가능한 선택사항

a. 둥근 모양의 등 지지대

편평한 등 지지대 대신, 대상자의 체간 자세에 맞는 둥근 등 지지대를 적용한다.[2,8]

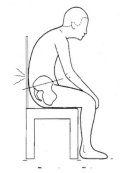
편편항 등 지지대를 적용하지 않는다

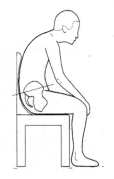
둥근 모양의 등 지지대

b. 90° 이상의 좌석면과 등 지지대 사이 각도

좌석면과 등 지지대 사이 각도를 90° 이상으로 해야 할 필요가 있다. 상부 등 지지대의 각도는 머리가 바르게 서고, 균형을 잡을 수 있게 하기 위해 대상자의 후만 만곡에 맞추어야 할 필요가 있다.

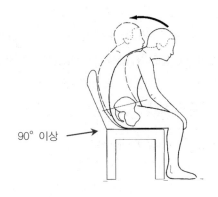
90° 이상 →

좌석–등 지지대 각도가 90° 이상

c. 약간 뒤쪽으로 틸트시킴

구축된 후만을 지지한 후에, 전체 자세보조용구를 대상자의 머리가 바르게 서고, 균형잡힐 때까지 뒤쪽으로 약간 틸트시킬 수 있다.

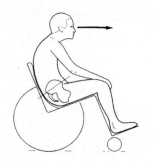

자세보조용구를 뒤쪽으로 틸트시킴

d. 돌출부가 닿는 등 지지대를 잘라냄

등 지지대에서 뼈가 두드러지는(종종 척추, 늑골, 견갑골) 특별한 부위는 파내거나 압력을 낮추는 것이 필요할지 모른다.

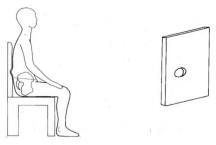

등 지지대의 압력을 낮추거나 잘라내는 것

e. 느슨한 등받이를 조여 줌

대상자가 등과 머리, 목의 균형이 잘 유지된 채 구축되어 있는 상태로 오랜 시간 앉아 있어야 한다면, 현재 등 지지대를 변화시켜야 할 필요가 없을지도 모른다. 하지만 대상자가 느슨한(sling) 등받이가 있는 휠체어를 사용하고 있다면, 더 많이 느슨해지는 것을 방지하기 위해 스트랩으로 느슨한(sling) 등받이를 다시 조여줄 필요가 있다.[1,9]

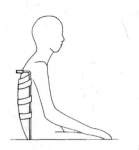

2. 체간 전방 지지대(anterior trunk supports) ☆

대상자가 바르게 앉기 위해 체간의 앞쪽을 지지해야 할 필요가 있을지도 모른다. 체간의 앞쪽을 지지하기 전에, 골반 위쪽에 대상자의 머리가 잘 정렬되게 하기 위해서 자세보조용구를 틸트하거나, 등 지지대 각도와 모양을 다양하게 시도해 볼 필요가 있다. 체간 전방 지지대를 사용해야만 한다면, 지지대를 사용하지 않는 시간 또한 가져야 한다. 만약 대상자가 자세보조용구에서 항상 스트랩을 착용하고 있다면, 대상자는 체간 조절능력을 발달시킬 기회가 적을 것이다. 체간 전방 지지대는 대상자의 척추가 유연성이 있거나 구축되었을 때 사용할 수 있다.

체간 전방 지지대는 다음과 같아야 한다.

▶ 안정감을 제공하고, 기능적인 움직임을 제한하지 않아야 한다.

▶ 호흡을 제한하거나 질식을 일으키지 않도록, 안전해야 한다. 그리고 위급 상황에서 쉽게 제거가 가능해야 한다.

▶ 뼈 돌출부분에 염증이 나지 않도록 해야 한다.

▶ 대상자의 신체 구조에 맞추어야 한다.

▶ 부드러운 조직을 파고들지 않도록 스트랩에 패드를 덧대어야 한다.

체간 지지대/스트랩이 어떤 역할을 해야 하는지 핸드시뮬레이션을 시행한다. 어떻게 부착하는 것이 최선인지를 알기 위해 체간 지지대/스트랩을 다른 각도로 부착하여 다양한 형태를 시도한다.[10]

▶ 안정감을 제공하기 위해서 혹은 체간과 상지대를 바르게 하기 위해 힘을 주어야 하는 손의 위치는 어디인가?

▶ 지지대는 얼마만큼의 안정감을 주어야 하는가? 체간 전방 움직임을 전체적으로 제한해야 하는가? 아니면 일부 움직임을 허용해야 하는가?

▶ 안정감을 제공하기 위해 스트랩은 어느 방향에서 당겨야 하는가? 원하지 않은 운동 패턴을 감소시키기 위해서는 어느 방향으로 당겨야 하는가?

> **주의**
> 골반이 골반 전방 지지대로 적절하게 안정화 되지 않았다면, 전방 체간 지지대를 사용하는 것은 위험하거나 치명적일 수 있다. 골반이 적절하게 안정화 되어 있지 않다면, 대상자는 좌석에서 아래쪽으로 미끄러져 내려올 수 있으며, 체간 전방 지지대는 목 앞쪽 부분을 압박할 수 있다. 이것은 질식하게 할 수 있고, 죽음에 이르게 할 수도 있다.

가능한 전방 체간 지지대 선택 사항

a. 흉곽을 두른 체간 스트랩(trunk strap around the chest)

흉곽을 두른 체간 스트랩은 체간이 앞쪽으로 떨어지는 것을 방지할 수 있다. 이 스트랩은 견갑골을 앞쪽으로 움직이고, 팔을 앞쪽으로 뻗을 수 있게 해준다. 대상자가 스트랩의 윗부분에 매달려 있는 경향이 있다면, 이 스트랩을 쓰면 안 된다.

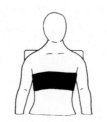

흉곽을 두른 체간 스트랩

b. 탄성이 있는 체간 스트랩(trunk strap with elastic)

탄성이 있는 체간 스트랩은 좀 더 체간 움직임을 허용하고, 숨 쉬는 동작을 확장시킨다.[11]

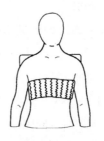

탄성이 있는 체간 스트랩

c. 당기는 스트랩(puller strap)

대상자가 체간 측방 지지대에 의지하려 할 때 당기는 스트랩을 사용한다. 대상자가 기대는 체간 지지대의 안쪽과 다른 쪽 체간 지지대의 바깥쪽을 체간을 가로질러 당겨서 연결시킨다. 이 스트랩은 한 쪽 어깨가 앞쪽으로 회전되었을 때 흉곽의 사선으로 맬 수 있다.[11]

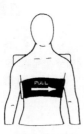

당기는 스트랩

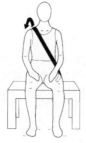

흉곽을 가로지른
당기는 스트랩

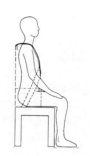

당기는 스트랩의 등
지지대 부착지점

d. H형 스트랩(H-strap)

스트랩의 윗부분은 등 지지대의 어깨 약간 아래쪽에 부착한다. 이 부착지점에서, 대상자 어깨가 전인되려는 경향이 있을 때 스트랩은 어깨를 껴안아 뒤쪽으로 당긴다. 스트랩에 있는 버클은 H 스트랩의 탈부착과 조절을 더욱 쉽게 한다.[2,11]

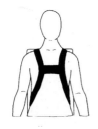

H 스트랩

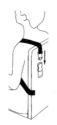

H 스트랩의 등 지지대 부착지점

e. 가슴 패널(chest panel)

가슴 패널은 X자 모양으로 플라스틱 혹은 semi－rigid 재질로 만들어져 있다. 그것은 가슴뼈(흉골)를 압박한다. 가슴패널은 흉골의 꼭대기 아래쪽 부분에 위치시켜, 불쾌감과 목졸림을 예방한다.[2,11]

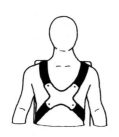

가슴 패널

> **주의 & Tech Tip**
>
> 체간 전방 지지대의 안전을 위협하는 요인은 무엇인가?
> 정답: 하부 벨트에 겨드랑이가 걸리는 것, 상부 벨트에 목이 걸리는 것 가슴패널을 사용할 때는 매우 주의를 기울여야 한다. 스트랩이나 조끼 모양 지지대(vest), 혹은 가슴패널의 위치는 위쪽 스트랩이 목 쪽에 가까운 것보다 아래쪽 스트랩이 겨드랑이 쪽에 가까워지게 해야 한다.

f. 조끼 모양 지지대(vest)

조끼 모양 지지대는 단단하지만 유연성 있는 재질로 만들어질 수 있다. 이것은 스트랩보다 대상자의 신체에 더 많이 접촉한다. 감각 접촉 및 안정성이 더 많이 요구되는 대상자는 조끼 모양 지지대를 더 선호할 지도 모른다.[12]

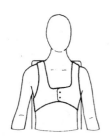

조끼 모양 지지대(vest)

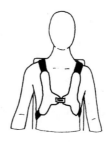

버클이 있는 조끼 모양 지지대(vest)

g. 어깨 스트랩(shoulder strap)

어깨 스트랩은 어깨를 약간 뒤로 당기기 위해 체간 지지대에 부착될 수 있다. 이 스트랩은 가슴을 가로지르지 않기 때문에 특히 여성에게 좋다.

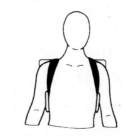

체간 지지대에 부착된 어깨 스트랩

h. H형 스트랩을 적용한 가슴 스트랩(chest strap with H-strap)

이 디자인에서는 고리형태의 단단하고 좁은 끈(Webbing)이 왼쪽, 오른쪽 가슴 스트랩에 바느질되어 있다. 가슴 스트랩은 가운데 부분에 버클이 있다. 어깨 스트랩은 대상자의 요구에 따라 가슴 스트랩에 고리를 통과시킬 수 있다.[13]

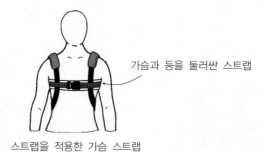

가슴과 등을 둘러싼 스트랩

스트랩을 적용한 가슴 스트랩

i. 동적 체간 스트랩(Dynamic trunk strap)

단단하고 좁은 끈(Webbing)은 탄성 있는 스트랩 위에 고리 형태로 꿰매어져 있다. 이것은 체간에 약간의 동작을 허용하지만, 고리형태의 단단하고 좁은 끈(Webbing)은 약간의 움직임 조절 능력 또한 제공한다. 이것은 체간 혹은 흉부 스트랩에 사용될 수 있다.[13]

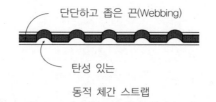

단단하고 좁은 끈(Webbing)

탄성 있는

동적 체간 스트랩

Tech Tip
등 지지대에 부착되는 어깨 스트랩 가이드(guides)는 스트랩이 어깨가 떨어지거나 목이 끼지 않도록 도와준다.

B 측만

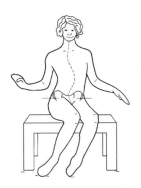

만곡이 유연한 경우, 체간의 측면에 자세 지지대는 체간을 한쪽으로 기대게 하거나 체간의 만곡을 방지하도록 혹은 체간을 기대고 만곡을 그대로 유지하도록 할 것이다. 우리가 이미 골반을 지지했고, 이것은 골반 측방 지지대가 골반의 각각 측면을 지지한다는 것을 의미한다는 것을 기억해야 한다.

유연성(flexble)

대상자가 어디에 얼마만큼의 지지를 필요로 하는지에 대해 결정할 때 도수 평가가 도움이 될 것이다.

▶ 머리가 가장 균형잡혀 있다고 느낄 수 있게 하기 위한 척추는 어떤 자세인가?

▶ 체간이 한쪽으로 만곡되는 것을 방지하기 위해 어디에 어떤 방향으로 손을 두어야 자세를 바르게 하거나 지지할 수 있는가?

▶ 체간을 조절하거나 지지하기 위해 필요한 최소한의 표면 접촉면은 어디인가? 손 전체 혹은 하나 두 개의 손가락?

가능한 선택 사항

1. 체간 측방 지지대(lateral trunk support)

같은 높이의 체간 측방 지지대(lateral trunk support)는 효율적인 체간 안정성과 도움(guidance)을 제공한다. 체간 지지대의 높이는 자세 조절과 안정성에 요구되는 총량에 따른다. 지지대는 위치시킬 수 있다. 이 지지대는 움직임을 제한하기 위해 흉곽의 측면 가까이에 위치할 수 있고, 좌우 움직임을 허용하기 위해 흉곽으로부터 더 멀리 위치시킬 수 있다. 또한 이 지지대는 지지력이 더 많이 요구될 때에 등 지지대로부터 앞쪽으로 확장시킬 수 있고, 지지가 덜 요구될 때는 더 짧아질 수 있다. 만약 체간 측방 지지대가 특정 활동을 위해서만 필요하다면, 지지대는 제거하거나 필요하지 않을 때에 다른 쪽으로 이동하기 쉬워야 한다.[7]

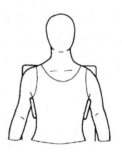

체간 측방 지지대

2. 3점 지지

대상자의 체간이 한쪽으로 휘어져 있고, 이를 방지하기 위해서 좀 더 조절해야 할 필요가 있다면, 체간 측방 지지대는 3점의 압력 부위를 제공함으로써 보상 작용을 일으킬 수 있다. 한쪽 지지대는 척추가 휘어진 지점(볼록한 쪽 ⓐ) 바로 아래에 위치시켜라. 척추의 반대쪽(오목한 쪽 ⓑ와 ⓒ)에서, 한쪽 지지대는 위쪽에, 다른 한쪽 지지대는 커브 아래쪽에 위치시켜라. 지지대의 위치는 체간 만곡의 모양과 크기에 따라 다르다. 지지대는 얇아야 하고, 신체 모양에 맞게 곡선으로 맞추어야 하며, 조절 가능해야 한다. 가장 위쪽에 지지대는 겨드랑이 아래쪽을 자극하지 않는 범위에서 지지를 제공할 정도로 충분히 높아야 한다. 종종 가장 아래쪽에 있는 지지대는 골반의 옆쪽에 위치시키기도 한다. 효과적으로 지지하기 위해서는 왼쪽과 오른쪽 체간 지지대 사이에 하나 혹은 두 개의 늑골이 있어야 한다.[8,14,15]

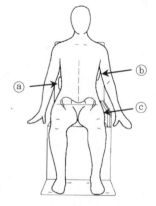

3점 지지

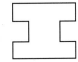

Tech Tip

"I"형태의 등 지지대는 체간 측방 지지대를 쉽게 조절할 수 있게 한다.

3. 168~170page에 언급되어 있는 전방 체간 지지대(anterior trunk support)는 체간을 안정화하기 위해 유용할 것이다.

구축된(fixed)

1. 등 지지대는 변형된 모양에 맞게 일치시켜라. 만곡을 지지하되, 교정하려 해서는 안 된다. 등 지지대의 뼈 돌출부(척추, 늑골)는 압력을 완화시켜야 할 필요가 있다. 골반이 측방 경사와 회전으로 구축되어 있기 때문에, 지지대의 목적은 체간을 중립자세로 맞추는 것이 아니라, 우선적으로 머리를 중립자세, 균형잡힌 자세로 맞추어 주는 것이다. 그 다음으로 구축된 체간과 골반 형태에 맞추어 준다. 측만증은 "C"형, "S"형 혹은 추가적인 만곡이 있는 "S"형태가 될 수도 있다. 등 지지대를 구축된 체간 자세와 일치시켜라.[8] 등 지지대는 대상자에 맞춤형으로 만들어질 수 있고, 단단한 폼과 같이 반쯤 단단한 재질로 성형될 수 있다. 몰딩형 자세보조용구의 장/단점에 대해 157page를 참고하라.

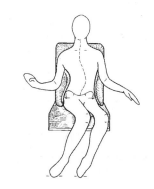

측만증이 구축된 사용자에게 적용한
자세보조용구

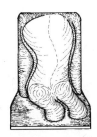

몰딩형 자세보조용구

2. 168~170page에 언급되어 있는 전방 체간 지지대(anterior trunk support)는 체간을 안정화하기 위해 유용할 것이다.

C 체간회전

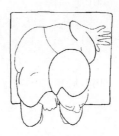

상부 체간 회전 – 위에서 본 장면

상부 체간이 한쪽 앞으로 회전되었고, 유연하다면 지지대의 목적은 체간을 바르게 하고, 과도한 회전을 제한하는 것이다. 도수 평가는 체간 지지대/스트랩의 모양과 어떻게 몸에 부착해야 하는지를 이해하는 데 도움이 될 수 있다.

유연성(flexble)

▶ 상부 체간과 상지대의 앞쪽 회전을 조절하기 위한 손의 위치는 어디인가?

▶ 회전을 조절하고, 안정화시키기 위해서 필요한 지지의 정도는 얼마만큼인가?

▶ 스트랩을 당기기에 최상의 방향은 어디인가?

▶ 상부 체간에 지지가 요구되는 부분의 모양과 표면을 기록하라. 뼈 돌출부를 고려해야 한다.

가능한 선택사항

1. 당기는 벨트(puller-strap)

한쪽 어깨가 앞쪽으로 회전되는 경향이 있다면 당기는 벨트는 흉곽에 대각선으로 지나가게 할 수 있다. 어깨에 힘주어 위치시킨 패드(force-localizing pad)는 지지대에 집중시켜 사용할 수 있다.

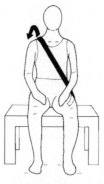

당기는 벨트

2. 앞으로 구부러진 체간 측면 지지대
(lateral trunk support that curves around the front)

체간과 흉곽의 앞으로 구부러진 체간 측면 지지대는 과도한 회전을 방지할 수 있다. 이 지지대는 대상자가 이동(transfer)할 때 축 바깥 방향으로 빼거나, 제거해야 할 때 필요할 것이다.

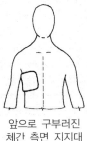

앞으로 구부러진
체간 측면 지지대

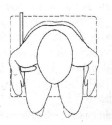

위에서 본 장면

3. 조끼모양 지지대(vest)

단단하지만 유연성 있는 재질로 만들어진 조끼모양 지지대는 과도한 회전을 방지하기 위하여 충분히 균등하게 압력을 분배하기 위해 사용할 수 있을 것이다.

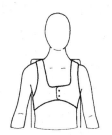

조끼모양 지지대(vest)

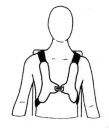

버클이 있는 조끼모양
지지대(vest)

4. 자세보조용구를 후방으로 기울임(tilt)

자세보조용구를 뒤쪽으로 기울이는 것은 체간을 과도하게 앞쪽으로 회전하는 것을 방지할 지도 모른다.

구축된(fixed)

상부 체간이 한쪽 앞쪽으로 회전되어 있고, 회전된 상태로 구축되어 있다면, 머리의 위치는 신체가 쉬는 자세를 따라야 한다. 173page 가이드라인을 참고하라.

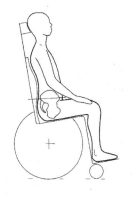

자세보조용구를 뒤쪽으로 기울임(tilt)

D   신전(아치형 등)

상부 체간이 신전(아치형 등)되어 있다면, 이 자세는 종종 상지대가 뒤쪽으로 당겨지고, 후인과 외측 회전된 것과 관련이 있다.

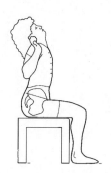

상부 체간의 신전(아치형 등)

유연성(flexble)

상부 체간이 유연하다면, 등 지지대의 목적은 상부 등의 과신전을 감소시키고 상지대의 자세를 바르게 하는 데 있다. 신전을 감소하기 위해 어떻게 손을 위치시켜야 하는지 생각해보라.

▶ 상부 등 아치를 조절하기 위해 손을 어디에 위치해야 하는가?
▶ 상부 등과 어깨가 요구하는 지지대의 모양과 표면을 기록하라. 이는 뼈 돌출부를 허용해야 한다.

가능한 선택사항

1. 단단한 등 지지대

대상자의 상부 체간이 중립 자세가 되었을 때, 대상자의 등 만곡과 일치하는 단단한 등 지지대를 적용한다.

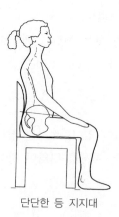

단단한 등 지지대

2. 웨지(wedge)

웨지(wedge)는 견갑골을 앞쪽으로 움직이도록 도울 수 있다.[2]

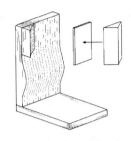

견갑골 후면에 부착된 웨지

3. 완만한 곡선형 등 지지대

완만한 곡선형 등 지지대를 적용한다.

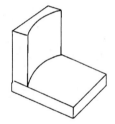

완만한 곡선형 등 지지대

4. 기울임(tilt)

자세 보조 용구를 뒤쪽으로 기울임(tilt)한다. 상부 등의 과도한 신전은 전체 자세 보조 용구를 뒤쪽으로 틸트하는 것을 통해 완화될 수도 있고, 그렇지 않을 수도 있다.

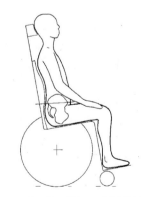

자세보조용구를 뒤쪽으로 틸트한다

5. 체간 전방 지지대(anterior trunk supports)

168~170page에 기술되어 있는 체간 전방 지지대는 체간을 안정화시키는 데 유용할 수 있다.

구축(fixed)

상부 등이 구축되었다면, 등 지지대의 목적은 체간이 편안하고 기능적이게 하기 위해 수정하고 지지하는 것이다.

1. 만곡된 자세 지지

만곡을 지지하고, 자세를 바로 잡으려 시도해서는 안 된다. 몇몇 사람들은 모양이 맞추어진 재질로 만곡을 지지하기를 원할 수도 있지만, 다른 사람들은 그렇지 않을 수도 있다.

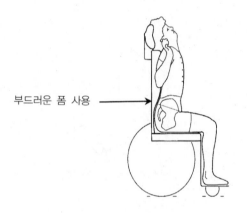

부드러운 폼 사용 →

상부 등이 신전 구축된 상태로 지지됨

2. 체간 전방 지지대

168~170page에 기술되어 있는 체간 전방 지지대는 체간을 안정화시키는 데 유용할 수 있다.

References

1. Zollars JA, McKone B. Above and beyond the pelvis: Taking a closer look at the head and trunk. *Proceedings from the 9th International Seating Symposium.* 1993:87−93.
2. Bergen A, Presperin J, Tallman T. *Positioning for Function: Wheelchairs and Other Assistive Technologies.* Valhalla, NY: Valhalla Rehabilitation Publications, Ltd.; 1990.
3. Margolis S. Lumbar support issues. *Proceedings from the 8th International Seating Symposium.* 1992:19−22.
4. Margolis S. The biangular back revisited: Use, misuse and clinical potentials. *Proceedings from the 18th International Seating Symposium.* 2002.
5. Wengert ME, Margolis K, Kolar K. A design for the back of seated positioning orthoses that controls pelvic positioning and increases head control. *Proceedings from the 10th Annual RESNA Conference.* 1987:216−18.
6. Zollars JA, Axelson P. The back support shaping system: An alternative for persons using wheelchairs with sling seat upholstery. *Proceedings of the 16thAnnual RESNA Conference.* 1993:274−6.
7. Presperin J. Deformity control. In *Spinal Cord Injury: A Guide to Functional Outcomes in Occupational Therapy.* Rockville: Aspen Publications; 1986.
8. Wright D, Siekman A, McKone B, Hockridge T, Margolis S. Notes from Stanford Rehabilitation Engineering Center Seating Seminar. February 1990.
9. Engstrom B. *Ergonomics Wheelchairs and Positioning.* Hasselby, Sweden: Bromma Tryck AB; 1993.
10. Trefler E, Angelo J. Comparison of anterior trunk supports for children with cerebral palsy. *Assist Technol.* 1997;9(1):15−21.
11. Presperin J. Interfacing techniques for posture control. *Proceedings from the 6th International Seating Symposium.* 1990:39−45.
12. Carlson JM, Lonstein J, Beck KO, Wilke DC. Seating for children and young adults with cerebral palsy. *Clin Prosthet Orthot.* 1987;11(3):176−98.
13. Noon J. Personal communication. Fall 2008.
14. Mao HF, Huang SL, Lu, HM, Wang YH, Wang TM. Effects of lateral trunk support on scoliotic spinal alignment in person with spinal cord injury: A radiographic study. *Arch Phys Med Rehabil.* 2006 Jun;87(6):764−71.
15. Trefler E, Hobson D, Taylor SJ, Monahan L, Shaw CG. *Seating and Mobility for Persons with Physical Disabilities.* Tucson, AZ: Therapy Skill Builders; 1993.

Chapter 8

·
·
·

고관절과 하지

골반과 함께 하지는 신체의 기능적으로 움직일 수 있도록 안정적인 기저면을 제공한다. 하지가 단단하거나, 구축되고, 무정위형 움직임을 보인다면, 골반과 신체의 다른 부분 자세에 영향을 미칠 수 있다. 고관절과 하지, 골반과 체간의 접점 부분을 지지할 필요가 있다. 이번 장에서는 다음과 같이 전형적인 자세와 움직임을 안내할 것이다.

- ▸ 내전/내회전
- ▸ 외전/외회전
- ▸ 바람맞이 자세(windswept)
- ▸ 고관절의 과도한 굴곡
- ▸ 하지가 지속적으로 움직임

어떤 구성요소가 안정감과 지지를 제공하기 위해 필요한지를 결정하기 위해 손을 사용하라.

- ▸ 고관절과 하지를 지지하기 위해 어디에 어떤 방향으로 손을 두어야 하는가?
- ▸ 과도한 고관절과 하지 움직임을 예방하고, 안정감을 제공하기 위해 얼마만큼 지지를 해주어야 하는가?
- ▸ 고관절과 하지에 안정감을 제공하기 위해 자세 지지에 필요한 최소한의 양은 얼마인가?
- ▸ 부착 부위(모양과 크기, 조직과 뼈 돌출부의 양, 자세보조용구의 어느 부위가 대상자의 신체에 부착될지 여부 등)의 특성은 무엇인가?

골반과 대퇴 지지대는

- ▸ 최대한 유연한 범위 내에서 고관절과 하지가 중립자세에 있도록 지지해야 한다.
- ▸ 대퇴부의 모양을 유지해야 한다.
- ▸ 이동(transfer)을 위해 필요하다면 제거하거나 접어내리기(flip-down)가 가능해야 한다.

A 내전/내회전

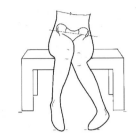

고관절과 대퇴의 내전과 내회전

flexible

고관절과 하지가 중립자세가 가능하도록 충분히 유연하다면, 중앙 대퇴 지지대(medial upper leg support☆)의 목적은 하지가 정중선 쪽으로 움직이는 것을 막거나 제한하는 것이다.

가능한 중앙 대퇴 지지대(medial upper leg support)의 선택사항

1. 부드러운 곡선 형태(mild contoured bump)

부드러운 곡선지지대는 다리 사이에 사용할 수 있다. 이 지지대는 다리를 떨어뜨리도록 상기시킬 필요만 있는 사람 혹은 약간의 지지를 해주어야 하는 사람에게 적용할 수 있다.

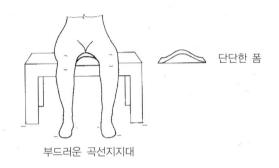

단단한 폼

부드러운 곡선지지대

2. 경사 형태 블록(wedged-shaped block)

대상자의 다리를 떨어뜨리기 위해 좀 더 많은 지지와 힘이 필요하다면, 무릎 사이에 경사 형태 블록(wedged−shaped block)을 사용한다. 이 블록은 무릎 앞쪽에서부터 대퇴의 1/3 지점까지 길이를 확장할 수 있다. 블록의 깊이와 너비는 대상자의 긴장도와 강직도에 따라 다르게 적용한다. 다리에 긴장도나 강직도가 높으면 각자의 방향으로 더 밀어주는 경향이 있다.[2,3] 블록을 더 크게 만드는 것은 더 많은 표면적에 압력을 분포시키는 것이다. 블록은 대상자 대퇴 모양에 따라야 한다. 이것은 대체로 무릎 쪽은 더 넓고, 골반 쪽으로 가면 더 좁아지도록 만드는 것을 의미한다. 블록은 이동(transfer)할 때와 화장실갈 때를 위해 제거하거나 접어내리기(flip−down) 할 수 있어야 한다.[1] 블록의 아래부분(블록을 제거할 수 있도록 만든) 좌석 방석의 구멍에 낄 수 있어야 한다. 만약 제거 가능하다면, 잃어버리지 않도록 자세보조용구를 줄로 묶어두어야 할 것이다.

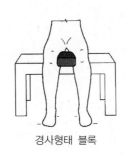

경사형태 블록

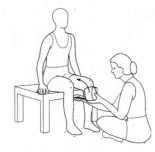

블록 접어내리기(flips down)

fixed

한쪽 혹은 양쪽 고관절과 하지가 내전/내회전되어 구축되어 있다면, 중앙 대퇴 지지대(medial upper leg support)의 목적은 구축과 긴장을 방지하기 위한 지지대, 무릎의 피부에 염증이 일어나지 않도록 보호하기 위한 지지대를 제공하는 것이다.

1. 각 대상자의 유연성 범위 내에서 고관절과 하퇴 지지

step1. 고관절 자세. 무릎 사이에 작은 패드를 대어라. 고관절과 하지를 바깥쪽으로 밀지 말아야 한다. 고관절이 탈구와 아탈구되지 않도록 해야 한다. 이것은 의사가 체크해야 한다.

통증을 유발할 수 있기 때문에, 탈구와 아탈구된 고관절의 바깥으로 힘을 주지 않는 것은 매우 중요하다.

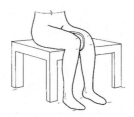

무릎 사이의 작은 패드

step2. 하퇴 지지대(support the lower legs)

유연성 평가를 통해 알게 된, 고관절/하퇴의 내전 혹은 내회전의 차이점에 대한 정보를 이용하라. 고관절의 회전 제한성을 인정해야 할 필요가 있다.

만약 내전 구축된 자세에서, 고관절은 하퇴와 발이 무릎과 수직선상에 있도록 외측회전시킬 수 없다면, 하퇴와 발을 이 자세 그대로 지지하여야 한다. 절대로 발에 정중선 쪽으로 힘을 주지 않아야 한다. 고관절과 슬관절에 통증과 손상을 유발하고, 골반을 제자리에서 이탈시키게 될지도 모른다.

중앙 대퇴 지지대를 사용하기 전에 골반과 고관절을 측방 골반 지지대로 지지하라.

B 외전/외회전

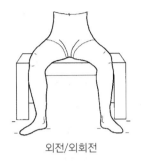

외전/외회전

flexible

한쪽 혹은 두쪽 고관절과 하지가 외전, 외회전되어 있지만, 중립자세가 되도록 충분히 유연하다면, 골반/대퇴 측방지지대(lateral(side) pelvic and upper leg support☆)의 목적은 고관절을 좀 더 중립자세 (5~8° 외전)로 맞추도록 유도하는 것이다.

골반/대퇴 측방 지지대(lateral pelvic and upper leg supports) 선택 사항

1. 굴곡 있는 지지대(contoured support) 혹은 골반과 하지의 외측 블록(blocks on the outside of the pelvis and legs)[1,4]

도수 평가 결과를 바탕으로 알게 된 대상자가 요구하는 안정성에 대한 정도에 따라 지지대의 높이나 길이를 정하게 될 것이다. 또한 대상자의 하지 모양에 따라 지지대의 모양 역시 정하게 될 것이다.

a. 어떤 사람은 골반에만 블록 혹은 굴곡이 있는 지지대가 필요할 수도 있다.

대상자가 좀 더 자세 조절을 하고 안정성을 갖기를 원한다면 더 높게 지지대를 만들어야 한다.

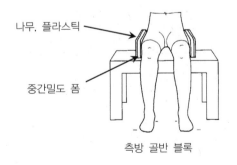

나무, 플라스틱

중간밀도 폼

측방 골반 블록

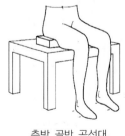

측방 골반 곡선대
(lateral pelvic contours)

b. 무릎 뒤쪽까지 확장된 지지대

몇몇 사람들은 무릎 뒤쪽까지 확장된 지지대를 필요로 한다.

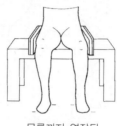

무릎까지 연장된
골반측방지지대

fixed

고관절과 하지가 구축되어 있다면, 긴장도와 구축를 최소화하기 위해 지지대를 제공하는 것이 목표이다.

1. 외전된 하지 지지

외전된 하지를 지지하고, 외회전을 방지한다.

step1. 내전 제한 범위 내에서 편안한 자세로 고관절과 하지를 지지한다.

step2. 하퇴를 지지한다. 유연성 평가를 통해 알게 된, 고관절/하퇴의 외전 혹은 외회전의 차이점에 대한 정보를 이용하라. 고관절의 회전 제한성을 인정해야 할 필요가 있다.

이 자세에서 하퇴와 발을 무릎과 수직선상에 두기 위해 고관절을 내전시킬 수 없다면, 하퇴와 발을 이 자세(개구리발 자세)를 지지한다. 고관절과 무릎에 손상을 주고, 통증을 유발하며, 골반을 제자리에서 이탈시킬지도 모르기 때문에, 무릎과 일직선상으로 만들기 위해 발에 힘을 절대 주어서는 안된다. 경사진 발판(footplate)은 완전하게 발을 지지하기 위해 필요할 지도 모른다.

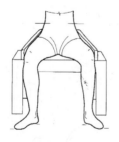

구축된 자세에서 하지를
지지한다

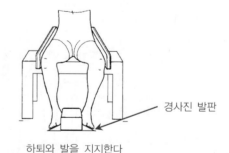

경사진 발판

하퇴와 발을 지지한다

C 바람맞이 자세. 같은 방향으로 고관절이 회전된(windswept)

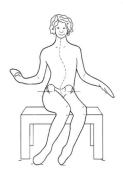

양쪽 하퇴가 같은 방향으로 회전됨(windswept)

유연성(flexble)

양쪽 하지가 유연성이 있다면 자세 지지의 목적은 고관절에 편안하게 중립자세를 취할 수 있도록 대퇴를 지지하는 것이다.

1. 바람맞이 자세를 위한 골반과 대퇴 지지대

바깥쪽으로 회전된 무릎과 이동되거나 회전된 골반에 블록을 대어주어라. 지지대의 높이나 길이는 대상자가 요구하는 안정성의 정도에 따라 결정될 것이다. 지지대 표면의 곡선은 대상자의 하지 모양에 따라 달라진다.[1,5]

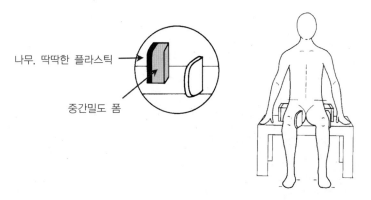

나무, 딱딱한 플라스틱

중간밀도 폼

하지의 바람맞이 자세를 조절하기 위한
골반과 대퇴 지지대

구축(fixed)

1. 측면으로 가 있는 하지를 그대로 두면, 골반을 바르게 설 수 있게 하고 중립자세로 되게 할 것이다. 하지를 지지하기 위해서 좌석 방석을 일치시켜라. 측방 골반 경사 구축, 회전, 구축된 측만인 경우 자세유지보조기구의 목적은 대상자의 머리를 바르게 세우고, 지지면에서 균형을 잡게 하기 위해 대상자의 자세를 지지해주는 데 있다. 좌석 방석은 대상자의 골반과 하지 자세에 따라 맞춤형으로 깎거나, 반쯤 단단한 폼(Semi-rigid foam)을 잘라 사용할 수 있다.[4-8]

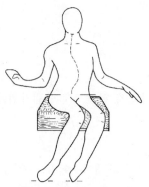

하지를 지지하기 위한 좌석
방석의 일치

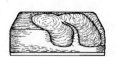

반쯤 단단한 폼으로 만든
몰딩형

D 고관절/하퇴의 과도한 굴곡

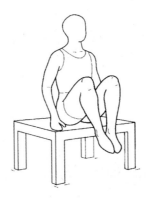

고관절의 과도한 굴곡

유연성(flexible)

1. 대퇴 상부 지지대

대퇴 위쪽 부분에 스트랩(strap)을 사용하거나, 과도하게 굴곡된 하지를 제한하기 위하여 휠체어용 책상(laptray) 아래쪽에 블록을 덧댄다.[1]

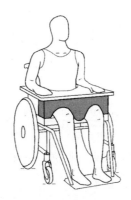

휠체어용 책상 아래쪽에 덧대어진
블록

E   하지의 지속적인 움직임

만약 하지가 과도하게, 조절이 안 되게, 혹은 지속적으로 움직인다면 대상자는 안정성을 찾으려 할지도 모른다. 움직임을 방지하거나 제한하지 않을 뿐만 아니라 하지를 쉬게 하는 접촉면을 만들어 줄 수 있는 손의 위치를 찾아보라. 가끔 대상자의 하지가 많이 움직인다면 굴곡이 있는 표면 가까운 곳에 접촉시키면 움직임이 덜하거나 없어질지도 모른다. 대상자가 어떤 모양, 어떤 접촉면, 어떤 재질에 반응하는지 평가하라.

가능한 선택사항

1. 긴 물통 모양 지지대(trough)

굴곡이 있는 긴 물통 모양 지지대는 대상자의 하지가 쉴 수 있는 공간을 제공할 지도 모른다.[9]

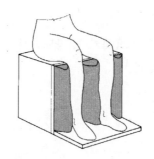

길쭉한 물통 모양 하지 지지대

2. 하퇴 앞쪽 넓은 스트랩(wide anterior lower leg straps)

하퇴 앞쪽 넓은 스트랩(wide anterior lower leg straps)은 대상자에게 좀 더 안전함과 안정감을 느끼게 하기 위하여 좌석 표면에 지지면을 제공하고, 과도한 움직임을 제한할 지도 모른다.[1]

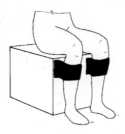

하지 앞쪽 넓은 스트랩(wide anterior lower leg straps)

References

1. Bergen A, Presperin J, Tallman T. *Positioning for Function: Wheelchairs and Other Assistive Technologies.* Valhalla, NY: Valhalla Rehabilitation Publications, Ltd.; 1990.

2. Myhr U, von Wendt L. Improvement of functional sitting position for children with cerebral palsy. *Dev Med Child Neurol.* 1991;33:246−56.

3. Trefler E, Hobson D, Taylor SJ, Monahan L, Shaw CG. *Seating and Mobility for Persons with Physical Disabilities.* Tucson, AZ: Therapy Skill Builders; 1993.

4. Presperin J. Interfacing techniques for posture control. *Proceedings from the 6th International Seating Symposium.* 1990:39−45.

5. Cooper D. Biomechanics of selected posture control measures. *Proceedings from the 7th International Seating Symposium.* 1991:37−41.

6. Presperin J. Seating and mobility evaluation during rehabilitation. *Rehab Manag.* 1989 April−May.

7. Wright D, Siekman A, McKone B, Hockridge T, Margolis S. Notes from Stanford Rehabilitation Engineering Center Seating Seminar. Feb. 1990.

8. Monahan L, Shaw G, Taylor S. Pelvic positioning: Another option. *Proceedings from the 5th International Seating Symposium.* 1989:80−5.

9. Ward D. *Prescriptive Seating for Wheeled Mobility.* Ft. Lauderdale, FL: HealthWealth International; 1994.

Chapter 9

· · ·

무릎

이 장에서는 하지와 좌석 표면 각도(leg-to-seat surface angle)와 다음에 오는 전형적 자세 및 운동에 대해 이야기하게 될 것이다.

‣ 무릎 굴곡
‣ 무릎 신전

어떻게 하지와 좌석 표면 각도(leg-to-seat surface angle)가 결정되는가? 다음과 같다.

‣ 사용자의 무릎 관절범위 제한과 유연성에 따라 다르다.
‣ 기능적 움직임이 가능하도록 자세적 선택 사항을 제공한다.

몇몇 사람들에게는 다음과 같이 적용해야 할 필요가 있다.

‣ 과도한 근육 움직임 때문에 움직임을 제한해야 한다.

A 무릎 구부림(굴곡)

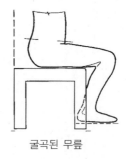

굴곡된 무릎

유연성(flexible)

무릎이 굴곡된다면, 하지에 유연성 있을 때 골반 후방 경사를 유발하지 않고 최소한 90°로 펴질 수 있어야 한다.

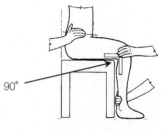

무릎 유연성이 90°

가능한 선택 사항[1,2]

1. 하지와 좌석 표면 각도(leg-to-seat surface angle)는 좌석방석 (seat cushion)으로부터 90°로 세팅할 수 있다. 표준 휠체어의 하지와 좌석 표면 각도(leg-to-seat surface angle)가 90°보다 훨씬 크기 때문에 휠체어의 하퇴 및 발 지지대를 수정이 필요할 것이다. 또한 휠체어 앞바퀴의 위치와 크기도 맞추어져야 할 필요가 있다.

만약 하지와 좌석 표면 각도(leg-to-seat surface angle)가 90° 이상 이라면, 대상자는 골반이 후방 경사된 상태로 앉아 있는 경향이 있다. 무릎 뒤쪽의 근육들(햄스트링; hamstrings)은 골반과 슬관절 뒤쪽에 부착된다. 따라서 무릎을 신전시키는 것은 골반의 자세에 직접적인 영향을 미치게 될 것이다.

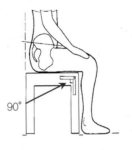

좌석면과 하퇴지지대
사이 각도(90°)

2. 기능적 활동을 하는 동안 발을 안쪽으로 두기 위해 무릎을 구부릴 필요가 있을 때 하지와 좌석 표면 각도(leg-to-seat surface angle)는 90° 이하일 수 있다.[3,4] 또한 대상자가 심각한 무릎 굴곡이 있을 때 이 각도가 필요한데, 그 이유는 대상자가 자세보조용구에 앉을 때 무릎을 구부릴 수 있는 공간이 필요하기 때문이다.[5] 이런 경우에는 좌석방석(seat cushion) 의 앞쪽 가장 자리를 아래쪽으로 자르는 것이 도움이 된다.[6] 앞쪽 가장자리 아래쪽을 자르는 것은 종아리 전체를 수용하게 하고, 발목보조기(AFO) 와 종아리 꼭대기 부분의 압력을 경감한다.[6]

Bergen은 좌석 방석(seat cushion)의 앞쪽 가장자리 뒷부분을 자르는 것은 절대 다치지 않게 할 것이나, 언더컷(아래쪽으로 자르지)하지 않으면 다칠 수도 있다고 지적하였다.[6]

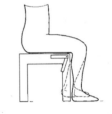

하지와 좌석 표면 각도가
90° 이하

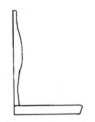

좌석방석(seat cushion)의
앞쪽 가장자리를 뒤쪽으로
잘라냄

3. 발 후방 지지대(post foot support☆)

발 후방 지지대는 무릎이 과도하게 굴곡되는 것을 방지할 수 있다. 하퇴 뒤쪽에 블록(block)이나 스트랩(strap)을 적용할 수 있다.

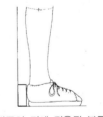

발꿈치 뒤에 적용된 블록

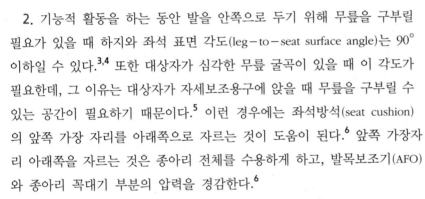

note: 때때로 대상자(person)들은 하퇴-좌석면 각도(leg-to-seat surface)를 조절해야 할 필요가 있다. 예를 들어 무릎 아래 깁스, 무릎 아래쪽 절단, 순환계 문제 등으로 인해 부기를 완화시킬 수 있도록 하퇴를 거상시켜야 하는 대상자(person)도 있다. 이런 경우에, 하퇴 지지대는 하퇴 모양에 따라 맞추고, 지지해주어야 한다.[2]

구축(fixed)

무릎 굴곡이 구축되어 있다면, 햄스트링(hamstrings)은 수축되고, 각도는 90° 이하일 것이다.

1. 골반이 후방 경사되지 않고 좌석방석(seat cushion) 아래쪽으로 하퇴와 다리가 들어갈 수 있게 좌석방석(seat cushion)의 앞쪽 가장자리를 아래쪽으로 자른다.

골반의 중립자세를 유지(후방경사를 유도하지 않게)하기 위해, 좌석면의 전방 하부를 잘라낸다.

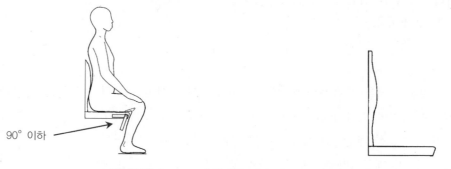

90° 이하

좌석방석(seat cushion)의 앞쪽 가장 자리를 아래쪽으로 잘라냄

무릎 굴곡 각도가 90°이하인 대상자(person)에게 좌석-하퇴 지지대(seat-to-lower leg support)에 앉을 때 억지로 힘을 준다면, 어떤 일이 일어날까?

햄스트링(hamstrings; 대퇴 뒤의 근육)의 당김 때문에 골반이 후방 경사될 것이다.

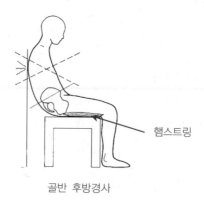

햄스트링

골반 후방경사

B 신전

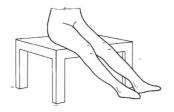

유연성(flexible)

핸드 시뮬레이션(hand simulation)한 결과를 기록하라.

▶ 무릎과 하퇴를 안정되게 굴곡시키기 위하여 언제 어떤 방향으로 지지를 하였는가?

▶ 지지할 때 사용된 힘의 양은 얼마인가?

과도하게 신전된 무릎을 조절하기 위해서 자세보조용구를 결정할 때에 이러한 정보들을 활용하라.
다시 한 번 과도한 무릎 신전을 조절하는 경향(무릎 신전을 완전히 제한할 것인지, 약간은 허용할 것인지,
무릎의 움직임 모두를 허용할 것인지)에 대해 생각해 보아야 한다.

적용가능한 자세보조용구

1. 넓은 스트랩(strap)

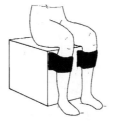

넓은 스트랩(strap)

2. 무릎 전방 지지대

이 무릎 전방 지지대는 하퇴와 슬개골에 압력을 준다. 만약 고관절과 슬관절에 병력이 있다면 사
용하지 않아야 한다.[7]

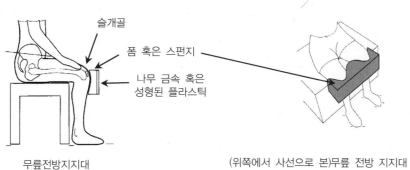

슬개골

폼 혹은 스펀지

나무 금속 혹은
성형된 플라스틱

무릎전방지지대   (위쪽에서 사선으로 본)무릎 전방 지지대

3. 발목지지대를 감싸는 발목 스트랩(straps)

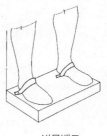

발목벨트

구축(fixed)

1. 하퇴 후방 지지대(posterior lower leg supports)

힘을 가해서 90°로 굴곡시키지 않아야 하며, 신전된 무릎을 지지한다. 거상되는 하퇴 지지대는 종종 편평한 종아리 판넬로 제안되는데, 이는 하퇴-좌석 표면 각도(leg-to-seat surface angle)를 바르게 하거나 종아리를 편안하게 지지하지 못한다. 굴곡된 종아리 판넬은 종아리의 모양에 가깝게 만들어야 한다.

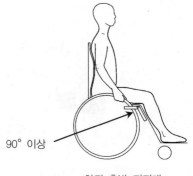

90° 이상

하퇴 후방 지지대

References

1. Bergen A, Presperin J, Tallman T. *Positioning for Function: Wheelchairs and Other Assistive Technologies.* Valhalla, NY: Valhalla Rehabilitation Publications, Ltd.; 1990.
2. Ward D. *Prescriptive Seating for Wheeled Mobility.* Ft. Lauderdale, FL: HealthWealth International; 1994.
3. Kangas K. Clinical assessment and training strategies for the mastery of independent powered mobility. *Proceedings from the 9th International Seating Symposium.* 1993:121−6.
4. Engstrom B. *Ergonomics Wheelchairs and Positioning.* Hasselby, Sweden: Bromma Tryck AB; 1993.
5. Waugh K. Measuring the right angle. *Rehab Manag.* 2005 Jan−Feb;18(1):40:43−7.
6. Bergen A. Personal communication. Fall 2008.
7. McDonald R. Development of a method of measuring force through a kneeblock for children with cerebral palsy. *Proceedings from the 17th International Seating Symposium.* 2001:47−8.

Chapter 10

•
•
•

발목과 발

골반, 체간, 고관절 그리고 하퇴를 지지하는 보조용구에 따라 발목과 발을 위한 자세보조기구는 달라질 것이다. 발목과 발, 하퇴를 위한 자세보조용구의 목적은 무엇인가?

▶ 신체를 움직일 수 있을 때 발에 안정된 지지면을 제공한다.

▶ 어떤 사람들에게는 발목과 발, 하퇴의 움직임을 허용해야 한다.

▶ 다른 사람들에게는 과도한 근육 활동으로 인하여 움직임을 제한하는 것이 필요할 지도 모른다.

A 발 지지대와 하퇴의 각도(foot support-to-leg angle)

발 지지대와 하퇴의 각도(foot support-to-leg angle)는 발을 팔 지지대(foot support)/발판(footplate)에 완전히 지지하기 위하여 맞추어져야 한다.[1-4]

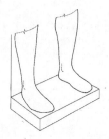

발이 완전하게 발 지지대
(footsupport)/발판(footplate)에 지지됨

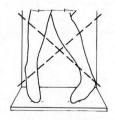

부적절한 발의 지지

유연성(flexible)

발목에 유연성이 있어서 중립자세를 취할 수 있다면, 아래 상황들 중 하나를 고려할 수 있다.

적용 가능한 선택 사항

1. 발 지지대와 하퇴의 각도(foot support-to-leg angle)는 90°가 될 수 있다.

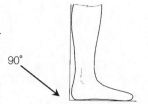

발 지지대와 하퇴의 각도
(foot support-to-leg angle)=90°

2. 발 지지대와 하퇴의 각도(foot support-to-leg angle)가 90° 이하가 되어야 한다. 대상자(person)가 발을 아래쪽으로 움직이거나 기능적 동작을 위해 무릎 뒤쪽으로 두어야 한다면, 발 지지대와 하퇴의 각도(foot support-to-leg angle)는 이 운동 범위를 허용할 수 있어야 한다.

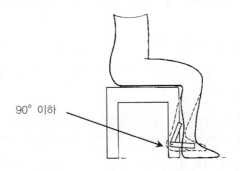

발 지지대와 하퇴의 각도
(foot support-to-leg angle)가 90° 미만

구축(fixed)

발목/발이 구축(저측 굴곡, 배측굴곡, 내번, 외번, 혹은 이것들의 복합적인 변형)되었다면, 발목/발의 위치를 지지하기 위하여 발 지지대와 하퇴의 각도(foot support-to-leg angle)를 변화시켜야 할 것이다.

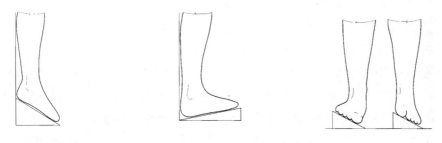

고정된 발목/발을 수용하기 위해 변화된 발 지지대와 하퇴의 각도(foot support-to-leg angle)

B 발목/발 지지대(ankle/foot supports)

발목과 발은 많은 관절로 구성되어 있기 때문에, 다양한 움직임과 자세를 취할 수 있다. 사용자에게 가장 적합한 발목/발 지지대(ankle/foot supports)를 결정하기 위해, 아래와 같은 사항들을 도수평가로 진행한다.

▸ 발목과 발을 바르게 하기 위해 손으로 어디를 지지하였는가?

▸ 지지대는 얼마만큼의 안정감을 제공할 필요가 있는가? 발목/발의 움직임에 전체가 제한이 되는가? 약간은 움직임이 허용되는가? 어떤 움직임인가?

▸ 움직임을 조절하기 위해 사용하는 힘의 방향은 어디인가?

▸ 지지에 필요한 최소한의 양은 얼마인가?

▸ 하퇴 혹은 발 지지대를 제거하거나, 이동(transfer)을 위해서 위로 들어 올리는 기능(flip up)이나 옆으로 넘기는 기능(swing away)이 필요한가?

> note: 대상자(person)가 발목보조기(AFO)를 착용한다면, 하퇴지지대의 길이, 발 지지대−하퇴 각도, 발목/발 지지대의 선택에 영향을 미칠지도 모른다.

발목/발 지지대☆의 적용 가능한 선택사항[1,2]

1. 발목 스트랩(strap)

과도한 근육 활동으로 인한 무정위 운동을 방지하는 데 사용할 수 있다. 움직임을 조절하기 위해 스트랩(strap)을 사선(45°)으로 부착한다. 좀 더 조절을 잘 하기 위해, 발목 스트랩(strap)을 발의 측면에 가깝게 부착해야 한다. 버클 혹은 벨크로로 스트랩을 부착할 수 있다. 한쪽 스트랩(strap)에 벨크로를 박음질하고, 두 번째 스트랩의 끝을 둥글게 통과시켜서 스트랩에 실을 꿰맨다.

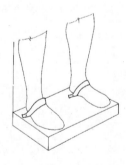

발 지지대에 45°로 세팅된 발목 스트랩

2. 발가락 스트랩(strap)

발의 앞쪽에서 발가락 스트랩(strap)은 특히, 원하지 않은 발의 내번 혹은 외번과 같은 움직임을 조절하기 위해 사용한다. 발가락 스트랩(strap)은 발목 스트랩(strap)으로 적용되어야 한다. 발가락 스트랩(strap)은 단독으로 발목 움직임을 조절하지 못할 것이다.

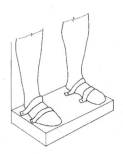

3. 넓은 탄성 스트랩(strap)

넓은 탄성 스트랩은 강한 신축성있는 물질로 만들 수 있다. 이 유형의 스트랩(strap)은 과도하게 움직이는 것을 방지하지만, 특정 움직임을 허용하고, 발목/발의 과도한 압력을 제공한다.

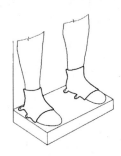

4. 수직 발목 강화 스트랩(strap)

수직 발목 강화 스트랩(vertically reinforced ankle straps) 혹은 발목 주변에 있는 넓은 만곡 지지대는 세로 스트랩에 의해 강화됨으로써 발목과 발에 안전성 있는 위치를 제공할 수 있다. 몇몇 사람들은 자세보조용구 시스템에서 안정감을 느끼기 위해 넓은 접촉면이 필요하다는 사실을 기억하여야 한다.

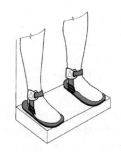

수직으로 발목 스트랩을 강화함

발목/발 지지대☆의 측면과 중앙에 적용 가능한 선택사항[1,2]

1. 블록 또는 신발 지지대(shoeholder)

블록 혹은 신발 지지대는 발목과 발의 내번, 외번, 내전, 외전을 제한하고 조절하기 위해 사용할 수 있다. 블록의 길이와 높이는 안정성을 위해 필요한 지지 정도에 따라 다르게 적용한다.

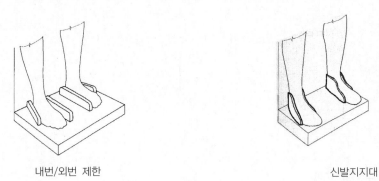

내번/외번 제한   신발지지대

2. 발 박스(foot box)

부러지기 쉬운 뼈 혹은 피부를 가진 사람의 경우 상처로부터 보호하기 위해 발 박스(foot box)를 적용할 수 있다.

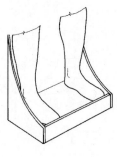

내번/외번 제한

Design Challenge

변경 가능한 발 지지대

때때로 대상자(person)의 움직임에 따라 변경 가능한 발 지지대가 필요할 수 있다. 예를 들면 신전 강직이 많은 대상자는 다리를 신전시킬 필요가 있을 뿐만 아니라 다리를 구부릴 수도 있어야 한다. 하퇴를 신전시켰다가 다시 굴곡시키도록 하는 스프링으로 고정된 발 지지대는 도움이 될 수 있다.

References

1. Bergen A, Presperin J, Tallman T. *Positioning for Function: Wheelchairs and Other Assistive Technologies.* Valhalla, NY: Valhalla Rehabilitation Publications, Ltd.; 1990.
2. Presperin J. Interfacing techniques for posture control. *Proceedings from the 6th International Seating Symposium.* 1990:39−45.
3. Ward D. *Prescriptive Seating for Wheeled Mobility.* Ft. Lauderdale, FL: HealthWealth International; 1994.
4. Waugh K. Measuring the right angle. *Rehab Manag.* 2005 Jan−Feb;18(1):40:43−7.
5. Whitmeyer J. Dynamix in seating: Don't sit still for too long. *Proceedings from the 7th International Seating Symposium.* 1991:301−4.

Chapter 11

•
•
•

머리와 목

대상자의 신체 안정성과 자세는 머리의 균형과 조절에 큰 영향을 미칠 것이다. 그래서 대상자의 머리는 골반, 체간, 하지, 때로는 상지와 팔이 적절하게 지지된 이후에만 지지되어야 한다. 머리와 목은 매우 다양한 방향을 움직일 수 있기 때문에 한 가지 움직임, 한 가지 자세적 문제로 분리하기는 어렵다. 우리가 아래에 언급하는 머리의 자세와 움직임을 염두에 두어라.

▶ 과신전

▶ 측방 굴곡, 회전, 회전을 동반한 신전

▶ 굴곡

▶ 모든 면에서 과도하게 움직여 중립 자세 유지가 어려움

▶ 머리가 큼

머리/목 지지대(head/neck support)의 특성은 무엇인가? 우리가 성취하고자 하는 것은 무엇인가? 머리/목 지지대(head/neck support)는 다음과 같아야 한다.

▶ 머리와 목(head/neck support)을 중립 자세로 지지한다.

▶ 머리와 목(head/neck support)에 만곡과 모양이 같아야 한다.

▶ 머리와 목(head/neck support)을 자신의 움직임 범위 내에서 움직일 수 있게 해야 한다.

▶ 어떤 사람들에게는 조절가능하거나 제거 가능해야 한다.

대상자가 자신의 머리와 목(head/neck)의 중립 자세를 찾도록 돕기 위해서 아래의 질문을 확인하고, 필요한 지지물을 결정한다.

▶ 골반과 체간이 어떤 자세를 취할 때 머리의 정렬이 가장 바른가?

▶ 중력과의 관계(자세보조용구를 틸트시켰을 때)에서 대상자의 머리 변화는 머리 조절 능력을 향상시키는가, 악화시키는가?

▶ 손으로 머리를 지지하는 부분은 어디인가? 대상자(person)가 손으로 지지하는 부분을 편안하게 느끼는가? 혹은 그것을 밀어내는가?

▶ 어깨와 등의 윗부분에 좀 더 많은 지지대를 제공함으로써 머리 자세를 변화시킬 수 있는가?

▶ 대상자가 쉬려고 앉아있을 때 필요한 최소한의 지지양은 얼마만큼인가?

▸ 손으로 지지한 접촉면(접촉 면적, 지지대의 위치와 방향)을 기술하라.

기능적인 활동을 하는 동안에 지지대는

▸ 기능적인 활동을 수행할 때 다른 혹은 더 많은 머리 지지대(head support)가 필요한가?

▸ 독립적으로 머리 지지대(head support)를 조절하거나 제거할 수 있는가?

A 신전

각도에 변화를 주도록 자세보조용구를 전체적으로 틸트시키고, 골반과 중력의 관계에서 최상의 균형을 찾을 수 있게 한 후에도 여전히 대상자(person)의 머리가 뒤로 떨어지는 경향이 있다면 머리 뒤쪽에 지지대를 제공하라.

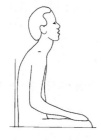

머리가 뒤쪽으로
떨어짐(신전)

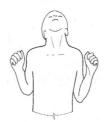

머리를 뒤쪽으로
밀어냄(신전)

적용 가능한 머리 지지대☆의 선택 사항[1,2]

1. 완곡한 커브 형태의 지지대

커브 형태 지지대의 크기는 지지가 필요한 양에 따라, 모양은 대상자의 모양에 따라 결정한다. 지지대의 위치는 대상자의 요구나 지지하기를 좋아하는 곳에 적용한다. 예를 들면 대상자가 머리의 위쪽 아니면 머리의 아래쪽 부분을 지지하기를 바랄지도 모른다. 아마도 지지대는 머리의 뒤쪽과 아래쪽 모두를 지지해야 할지도 모른다.

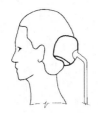

작은 완곡한 커브형태의
지지대

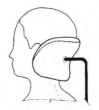

큰 완곡한 커브형태의
지지대

2. 원통형의 목 지지대

원통형의 목 지지대는 두개골의 하부에 있는 굴곡 아래에 맞춰질 수 있다. 이것은 대상자의 턱을 아래로 기울어지게 하여 사용자가 정면을 볼 수 있도록 충분히 지지한다. 원통형 목 지지대의 길이는 측면 조절에 요구되는 양에 따라, 편안함을 느끼는 정도에 따라 달라진다. 원통형 목 지지대가 더 길고, 만곡이 되어 있다면 대상자가 옆에서 옆으로 머리를 회전할 때에도 머리를 충분히 쉴 수 있는 공간을 마련해준다. 원통형 지지대는 쇠봉과 같이 강하고 단단한 물질과 그것을 덮고 있는 폼으로 이루어져 있다. 때로 원통형 목 지지대는 불편하고, 목을 불편하게 하며, 목과 척추의 만곡을 자극하기도 한다. 최종 결정을 내리기 전에 시험 적용을 해보아야 한다.

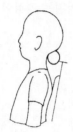

길이가 짧은 목 지지대

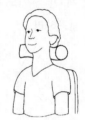

길이가 긴 유선형 목 지지대

B 외측 굴곡, 한쪽으로 회전

대상자의 머리가 외측굴곡, 회전, 회전을 동반한 신전이 된 상태라면, 처음으로 머리 뒤쪽에 지지대를 제공해야 하고, 그 다음으로는 필요한 경우 머리/목의 측면에 지지대를 제공해야 한다. 이런 복합적인 운동은 아마도 머리/목 지지대의 창의적 조합이 필요할 지도 모른다. 적적한 머리/목 지지대를 디자인하기 위해서는 핸드 시뮬레이션을 통해 정보를 얻도록 하자.

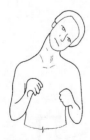

한쪽으로 머리가
떨어진(측방 경사)

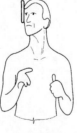

한쪽 회전

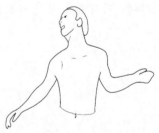

회전을 동반한 신전

적용 가능한 측면과 후면 머리 지지대☆의 선택사항[1,2]

1. 완곡한 커브 형태의 지지대

약간의 지지만 필요한 대상자에게 완곡한 커브 형태의 지지대를 적용한다.

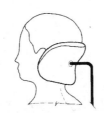

완곡한 커브 형태의 지지대

2. 머리 측방 블록

머리 측방 블록은 좀 더 움직임을 제한한다. 귀 위쪽에 블록을 적용한다. 머리에서 블록의 가까운 정도는 움직임을 허용하거나 제한해야 하는 정도에 따라 달라진다.

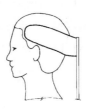

머리 측방 블록

3. "U"형 목 지지대

머리가 한쪽으로 과도하게 회전되거나 굴곡되는 것을 방지할 수 있다. "U"형 목 지지대의 한 가지 문제점은 대상자가 머리를 "U"형 목 지지대의 앞부분 가장자리의 앞쪽과 아래쪽으로 머리를 가져가는 것이다. 이런 문제점을 예방하기 위해서는 지지대의 끝부분을 나팔꽃 모양으로 벌어지게 하는 방법이 있다.

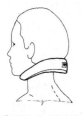

"U"형 목 지지대

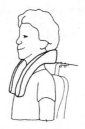

길이가 긴 "U"형 목 지지대

4. 머리와 턱 측방 지지대

좀 더 조절 능력이 필요하다면 머리와 턱의 측면을 지지하는 블록을 시도해 보아라. 귀를 누르지 않게 해야 한다. 이 지지대는 매우 주의해야 한다. 턱 지지대의 압박이 턱 관절을 손상시킬 수도 있다.

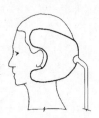

머리와 턱 측방 지지대

C 굴곡

자세보조용구를 뒤쪽으로 틸트시키고, 머리의 옆이나 뒤쪽을 지지한 후에도 대상자의 머리가 여전히 굴곡된다면, 대상자(person)의 골반과 등 자세를 재평가해야 한다. 머리가 골반 앞쪽으로 떨어지지 않게 하기 위해서 자세보조기구를 변화시킬 수 있는 방법이 있을까? 무게중심 위쪽으로 머리가 균형을 잡을 수 있도록 시도하라. 다른 선택사항이 없다면, 머리를 앞쪽에 둔 채로 조절하도록 노력해야 한다.

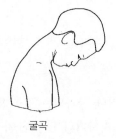

굴곡

적용 가능한 전방 머리 지지대☆의 선택사항[1,2]

1. 머리 밴드

턱 스트랩와 이마를 두른 머리 벤드는 목 지지대로 사용할 수 있다. 머리 밴드는 뒤쪽 스트랩에 버클을 이용하여 조절가능하다.

목졸림 주의

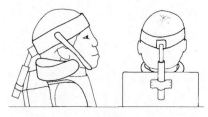

머리밴드

2. 헬멧/모자

헬멧/모자는 머리에 더 나은 조절능력을 제공할 수 있다. 헬멧의 뒤쪽에 신축성 있는 스트랩은 움직임을 일부 제한한다.

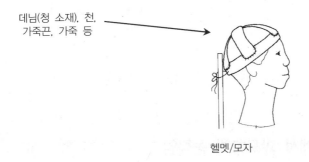

데님(청 소재), 천, 가죽끈, 가죽 등

헬멧/모자

3. 턱 지지대/부드러운 깃

턱 지지대 혹은 부드러운 깃은 머리의 전방 움직임을 제한하기 위해 사용할 수 있다. 이것은 사람이 기침을 하거나 숨 막혀 하지 않게 만들어야 한다. 턱 지지대는 자세보조용구에 부착되는 것이 아니라, 대상자의 몸에 직접적으로 닿는다.[3]

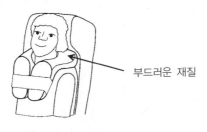

부드러운 재질

턱 지지대/부드러운 깃

주의!!
전방 지지대로써 골반과 체간의 안정성을 확보하지 않고 턱 지지대 혹은 스트랩을 사용하면, 매우 위험하며 심지어 생명에 위협을 받을 수 있다. 또 골반과 체간이 적절히 안정되어 있지 않으면, 대상자는 좌석에서 미끄러져 내려올 수 있어서 턱 지지대 혹은 스트랩은 목 앞쪽을 압박할 수 있으며, 호흡곤란, 질식, 혹은 사망에 이르게 할 수 있다.

4. 동적인 머리밴드

동적인 머리 밴드를 대상자 머리 앞 쪽에 부착하면 머리를 회전하게 할 수 있다. 머리 밴드는 미끄러지기 쉽도록 머리 지지대의 뒤쪽에 실을 연결해서 사용한다. 이 머리 밴드에는 머리/목의 옆쪽 혹은 뒤쪽을 지지하는 머리 지지대에 접합 부위가 필요할 것이다.[4]

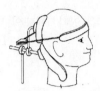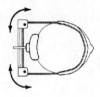

동적인 머리밴드*

*Used with permission of Whitmeyer Biomechanics

D 머리가 모든 면에서 과도하게 움직임

머리의 움직임이 모든 면(시상면, 정중면, 관상면)에서 지나치게 움직이지만 중립자세로의 유지가 어렵다면 그 대상자는 아마도 복합적인 머리받침대가 적용되어야 할 것이다.[1-2]

적용 가능한 선택 사항

1. 머리 뒤쪽에 2개의 커브형 지지대는 대상자의 머리가 설 때 안전성과 중심점을 제공하는 데 도움을 줄 수 있다.

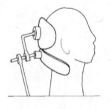

2개의 커브형 지지대

2. 목의 양쪽에 닿아있고 두개골의 아랫부분을 지지하는 목 지지대는 과도한 양측방, 전후방 머리움직임을 제한하는 데 도움을 줄 수 있다.

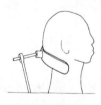

목 지지대*

*Used with permission of Whitmeyer Biomechanics

E 머리가 클 경우

대상자(person)의 머리가 매우 큰 경우(수두증, 유아 등)

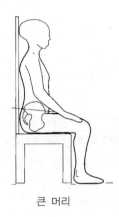

큰 머리

머리 지지대를 오목하게 하고 등 지지대와 좌석 깊이를 수정해서 머리가 쉴 수 있게 만들어라. 골반에 대한 체간 보상, 체간에 대한 머리의 보상에 대해 측정한 것을 참고하라.

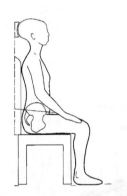

머리 지지대에 쉴 수 있게 만들기

머리 지지를 위한 조정: Azim's story

submitted by Jamie Noon[5]

Azim은 1세부터 자세보조용구를 사용하였다. Azim은 목 가누기가 거의 되지 않았다. 자세보조용구를 25°로 후방 틸트시켜도 머리가 전방으로 떨어졌고, 다시 머리를 들어 올릴 수 없었다. Azim은 머리를 왼쪽 오른쪽으로 움직이려고 했지만, 후방 경사된 머리 지지대 측면을 이용해 바로 세운 자세가 되도록 움직일 수 있는 힘이 없었다.

팀이 첫 번째로 생각한 것은 측방지지장치로 Azim의 머리움직임을 제한하는 것이었다. 그러나 관찰을 통해 팀은 Azim이 머리를 스스로 조절함으로써 주변 환경을 탐험한다는 것을 알게 되었다. 핸드 시뮬레이션(Hand Simulation)을 하는 동안, 팀은 머리 지지대의 측면에 위치한 손이 Azim이 머리가 떨어진 상태에서 바른 자세로 움직이는 것을 돕는 경사로로 작용한다는 사실에 주목하였다. 그래서 머리받침대에 두 개의 플라스틱 "날개"를 부착했다. 2주 동안 사용한 결과 Azim의 머리조절능력은 향상되었고, 적용한 그 "날개"의 길이를 짧게 하였다. 그로부터 2주가 더 경과했을 때, 그 "날개"를 더욱 짧게 했다. 2개월 만에 Azim은 자기가 원하는 대로 누구의 도움 없이 순조롭게 머리를 둘 수 있었다. 그의 선생님은 이러한 지지대를 통해 상호 작용, 학습력, 독립적인 움직임이 증가하였다고 언급하였다.

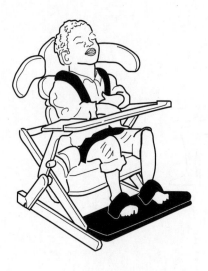

Azim의 자세보조용구

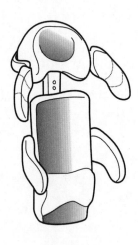

머리받침대의 변화

References

1. Bergen A, Presperin J, Tallman T. *Positioning for Function: Wheelchairs and Other Assistive Technologies.* Valhalla, NY: Valhalla Rehabilitation Publications, Ltd.; 1990.
2. Cooper D. Head control: We're not there yet. *Proceedings from the 10th International Seating Symposium.* 1994:69−72.
3. Trefler E, Hobson D, Taylor SJ, Monahan L, Shaw CG. *Seating and Mobility for Persons with Physical Disabilities.* Tucson, AZ: Therapy Skill Builders; 1993.
4. Whitmeyer J. Dynamic head supports. Biomechanix, Inc. 1992.
5. Noon J. Personal communication. Fall 2008.

Chapter 12

·
·
·

상지대

일단 골반, 고관절, 하지, 체간이 안정화되고 나면, 우리는 상지대(어깨와 견갑골) 지지에 초점을 맞출 수 있다. 상부 체간, 머리, 목은 밀접하게 연결되어 있어 상지대에 중요한 영향을 미칠 것이다. 이 장에서 우리는 아래와 같은 하나 혹은 두 개의 상지대를 언급할 것이다.

▸ 거상
▸ 전인과 내회전
▸ 후인과 외회전

상지대 지지대(shoulder girdle support)의 목적은 어깨/견갑골을 (유연성에 제한이 있는 상태에서) 좀 더 중립자세에 가깝게 도와주는 것이다. 아래에서 자세 지지대를 제공하기 위해 핸드 시뮬레이션을 어떻게 하는지에 대해서 언급한다.

▸ 상지대를 바른 자세로 하기 위해서는 손으로 어디를 어떤 방향으로 지지해야 하는가?
▸ 어느 정도의 지지가 제공되어야 안정성을 가질 수 있을까? 어깨 움직임을 전체적으로 제한해야 하는가? 일부 움직임을 허용해야 하는가?
▸ 골반과 체간 지지대를 더 추가하는 것이 대상자로 하여금 좀 더 안정감 있고 안전하게 느끼게 하는가? 또 그것이 상지대의 자세에 영향을 미치는가?
▸ 상부 등과 상지대의 모양, 겉으로 드러나는 부분을 기록하라. 뼈돌출부를 고려하라.

A 거상

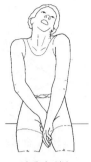

어깨뼈 상승

적용 가능한 선택 사항[1-3]

1. H 스트랩

어깨 아래쪽 높이의 등 지지대에 부착된 스트랩을 통해 아래쪽으로 압박하는 것은 어깨에 필요한 안정성을 제공할 지도 모른다.

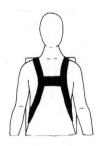

H 스트랩

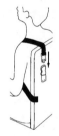

등 지지대에 부착된 H 스트랩

2. 휠체어용 책상

휠체어용 책상, 전완 지지대를 제공함으로써 어깨를 편안하게 할 수 있다.

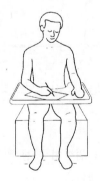

전완을 지지하는 휠체어용 책상

B 전인과 내회전

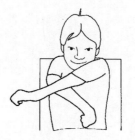

어깨의 전인과 내회전

적용 가능한 선택 사항

1. 체간 전방 지지대

H 스트랩이나 어깨 스트랩과 같은 체간 전방 지지대는 상지대를 중립 자세로 만들기 위해 외회전과 (전인된 것을 다시) 후인시킨다.

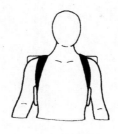

어깨 스트랩

2. 전완 지지대가 있는 휠체어용 책상

전완 지지대가 있는 휠체어용 책상은 이러한 원하지 않는 움직임을 방지할 수 있다.

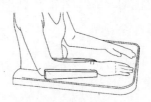

전완 지지대가 있는 휠체어용 책상

3. 자세보조용구의 틸트

자세를 변화시킬지 아닐지 평가하기 위하여 다른 각도로 자세보조용구를 틸트해 본다. 때때로 이 자세는 중력에 반응하여 나타나기도 한다.

C 후인과 외회전

상지대가 후인과 외회전되어 있다면, 이 자세는 상부 체간이 뒤쪽으로 아치를 형성하고 있다는 사실을 기억하라. 골반과 체간에 안정성과 지지를 제공하는 것은 이 자세에 영향을 미칠 수 있다.

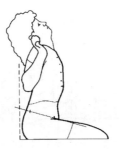

상지대의 후인과 외회전

적용 가능한 선택사항

1. 견갑골 뒤쪽의 경사

견갑골 뒤쪽의 경사는 견갑골이 앞쪽으로 움직이게 할 수 있다.

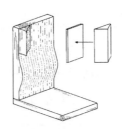

견갑골 후면에 부착된 경사

2. 완만한 곡선형 상부 등 지지대

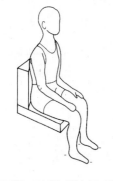

완만한 곡선형 상부 등 지지대

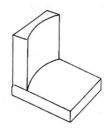

상부 체간을 지지하는 굴곡면

3. 팔꿈치 후방에 적용된 블록

팔꿈치 후방에 블록을 적용하고, 휠체어용 책상에 혹은 등 지지대에 부착한다. 팔꿈치를 앞쪽으로 움직임으로써 상지대의 자세에 간접적으로 영향을 미칠 수 있다.

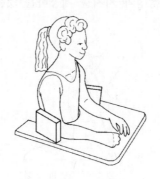

4. 전방 체간 지지대

가슴 중간 부분에 가하는 압력이 이 자세를 감소시키는 데 도움이 된다면 168－170page를 참고하여 전방 체간 지지대를 사용해보라.

5. 자세보조용구의 틸트

중력에 따라 다른 자세가 영향을 미치는지 아닌지를 평가하기 위해 다른 각도로 자세보조용구를 틸트시켜보라. 상지대 자세는 전체 자세보조용구를 뒤쪽으로 틸트하였을 때 향상될 수 있거나 그렇지 않을 수도 있다. 상지대는 중력의 정도에 따라 자세가 달라질 수 있기 때문에, 자세보조용구의 전체 기울기에 따른(중력에 따른) 사용자의 자세를 평가한다.

References

1. Bergen A, Presperin J, Tallman T. *Positioning for Function: Wheelchairs and Other Assistive Technologies.* Valhalla, NY: Valhalla Rehabilitation Publications, Ltd.; 1990.
2. Presperin J. Interfacing techniques for posture control. *Proceedings from the 6th International Seating Symposium.* 1990:39−45.
3. Ward D. *Prescriptive Seating for Wheeled Mobility.* Ft. Lauderdale, FL: HealthWealth International; 1994.

Chapter 13
·
·
·
상지

실 제로, 상지대와 상지를 분리시키는 것은 불가능하다. 이 장에서는 이 두 부분을 같이 언급하면서, 좀 더 상지에 중점을 두려고 한다. 우리는 다음과 같은 팔의 자세를 보게 될 것이다.[1-3]

▶ 한 팔 신전 경직, 반대쪽은 굴곡
▶ 한 팔은 건강하지만, 다른 팔은 경직이나 이완
▶ 두 팔 모두 굴곡 경직
▶ 두 팔 모두 신전 경직
▶ 불수의적 상지의 움직임
▶ 상지의 기능적 움직임을 증가시키기 위해 다른 팔의 움직임을 안정시킴
▶ 자기 학대 행동

상지 지지대의 목적은 무엇인가?

▶ 최상의 기능적 움직임을 위해, 쉴 때 중립 자세가 되도록 상지와 상지대를 지지한다.
▶ 팔과 손의 기능적 움직임이 가능하도록 표면을 제공한다.
▶ 어떤 사람들에게는 원하지 않은 움직임을 제한하거나 제거하는 것이 목표일 수 있다.

다음의 질문을 스스로 해보아라.

▶ 팔의 비정상적인 움직임 패턴에 영향을 미치거나 자세를 안정화하기 위해 어디에 어떤 방향으로 손을 지지해 주어야 하는가?
▶ 상지와 팔에 필요한 지지대의 양과 부착되는 지점의 모양은 어떤가?
▶ 이동(transfer)과 다른 활동을 위해 제거하거나 옆으로 접는 기능(flip away)이 필요한가?
▶ 골반과 체간 지지대를 추가하는 것이 좀 더 안정감 있고 안전하다는 느낌을 느낄 수 있게 해주는가? 또 그것이 팔의 자세에 영향을 미치는가?

A 한 팔 신전 경직, 반대쪽은 굴곡

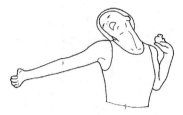

한 팔 신전 경직, 반대쪽은 굴곡

1. 후방 상완 지지대☆

등 지지대나 휠체어용 책상에 부착된 팔꿈치 뒤쪽 블록은 두 팔을 신체의 앞쪽, 정중선 쪽으로 위치하게 돕는다.

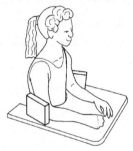

후방 상완 지지대

B 한 팔은 건강하지만, 다른 팔은 경직이나 이완

한 팔은 건강하고, 다른 팔은 경직이나 이완되었을 때, 경직이나 이완된 팔은 휠체어용 책상에, 휠체어용 책상 반쪽에 혹은 팔 지지대에 부착된 손잡이에 지지하게 할 수 있다. 만약에 경직이나 이완된 팔이 지지가 된다면, 다른 팔은 최상의 기능을 보일 수 있도록 자세지지를 할 수 있을 것이다. 자세보조용구가 후방 경사되었다면, 팔이 뒤쪽으로 미끄러지지 않게 하기 위해서 팔꿈치 뒤쪽을 지지해야 한다.

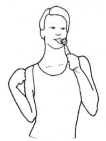

한 팔은 건강하고,
다른 팔은 경직이나 이완

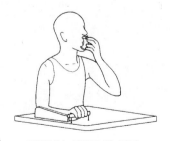

경직이나 이완된 팔 지지

C 두 팔 모두 굴곡

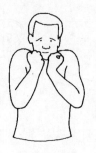

상지 굴곡

적용 가능한 선택 사항

1. 상지대를 지지하여 좀 더 중립 자세에 가깝게 하고, 쉴 수 있게 한다.

2. 휠체어용 책상에 전완을 지지하는 장치를 달아서 굴곡자세를 감소할 수 있게 도와줄 수 있다. 휠체어용 책상의 각도는 팔꿈치의 굴곡 자세에 따라 조절 가능해야 할 필요가 있다.

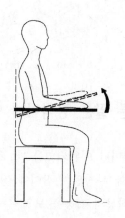

휠체어용 책상에서 전완 지지

D 두 팔 모두 신전 경직

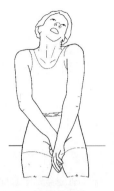

상지의 신전

유연성(flexible)

1. 팔꿈치가 유연하다면, 휠체어용 책상에 팔을 지지한다. 전완 통로는 전완이 위치를 잡는 데 도움이 되며, 과도한 근육 활동을 감소시켜 준다.

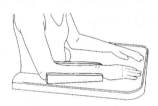

구축(fixed)

1. 팔꿈치가 구축되었거나 신전 자세에서 더 기능이 좋다면, 휠체어용 책상의 높이 혹은 각도를 조절해서 지지해줄 필요가 있다. 만약 대상자(person)가 손 기능을 가지고 있다면 본인의 손 위치를 수용할 수 있도록 테이블 표면 혹은 휠체어용 책상의 높이가 더 낮은 것을 원할 것이다.

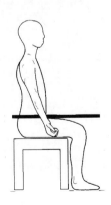

E 상지의 불수의적 움직임

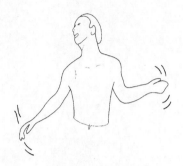

상지의 불수의적 움직임

　대상자의 손이 과도하게 혹은 불수의적으로 움직이면, 안정감을 찾으려 할 것이다. 핸드 시뮬레이션(hand simulation)은 지지가 어디에 어떻게 제공되어야 하는지를 결정하는 데 도움이 될 것이다. 아마도 대부분의 대상자들은 신체의 중심 부분인 골반과 체간의 지지대를 요구할 것이다.

　1. 대상자의 팔 움직임이 많은 경우, 다양한 형태의 접촉면을 요청할지 모른다. 많은 모양, 접촉 표면, 재질 등에 대한 요구사항을 평가하라.
　2. 대상자의 팔 모양에 따라 성형한 통 모양 지지대를 안정감을 찾기 위한 공간 및 휴식처로 제공하라.

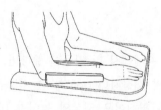

전완을 감싸는 자세보조용구

F 한 쪽 상지의 기능적 움직임을 증가시키기 위해 다른 팔의 움직임을 안정시킴

적용 가능한 선택 사항

1. 대상자는 휠체어용 책상이나 책상 위에 고정된 쥐기 손잡이(grasping bar)를 잡으려 할지도 모른다. 쥐기 손잡이(grasping bar)의 장점은 대상자가 지지대를 사용할 때를 선택할 수 있다는 점이다.

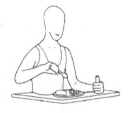

수직 쥐기 손잡이

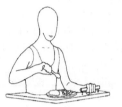

수평 쥐기 손잡이

2. 몇몇 대상자들은 과도한 움직임을 제한하기 위해 스트랩을 원할 수도 있다.

데님(청 소재), 천, 가죽끈, 가죽.
D-ring을 통과한 천을 버클이나 벨크로로
고정시키는 것이 가장 좋다

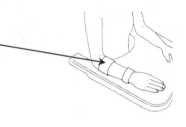

G 자기학대 행동

자기학대적 행동이 나타나는 경우, 사용자의 양 팔을 휠체어용 책상 아래에 고정한다. 이때 휠체어의 가장자리는 손을 다치게 하는 딱딱한 것이 없도록 패드가 덧대어져야 한다. 팔받침대의 블록이 트레이가 대상자를 누르는 것을 막아주어야 한다.[4]

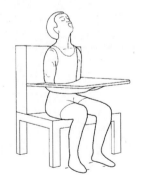

휠체어용 책상 아래에 상지 고정

• • • **References**

1. Bergen A, Presperin J, Tallman T. *Positioning for Function: Wheelchairs and Other Assistive Technologies*. Valhalla, NY: Valhalla Rehabilitation Publications, Ltd.; 1990.
2. Presperin J. Interfacing techniques for posture control. *Proceedings from the 6th International Seating Symposium*. 1990:39−45.
3. Ward D. *Prescriptive Seating for Wheeled Mobility*. Ft. Lauderdale, FL: HealthWealth International; 1994.
4. Trefler E, Hobson D, Taylor SJ, Monahan L, Shaw CG. *Seating and Mobility for Persons with Physical Disabilities*. Tucson, AZ: Therapy Skill Builders; 1993.

Chapter 14

•
⋮
•

욕창방지방석

척 수손상 환자나, 척추이분증 환자와 같이 감각을 잘 느끼지 못하는 대상자들이나, 이동 능력이 부족한 노인의 경우 조직의 손상을 방지하기 위해 방석을 사용해야 한다.

A 내/외적 요인

욕창 발생 위험이 높은 내·외적 요인을 요약하면 다음과 같다.

외적 요인(사용자 외부 요인)[1,2]

▶ **압력:** 고강도로 지속적인 압력이 주어지면 세포조직의 괴사가 시작된다.[3-5]

▶ **열:** 온도 상승에 따라 조직 손상도 증가된다.[6-9]

▶ **습도:** 땀과 습기는 조직을 약하게 하고, 공기 흐름을 감소시킨다.

▶ **전단력(shear):** 대상자가 움직임으로써, 뼈와 피부 사이의 조직은 미끄러지고, 문질러지며, 전단력(shear)이 발생하고, 이것은 혈액 순환을 방해하여 조직 손상을 초래한다.[3,10-12]

▶ **마찰력/외상(friction/trauma):** 상처와 멍으로 인하여 욕창이 유발될 수 있고, 또 상처와 멍이 욕창 부위를 개방함으로써 치료를 방해할 수 있다.

내적 요인(사용자 요인)[1,2,12]

▶ **나이:** 나이가 많을수록 피부의 탄력이 감소한다.

▶ **감각:** 일부분 감각이 있거나, 감각이 소실된 경우에는 대상자에게 가해지는 과도한 압력은 무게 중심을 이동하라는 신호를 주지 못한다.

▶ **건강사항:** 당뇨병과 같은 특정 건강상태는 욕창발생의 위험을 높인다.

▶ **욕창 병력으로 인한 흉터 조직:** 이 부분은 늘 욕창발생 위험이 높다.

▶ **자세:** 대상자가 후방 골반 경사되고 척추를 둥글게 한 자세로 앉아 있다면, 좌골결절과 천골 아래에 압력은 증가할 것이다.[13-15] 골반이 측방으로 경사된 자세로 앉는다면, 더 아래쪽으로 기울어진 쪽의 좌골 결절과 대전자에 압력이 좀 더 높을 것이다.

▶ **움직임과 활동 수준:** 건강을 유지하기 위해, 신체는 움직일 필요가 있다. 이는 혈액과 체액 순환

을 촉진시킬 뿐만 아니라 장기를 건강하게 해줄 것이다.[16]

▸ **욕창 예방을 위한 일상의 노력**[17]

▸ **흡연:** 흡연하는 것은 욕창이 커질 수 있는 위험성은 높이고, 욕창 치료 속도를 더디게 한다.[18]

B 압력

캔버스 천, 나일론, 비닐 혹은 나무에 앉는 것은 욕창을 유발할 수 있다. 왜냐하면 뼈의 돌출부(좌골 결절, 미추, 치골, 천골, 대퇴골의 대전자) 아래에 과도한 압력이 가해지기 때문이다.

좌석 표면에서의 위험 정도

좌석 표면에서 압력으로 인한 위험 정도가 높은 부분은 다음과 같다.

▸ **좌골 결절(앉았을 때 뼈-sitting bone):** 일반적으로 욕창 위험성이 가장 높은 부분이다.

▸ **미골(꼬리뼈):** 거의 보호가 되지 않지만 일반적으로 매우 심한 골반 후방 경사가 없으면, 방석에 접촉되지 않는다. 때때로 미숙한 이동(transfer)이나, 욕실 장치 등으로 인해 욕창이 미추 아래쪽에 발생하기도 한다.

▸ **천골:** 천추 욕창은 종종 누운 자세 때문에 나타난다. 미추와 마찬가지로, 대상자가 매우 심한 골반 후방 경사로 앉아 있지 않는다면, 대체로 천골은 방석에 접촉되지 않는다.

▸ **대전자(고관절 뼈-hip bones):** 좌골 결절보다는 위험이 덜하지만, 중심 압력을 낮추기 위해 디자인된 굴곡이 있는 방석이 부적절하게 적용되었을 때 특별히 주의를 기울여야 한다.

▸ **대퇴의 상부:** 압력 부하를 가장 많이 받는 곳으로, 매우 단단한 굴곡이 있는 방석에서 과도한 압력이나 전단력(shearing)이 가해질 때 조직이 손상될 수 있다.

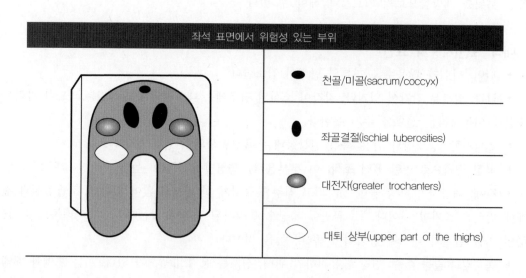

좌석 표면에서 위험성 있는 부위
천골/미골(sacrum/coccyx)
좌골결절(ischial tuberosities)
대전자(greater trochanters)
대퇴 상부(upper part of the thighs)

C 조직(tissue)을 건강하게 유지하는 팁

압력 측정 시스템(pressure mapping system)과 위글테스트(wiggle test; 두 가지 모두 92page 참고)는 높은 압력이 가해지는 부분을 평가하는 데 매우 유용하다.

방석 사용과 더불어, 대상자는 아래의 사항을 준수해야 한다.

▶ 엉덩이 부분에 가중된 무게 중심을 이동시켜라. 팔 지지대를 밀어 신체를 들어 올리거나, 체간을 앞쪽이나 옆쪽으로 기울이기, 등받이 기울임(reclining)하기, 휠체어를 뒤쪽으로 기울여 침대(혹은 다른 표면)에 기대게 하기, 혹은 눕기 등을 통해 무게 중심 이동이 가능하다. 스스로 움직이기 어려운 대상자라면, 압력을 경감시키기 위해 타인의 도움을 받아 자세를 바꾸어야 하며, 기울임이 가능한 휠체어나 등받이 기울임이 가능한 등 지지대를 사용해야 한다.

▶ 과도한 압력이 주어져 위험한 부위를 매일 체크한다.[12,14]

▶ 피부를 청결하고 건조하게 유지한다.

▶ 건강한 음식들을 섭취한다.

▶ 흡연하지 않고, 니코틴 제품을 사용하지 않는다.

D 방석의 특성

방석은 아래와 같은 요건들을 충족시켜야 한다.[1,19]

▶ 뼈 돌출부위와 같이 압력이 집중되는 부위의 압력을 분산시킨다.

▶ 골반과 대퇴부에 안정적인 지지면을 제공한다.[20,21]

▶ 다양한 기후에서도 효율적으로 기능한다(많은 열을 유지하지 않거나, 추울 때 딱딱해지거나 얼지 않는다).

▶ 접촉면에 과도한 열과 습기가 머물러 있지 않게 하기 위하여 열과 습도를 분산시킨다.[8,9]

▶ 가벼워야 한다(특히 대상자가 독립적으로 이동(transfer)해야 할 때).

▶ 내구성이 있어야 한다.

방석은 유동성 있는 것(fluid), 젤(gel), 폼(foam)으로 분류할 수 있다. 방석의 각 유형은 장단점을 가지고 있다. 각각의 대상자는 도움을 받아 자신의 몸, 사는 곳, 하는 일 등에 따라 자신에게 가장 잘 맞는 방석을 결정해야 한다. 모든 대상자에게 가장 좋은 단 하나의 방석이 있는 것은 아니다. 방석이 바텀아웃(bottom out)하지 않는 것은 중요하다.[22-25] 바텀아웃(bottom out)은 엉덩이 뼈가 방석의 두께를 지나서, 휠체어 의자천이나 좌석 표면을 직접 누르는 것을 의미한다.

E 방석 커버

방석을 감싼 커버는 느슨하고, 신축성이 있어야 하며, 땀이나 소변을 흡수할 수 있어야 한다.[1] 커버에 신축성이 없다면 방석의 효과를 변화시킬 수 있다. 예를 들어 신축성이 없는 커버는 해먹효과[26]를 만들 수가 있는데, 이 경우 방석은 압력분산 효과를 줄 수 없다. 방석 커버는 세탁을 위해 쉽게 분리할 수 있어야 한다. 플라스틱 방수 커버는 청결하게 유지하기는 쉽지만, 두껍거나, 탄력성이 없고, 흡수가 되지 않기 때문에 몇몇 사람들에게는 심각한 문제를 일으킬 수도 있다. 방수 커버의 표면은 습기를 머금을 수 있어서 장시간 피부에 접촉되면 조직을 손상시킬 수 있다.

F 방석의 종류

1. 유동성 있는 것(fluid)

공기와 물 방석은 엉덩이 모양으로 만들어지면서, 유동체가 분산되고 그것에 의하여 압력이 균형적이고 균등해짐으로써 압력 분산을 잘 시켜준다. 두 개의 방석은 샐 수 있어서 유지관리에 신경 써야 한다. 유동성 있는 방석은 내부적으로 분리가 되어 있어야 하는데, 이로 인해 좀 더 나은 자세적 안정성을 제공할 수 있다. 물 방석은 무거운 경향이 있다.[10,27]

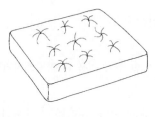

물 방석

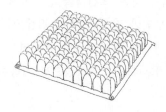

공기 방석

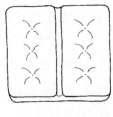

공기 방석

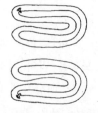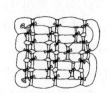

자전거 바퀴 안쪽 튜브 방석: 얇은 스트랩으로
튜브를 동시에 묶는다.
(Idea from a wheelchair builder at Tahanan
Walang Hagdanang Quezon City, Philippines.)

Hotchkiss[28] 발췌

2. 젤(gel)

젤(gel) 방석은 유동성 있는 방석처럼 흐르지만 분산력은 덜하다. 그리고 더 많은 안정성을 제공한다. 젤(gel)은 압력 분산을 잘 시켜준다.[29] 젤(gel)은 종류에 따라 무거운 것도 있으며, 온도가 올라가면 매우 부드러워지는 것도 있다.[10]

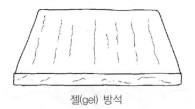

젤(gel) 방석

3. 폼(foam)

폼 방석은 폼의 압축성에 따라 좀 더 안정성을 제공할 수 있다. 만약 다른 밀도의 폼 혹은 굴곡이 있는 폼이 사용되었다면, 압력 경감 효과가 좋을 수 있다. 폼은 신체의 열을 잘 흡수하지 않으며, 6개월 혹은 그 이하의 기간 안에 손상될 수 있다.

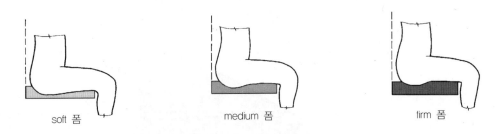

soft 폼   medium 폼   firm 폼

4. 맞춤형 방석(Molded)

방석은 대상자의 엉덩이 모양에 따라 형태가 맞추어질 수 있다. 그리고 방석은 개인에 따라 높은 압력에 의한 위험 부위에 압력을 완화시키는 모양이 될 수 있다. 대상자가 방석에 앉을 때마다 같은 방식으로 앉아야만 한다. 만약 그렇지 않으면, 취약한 뼈 부위에 전단력(shearing)이나 압력이 가해질 수 있다.

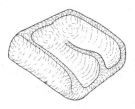

맞춤형 방석

5. 굴곡이 있는 방석(contoured cushion)

이 방석은 더 안전한 부위에는 압력을 주고, 취약한 부위에는 압력을 경감한다.[21,30] 이 방석 베이스(base)는 단단한 폼으로 조각되어 있고, 그 다음에는 압축성 있는 재질로 덮여 있고, 폼의 제일 윗부분은 스펀지로 되어 있다. 이 디자인은 저렴하기 때문에 많은 나라에서 사용되어 왔다. 단단한 폼에 사용하는 소재는 깨진 폼을 압축한 것, 압축한 코코넛 섬유 등이 있다.

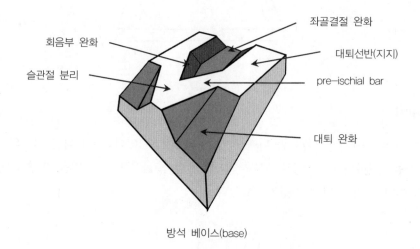

방석 베이스(base)

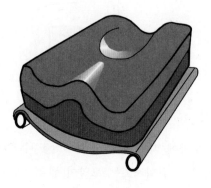

최종 기성형 방석

note: 맞춤형 방석과 굴곡이 있는 방석을 적용하는 것이 취약 부위(예를 들면 좌골 결절, 천골, 미골, 대전자)에 가해지는 압력을 대퇴 상부로 분산시키는 것에 목적이 있다. 그렇다고 하더라도 적절하게 적용되지 않는다면 대퇴 아래쪽 조직은 손상될 수 있다.

굴곡 있는 폼 방석의 베이스(base)는 두껍게 주름진 카드보드지(cardboard) 여러 장을 붙여서 만들 수 있다. 뼈의 돌출 부위와 방석의 모양을 같게 하기 위해서 카드보드지(cardboard)의 제일 윗부분을 축축하게 하고, 대상자를 앉게 한다. 이 부분(카드보드지의 제일 윗부분)은 과도한 압력을 경감시키기 위해 잘려져 나갈 수도 있다. 방석을 건조시키고, 방수 바니쉬(varnish)를 코팅한다. 6인치(15.2cm) 고밀도 폼으로 방석을 감싼다.

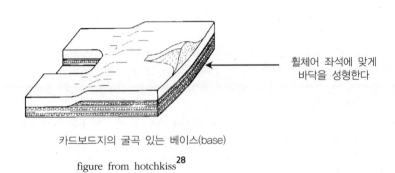

휠체어 좌석에 맞게
바닥을 성형한다

카드보드지의 굴곡 있는 베이스(base)

figure from hotchkiss[28]

6. 합성

합성 방석은 다양한 방석 재료의 조합으로 구성된다. 방석은 골반 안정성을 제공하기 위해서 단단한 굴곡 있는 베이스(base)로, 그 윗부분에는 유동성 있는 것, 점성이 있는 유동성 겔, 혹은 폼으로 감싸서 구성할 수 있다. 합성 방석은 단단함이나 밀도가 다른 폼을 혼합하여 만들 수도 있다. 이 방석은 압력경감뿐만 아니라 자세유지를 위한 안정성을 제공한다.

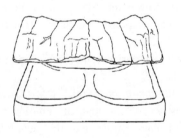

합성 방석

••• **References**

1. Ferguson—Pell M. Seat cushion selection. *J Rehabil Res Dev* (Clinical Supp 2). 1990:49−73.

2. Noon J. Personal communication. Fall 2008.

3. Zacharow D. *Posture: Sitting, Standing, Chair Design and Exercise.* Springfield, IL: Charles Thomas: 1988.

4. Bar CA. Predicting ischaemia from an analysis of dynamic pressure records. *Proceedings from the 5th International Seating Symposium.* 1989:145−52.

5. Ferguson—Pell M, Wilkie IC, Reswick JB, Barbenel JC. Pressure sore prevention for the wheelchair—bound spinal injury patient. *Paraplegia.* 1980;18:42−51.

6. Kosiak M, Fisher SV, Szymke TE, Apte S. Wheelchair cushion on skin temperature. *Arch Phys Med Rehabil.* 1978; 59:68−72.

7. Ferguson—Pell M, Minkel J. Tissue trauma: Understanding it and preventing it. (Notes from course). *15th Annual RESNA Conference.* 1992.

8. Siekman A. Testing the heat and water vapor transmission characteristics of wheelchair cushions. *Proceedings from the 24th International Seating Symposium.* 2008:59−62.

9. Kokate JY, et al. Temperature—modulated pressure ulcers: A porcine model. *Arch Phys Med Rehabil.* 1995;76:666−73.

10. O'Neill H. Tissue trauma: Postural stability, pelvic position and pressure sore prevention. *Proceedings from the 4th International Seating Symposium.* 1988:71−5.

11. Hobson D, Comparative effects of seated postural change on seat surface shear. *Proceedings from the 12th Annual RESNA Conference.* 1989:83−4.

12. Hobson D. Contributions of posture and deformity to the body—seat interface variables of a person with spinal cord injuries. *Proceedings from the 5th International Seating Symposium.* 1989:153−71.

13. Drummond DS, Narechania RG, Greed AL, Lange TA. The relationship of unbalanced sitting and decubitus ulceration to spine deformity in paraplegic patients. *Proceedings of the 17th Annual Meeting of the Scoliosis Research Society.* Milwaukee, WI: Scoliosis Research Society; 1982:94.

14. Hobson DA, Tooms RE. Seated lumbar/pelvic alignment: a comparison between spinal cord injured and non—injured groups. *Spine.* 1992;17:293−8.

15. Sprigle S, Schuch JZ. Using seat contour measurements during seating evaluations of individuals with SCI. *Assist Technol.* 1993;5(1):24−35.

16. Barral JP, Mercier P. *Visceral Manipulation.* Seattle, WA: Eastland Press; 1988.

17. Henderson JL, Price SH, Brandstater ME, Mandac BR. Efficacy of three measures to relieve pressure in seated persons with spinal cord injury. *Arch Phys Med Rehabil.* 1994;75:535−9.

18. Lamid S, El Ghatit AZ. Smoking, spasticity and pressure sores in spinal cord injured patients. *Am J Phys Med.* 1983 Dec;62(6):300−6.

19. Pratt S. Selecting the appropriate seat cushion: Is it really that much of a challenge? *Proceedings from the 24th International Seating Symposium.* 2008:242−3.

20. Aissaoui R, Boucher C, Bourbonnais D, Lacoste M, Danseareau J. Effect of seat cushion on dynamic stability in sitting during a reaching task in wheelchair users with paraplegia. *Arch Phys Med Rehabil.* 2001 Feb;82(2):274−81.

21. Sprigle S, Wooten M, Sawacha Z, Thielman G. Relationships among cushion type, backrest height, seated posture, and reach of wheelchair users with spinal cord injury. *J Spinal Cord Med.* 2003 Fall;(3):236−43.

22. Garber SL, Krouskop TA, Carter RE. System for clinically evaluating wheelchair pressure relief cushions. *Am J Occup Ther.* 1978;32(9):565−70.

23. Garber SL, Krouskop TA. Wheelchair cushions for spinal−cord injured individuals. *Am J Occup Ther.* 1985;39(11):722−5.

24. Garber SI, Dyerly LR. Wheelchair cushions for persons with spinal cord injury: An update. *Am J Occup Ther.* 1991;45(6):550−4.

25. Gilsdorf P, Patterson R, Fisher S, Appel N. Sitting forces and wheelchair mechanics. *J Rehabil Res Dev.* 1990;27(3):239−46.

26. Iizaka S, Nakagami G, Urasaki M, Sanada H. Influence of the "hammock effect" in wheelchair cushion cover on mechanical loading over the ischial tuberosity in an artificial buttocks model. *J Tissue Viability.* 2009 May; 18(2): 47−54

27. Guimaraes E, Mann WC. Evaluation of pressure and durability of a low−cost wheelchair cushion designed for developing countries. *Int J Rehabil Res.* 2003 Jun;26(2):141−3.

28. Hotchkiss R. *Independence through Mobility: A Guide to the Manufacture of the ATI−Hotchkiss Wheelchair.* Washington, DC: Appropriate Technology International; 1985.

29. Takechi H, Tokuhiro A. Evaluation of wheelchair cushions by means of pressure distribution mapping. *Acta Med Okayama.* 1998 Oct;52(5):245−54.

30. Perkash I, O'Neill H, Politi−Meeks D, Beets CL. Development and evaluation of a universal contoured cushion. *Paraplegia.* 1984 Dec;22(6):358−65.

Chapter 15

•
•
•

휠체어 고려사항

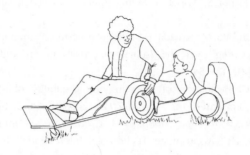

자 세보조용구를 휠체어에 넣거나, 부착할 때 고려해야 하는 사항들이다.

A 좌석방석 앞쪽 가장 자리의 높이

좌석방석 앞쪽 가장자리는 바닥에서부터 가장 높은 부분이며, 많은 요인들을 고려하여 결정해야 한다. 휠체어 좌석면의 높이를 결정할 때는 자세보조용구의 좌석방석(seat cushion)의 높이도 포함해야 한다. 발 지지대는 바닥에 있는 장애물에 부딪히지 않도록 바닥에서 2인치 이상 떨어져 있어야 한다.[1] 만약 대상자의 다리가 그보다 짧다면, 발 지지대의 높이는 대상자의 다리 길이에 맞춰 높아져야 할 것이다. 발 지지대(foot supports)는 좌석(seat)의 높이가 달라질 때마다 적절하게 조절하여 적용해야 한다.

좌석면의 높이는 아래 사항들을 고려하여 적용해야 한다.

1. 좌석면의 높이가 충분히 낮아야 한다.

▸ 사용자의 무릎이 테이블, 계산대, 싱크대 등의 아래쪽에 들어갈 수 있게 하기 위해

▸ 휠체어에서 트랜스퍼를 가능한 쉽고 안전하게 하기 위해

▸ 가능한 쉽고 효율적으로 휠체어를 추진하게 할 때

▸ 자세보조용구/이동기기가 안정적이어야 할 때. 자세보조용구(seating system)의 높이가 너무 높을 경우 대상자는 불안감을 느낀다.

▸ 휠체어에 앉은 채로 차량 등에 들어가는 경우(예: 리프트가 장착된 버스나 밴)

▸ 대상자가 발로 휠체어를 구동하기 위해 발바닥을 바닥에 닿게 해야 할 때. 발을 이용하여 휠체어를 추진하는 경우, 반드시 사용자의 발이 바닥에 닿을 수 있어야 한다.

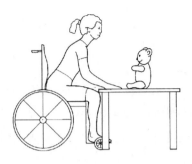

좌석면(seat surface) 높이: 너무 높음

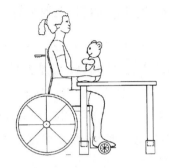

좌석면(seat surface) 높이: 적절함

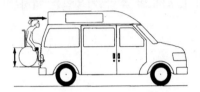

좌석면(seat surface) 높이: 너무 높음

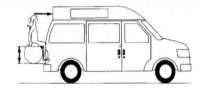

좌석면(seat surface) 높이: 적절한 높이

2. 좌석면의 높이가 충분이 높아야 한다.

▶ 앉은 상태에서의 다양한 활동을 하기 위해

▶ 사람들과 얼굴을 보면서 의사소통을 하기 위해

▶ 보호자가 대상자를 이동시킬 때(대상자를 들어 올리거나 이동시킬 때 좌석면이 높으면 보호자에게 가중되는 부담이 덜할 것이다)

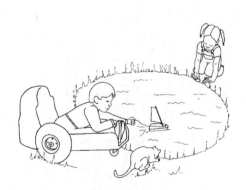

다양한 활동을 위해 적절한 좌석의 높이

3. 휠체어 추진을 위한 고려사항

▸ 대상자가 휠체어를 추진하거나 정지할 때 더욱 안정적이게 하기 위하여 뒤쪽 좌석면의 높이를 앞쪽 좌석면의 높이보다 더 낮게 한다.

▸ 좌석면의 뒷부분 높이는 사용자가 핸드림(handrim)의 상단을 잡았을 때, 팔꿈치의 각도가 약 90~100°[2,3](혹은 100~120°) 정도 굴곡되게 세팅한다.[4-6] 좌석면의 뒷부분 높이를 낮추는 것이 안정적이지만, 너무 낮게 하는 경우, 어깨 관절을 앞쪽으로 굽어지게 할 수 있고, 그것이 부상의 원인이 되기도 한다.[6]

▸ 키가 큰 대상자(user)에게는 더 큰 뒷바퀴(예를 들면, 26", 66cm)를, 키가 작은 대상자(user)에게는 작은 바퀴(예를 들면, 20~24", 51~60cm)를 사용하게 해서, 극도의 후방 기울임을 피하는 것이 좋다.

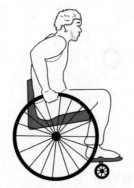

팔꿈치를 90~100°로 굴곡시킬 수 있도록
뒤쪽 좌석(seat) 높이를 더 낮게 함

B 휠체어/이동기기의 너비

1. 휠체어/이동기기의 너비는 문을 통과하거나 가구를 둘러갈 수 있을 정도여야 한다.

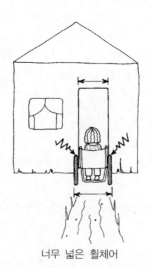

너무 넓은 휠체어

2. 자가 추진 대상자의 경우, 쉽게 추진할 수 있을 만큼 수동휠체어는 충분히 좁아야 한다. 추진을 효율적으로 하기 위해서는 핸드림(handrim)이 가능한 신체와 가깝게 있어야 한다. 대부분의 휠체어는 핸드림(handrim) 사이 폭이 너무 넓다.

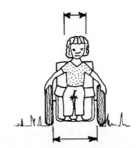

효율적으로 추진하기에 너무 넓은 휠체어

3. 휠체어는 옆으로 넘어지지 않게 안정성을 제공하기 위해 충분히 넓어야 한다. 때로는 캠버 (camber; 바퀴의 제일 윗부분이 자세보조용구 혹은 이동기기 프레임과 이루는 각도)가 측방 안정성을 제공하기도 한다. 캠버(camber)가 커질수록 핸드림(pushrim)은 신체에 더 가까워지고, 문틀이나 벽에 가까워졌을 때 손을 보호해 준다.[1] 그러나 캠버(camber)가 커지면 휠체어의 전반적인 넓이가 넓어져서 접근성이 떨어진다.[1] 일반적으로 캠버(camber)는 0~3°로 최소화된다.[3] 스포츠용 휠체어는 안정성과 민감도 위해 3° 이상으로 하기도 한다.

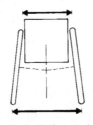

바퀴 캠버(camber)

4. 등 지지대(back support)는 체간이 충분히 기댈 수 있을 만큼 넓어야 하지만, 휠체어를 추진하는데 방해가 될 만큼 너무 넓거나 높이가 높지 않아야 한다. 휠체어를 추진할 때는 대상자(person)의 팔꿈치가 어깨보다 뒤쪽에 있어야 한다.

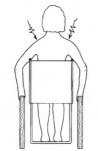

너무 넓은 등 지지대(back support)

Tech Tip

체간 지지대(trunk support)가 필요한 경우, I모양 등 지지대 혹은 등 지지대의 꼭대기 부분이 좁은 것을 적용하라. 뒷바퀴에 잘 접근하게 하기 위해서는 뒷바퀴 축을 조정해야 한다.

C 이동 보조기구(mobility system) 내에서 자세보조용구의 위치

뒷바퀴 축 위치. 몇몇 휠체어는 수평(앞쪽/뒤쪽) 혹은 수직(위쪽/아래쪽)으로 이동이 가능하다. 축의 높이를 높이면 좌석(seat)이 낮아지고, 축의 높이를 낮추면 좌석(seat)은 높아진다. 축을 앞으로 움직이는 것은 바퀴와의 관계에서 좌석(seat)이 뒤쪽에 위치하게 하는 것이다. 축을 뒤쪽으로 움직이는 것은 축을 중심으로 좌석면을 앞으로 이동하는 것이다.

1. 추진의 효율성

자가 추진이 가능한 대상자라면, 체중의 대부분(80~90%)이 조작하는 바퀴(뒷바퀴)☆에 부가되도록 뒷바퀴 축이 위치해야 한다.[2] 이것은 바퀴축이 어깨의 약간 앞쪽 혹은 어깨와 같은 선상에 위치할 때 가장 효율적으로 휠체어를 구동할 수 있다는 것을 의미한다.

하지만 휠체어가 쉽게 기울어져, 대상자(person)가 뒤로 떨어질 수도 있다. 많은 연습을 함으로써 대상자(person)가 등 지지대 기준 축의 앞쪽에 바퀴 축을 둔 상태로 균형잡는 법을 배울 수 있다. 하지만 대상자(person)가 좀 더 안정성을 요구한다면, 좀 더 추진하는 바퀴(뒷바퀴)를 뒤쪽으로 이동시켜라.[7] 각각의 사례에서 보듯이 우리는 안정성과 효율적인 추진 사이에 균형을 맞출 수 있도록 적절한 위치를 찾아야 한다.

휠체어 사용자들이, 뒷바퀴의 끝부분에 무게가 가해지게 되어서 기울어지기 쉬운, 티피(tippy) 휠체어에서 편안함을 느낄 수 있도록 훈련하는 것은 매일 휠체어를 추진하는 데(미는 데) 있어 중요한 장점이 될 수 있다. 상당량의 무게가 뒷바퀴의 끝 부분에 가해지기 때문에 티피 휠체어는 더 쉽게 추진할 수 있으며 티피 휠체어는 경사로에서 추진하기가 훨씬 더 쉽다. 왜냐하면 뒷바퀴가 휠체어가 경사로 아래로 밀려 내려가는 경향을 방지하기 때문이다.[8] 휠체어 앞바퀴(caster wheel)☆에 적은 무게가 가해지기 때문에 티피 휠체어는 금이 간 인도와 같은 장애물에 영향을 덜 받는다.

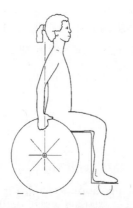

대상자의 무게중심이 뒤축의 앞쪽에 있음

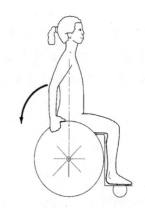

대상자의 무게중심이 뒤축의 위쪽에 있음

2. 휠체어/이동기기에 적용된 자세보조용구의 안정성

자세보조용구가 휠체어 등 지지대 프레임의 전방에 설치된다면, 휠체어가 앞쪽으로 기울어지려는 경향이 있기 때문에 휠체어 균형을 깨뜨리지 않아야 한다.

3. 앞바퀴(Caster wheel)

앞바퀴는 발을 건드리지 않고 자유롭게 회전할 수 있어야 하기 때문에 발은 앞바퀴의 앞쪽, 위쪽에서 충분한 거리가 있는 곳에 있어야 한다. 발 지지대의 위치는 대상자의 발 사이즈와 각 개인의 다리—좌석 표면 지지대의 각도 요구사항에 따라 다르게 결정된다(191–194page, 240page 참고).

D 팔 지지대(arm support)☆

몇몇 사람들은 팔을 지지하기 위한 팔 지지대(arm supports, armrest)나 휠체어용 책상을 사용한다. 대상자의 트랜스퍼 방법에 따라 팔 지지대는 위로 들어 올리거나(flip up) 탈착이 가능해야 한다. 또한, 팔 지지대(arm support)는 대상자가 스스로 원 상태로 돌리거나 위치를 조절할 수 있도록 가까운 곳에 있어야 한다. 가능하면, 팔 지지대(arm support)의 높이는 조절 가능해야 한다.[9]

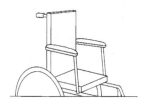
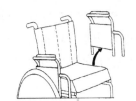

고정된 팔 지지대(arm rest)   제거 가능한 팔 지지대(arm rest)

E 하퇴 지지대☆(lower leg support)와 발 지지대

1. 이동성(transfer)

하퇴 지지대와 발 지지대는 트랜스퍼를 용이하게 하기 위해서 제거하거나, swing away(옆으로 넘김)나 위로 들어 올리는 기능(flip up)이 필요할 것이다.

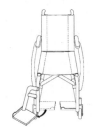
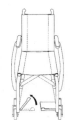

옆으로 넘기는(swing away)   위로 들어 올리는(flip up)
하퇴 지지대와 발 지지대   발 지지대

2. 발 박스(foot box)/범퍼(bumper)

피부가 약하거나 뼈가 부러지기 쉬운 경우처럼, 손상으로부터 발을 보호해야 할 필요가 있을 때 발 박스(foot box)와 범퍼(bumper)를 양쪽 발 지지대(foot support) 위에 놓고 사용한다. 휠체어의 프레임은 발과 다리를 적절하게 정렬하여 둘 수 있는 발 박스(foot box)를 놓을 수 있을 만큼 충분히 넓어야 한다.

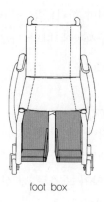

foot box

3. 하퇴(leg)와 좌석면 사이 각도

휠체어 전체 길이를 최소화하기 위해 하퇴(leg)와 좌석면 사이 각도는 최대한 수직(90°)에 가까워야 한다. 이를 통해 회전에 필요한 공간을 최소화할 수 있다. 그러나 이전 평가를 했을 때 대상자가 다른 조직 혹은 무릎의 굴곡이 제한되어 있다면, 하퇴(leg)와 좌석면의 각도는 90°보다 크게 적용되어야 한다.

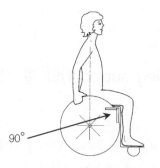

하퇴(leg)와 좌석면의 각도가 수직(90°)

F 방석 커버(cushion covering)

방석을 감싸는 커버는 아래 사항들을 충족시켜야 한다.

▸ 압축성 있는 스펀지의 상태에 따라 달라질 수 있도록 신축성이 있어야 한다.
▸ 쉽게 청소할 수 있어야 한다.
▸ 통기성이 있어, 사용자와 닿는 면에 과도한 열이 발생하는 것을 방지할 수 있어야 한다.
▸ 필요한 경우, 방석 수정이 가능해야 한다.

G 틸트

앞부분에서는 특수한 자세적 문제를 보완하기 위해 전체 자세보조용구를 틸트(기울임(tilt))시켜 사용해 왔다. 대상자가 기능적 동작을 최고로 잘 수행하게 하는 특별한 틸트 각도가 있을지도 모른다는 것을 인지해야 한다. 예를 들어, 대상자가 식사를 하거나, 손을 사용하고, 의사소통을 할 때는 자세보조용구를 좀 더 똑바로 세워야 할 필요가 있을지도 모른다. 또 휴식을 취할 때에는 다른 각도가 필요할 지도 모른다. 이런 경우에 자세보조용구/이동기기는 틸트 각도를 조절할 수 있어야 한다.

1. 후방 기울임

후방 기울임(posterior tilt, tilt-in-space)은 좌석면과 등 지지대 사이의 각도가 변하지 않는다. 자세보조용구를 하나의 유닛으로 전체적으로 틸트시키는 것 또는 중력의 영향을 줄이기 위해 자세보조용구/이동기기를 뒤쪽으로 기울이는 것은 다음과 같은 사항에 도움이 될 수 있다.

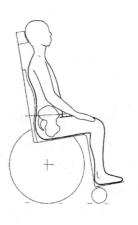

▸ 근육이 약화되었거나, 바른 자세를 유지하는 능력이 제한된 사람들이 피로를 줄이고 에너지를 보존한다.
▸ 엉덩이 아래쪽의 뼈에 집중되는 압력을 분산시킨다.[13-16]
▸ 체중 이동 및 이동에 제한이 있는 대상자(person)에게 편안함을 증진시킨다.
▸ 자세 개선[17-18]
▸ 척추 변형의 진행을 느리게 한다.
▸ 하지의 부종을 조절한다.
▸ 호흡,[17] 혈액순환, 소화를 촉진시킨다.
▸ 기능강화[18-19]

후방 틸트 시 다음과 같은 선택 사항을 포함할 수 있다.

▸ 이동기기(휠체어)의 틸트 고정

▸ 이동 보조기구 안의 자세 보조용구를 하나의 유닛으로 전체적으로 후방 틸트하여 고정

▸ 수동 혹은 전동으로 틸트 조정

2. 등받이 기울임(recline)

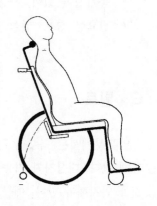

등받이 기울임(recline)은 좌석면과 등 지지대 사이의 각도를 증가시키기 위해 등 지지대를 기울이는 것을 의미한다. 자세보조용구를 전체적으로 후방 기울임(tilt)시키는 것과는 다르다. 리클라인은 후방 틸트와 비슷한 목적을 위해 사용할 수 있다. 그러나 근 긴장도를 증가시키거나, 뇌성마비를 가진 사람과 같이 움직임 조절에 어려움이 있는 경우는 리클라인보다는 후방 틸트를 하는 것이 더 좋다. 좌석면과 등 지지대 사이의 각도를 변화시키는 것은 자세보조용구의 핵심적인 부분인 골반 지지대의 지지부위를 변화시키게 될 것이다. 다양한 상황에서 리클라인은 도움이 된다. 예를 들면 Duchenne Muscular Dystrophy(DMD; 뒤시엔느 근위축증)의 질환을 앓고 있는 소년의 경우, 리클라인은 소년이 휴식하고, 소변기를 쉽게 사용하게 하며, 고관절 굴곡근을 스트레칭하게 해준다.

3. 조절 가능한 측방 틸트

자세보조용구를 측방 틸트는 골반 측방 경사와 측만 상태로 구축되었을 때처럼 심각한 신경학적, 정형외과적 상태를 가진 사람들에게 적용한다. 어떤 변형은 뼈(이를테면 골반과 하부늑골)를 겹치게 해서, 피부의 손상[20]을 유발할 수도 있다. 이와 같은 뼈의 변형, 호흡, 혈액순환, 섭식, 소화기능[21,22]에도 영향을 미칠 수 있다. 그래서 측방 틸트는 아래와 상황에서 사용된다.[20,23]

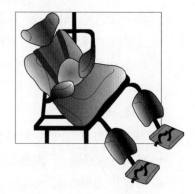

▸ 중력의 영향을 감소시켜서, 뼈가 겹치는 것을 감소시킨다.

▸ 압력이 높고, 뼈가 겹쳐지는 부분에 피부의 손상을 더디게 한다.

▸ 편안함을 향상시킨다.

▸ 뼈 아래 부분의 압력을 완화한다.[24]

▸ 소화관으로 음식이 이동하는 것을 돕는다.[22]

▸ 앉은 자세 유지 시간을 증가한다.

▸ 머리 균형 능력을 향상시킨다.

▸ 타액을 관리한다.

다음과 같은 진단을 받은 사용자에게 측방 틸트를 적용할 수 있다.

뇌성마비 또는 뇌의 질환으로 인한 경련성 사지마비, 뒤센형 근 위축증, 왜소증과 사경, 척추성 근
위축증, 척추 이분증과 다발성경화증.[20-26]

때때로 틸트의 측방각도가 필요하지만, 주의를 기울여 디자인하고 사용되어야 한다.[12,26]

4. 전방 경사

기능적인 활동을 해야 하거나, 체간 조절 능력을 향상시키려 할 때 짧은
시간 동안 앞쪽으로 자세보조용구 전체를 틸트시킨다. 좌석 방석의 앞 부
분을 아래쪽으로 경사지게 하여(142page 참고) 좌석면과 등 지지대 사이 각
도를 열어주는 것은 체간의 근력이 약하거나 축 늘어지는 아동에게 도움이
될 수 있다.[18,33] 이런 자세에서 아동은 앉아 있기 위해 애를 써야 하는데,
이때 체간의 근력을 적극적으로 사용할 것이다. 다른 자세로 휴식할 수 있
는 시간을 가져 바르게 앉을 수 있도록 하여 자세 유지 근육이 무리하지
않게 하여야 한다. 미끄럼방지 좌석(Anti-thrust seat)은 골반에 안정성을
제공하고, 골반이 후방 경사되거나 아래쪽으로 미끄러져 내려오는 것을 방
지해준다.

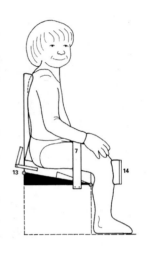

H 자세보조용구/이동기기의 이동(transportating)

1. 접힘(foldability)

접을 필요가 있는지 여부를 결정할 때는 자세보조용구/이동기기를 사용하는 대상자의 주변 환경, 자
세보조용구/이동기기의 필요성을 고려한다. 자세보조용구는 이동(transport) 시 이동기기와 분리하거나
자세보조용구/이동기기를 유닛으로 이동(transport)시킬 수 있어야 한다.

2. 이동(transport) 시의 안전

자동차로 여행할 때, 자동차의 좌석으로 이동하여 자동차 좌석에 있는 벨트를 사용하는 것이 가장
안전하다. 대상자가 휠체어를 탄 상태로 이동해야 한다면, 휠체어는 전방을 향하게 해야 하고, 자동
차에서의 안전성을 확보해야 한다. 안전 검사가 완료된 좌석 벨트가 있는 자동차는 대상자를 보호할
것이다. 자동차에서 사용하기 위해 디자인되고 실험된 휠체어를 WC19휠체어라고 한다.

이 휠체어에는 휠체어 고정용 벨트와 고리가 부착될 수 있는, 안전성 검사가 이루어진 4개 부분이
있다. WC19휠체어가 없다면 휠체어 프레임에서 용접되어 있거나 튼튼한, 움직이지 않는 연결부위에
고정용 벨트를 부착해야 한다. 휠체어의 조절 가능하거나 제거 가능한 부분에 고정용 벨트를 부착해
서는 안 된다. 휠체어 고정용 벨트는 안전 검사가 이루어진 것이어야 하고, 휠체어 프레임이 자동차

의 바닥에 안전하게 부착될 수 있도록 충분히 튼튼해야 한다. 뒤쪽 고정용 벨트의 바닥 부착 지점이 휠체어의 뒤쪽 안전 지점의 바로 뒤에 위치해야 한다. 또한 앞쪽 고정용 벨트는 휠체어의 크기보다 더 넓은 지점에서 바닥에 부착해야 한다. 휠체어 탑승자는 골반 벨트와 어깨 벨트로 고정되어야 하고, 자동차에 고정되어야 한다. 자세보조용구는 자세유지를 위한 것이지 자동차로 이동시의 안전을 위한 것이 아니다. 자세보조용구 구성 요소들은 휠체어가 충돌했을 때 대상자를 안전하게 지켜주지는 못한다. 자세한 내용은 university of michigan Health system의 Ride safe를 참고하기 바란다.[34]

• • • References

1. Cooper R, Boninger M, Cooper R, Koontz, A, Eisler H. Considerations for the selection and fitting of manual wheelchairs for optimal mobility. *Proceedings from the 21st International Seating Symposium.* 2005:59−60.

2. Richter WM, Axelson PW. Opti−fit wheelchair fitting system final report. 2007. NIH SBIR Phase I Grant #1 R43 HDO47071−01.

3. Richter WM. Personal communication. Fall 2008.

4. Boninger ML, Baldwin M, Cooper RA, Koontz A, Chan L. Manual wheelchair pushrim biomechanics and axle position. *Arch Phys Med Rehabil.* 2000 May;81(5):608−13.

5. Van der Woude, LHV, Veeger RH, Rozendal, RH, Sargeant TJ. Seat height in handrim wheelchair propulsion. *J Rehabil Res Dev.* 1989:31−50.

6. Consortium for Spinal Cord Medicine. *Preservation of Upper Limb Function following Spinal Cord Injury: A Clinical Practice Guideline for Health−Care Professionals.* PVA; 2005.

7. Samuelsson KA, Tropp H, Nylander E, Gerdie B. The effect of rear−wheel propulsion on seating ergonomics and mobility efficiency in wheelchair users with spinal cord injuries: A pilot study. *J Rehabil Res Dev.* 2004 Jan−Feb;41(1):65−74.

8. Richter WM, Axelson PW. Low−impact wheelchair propulsion: Achievable and acceptable. *J Rehabil Res Dev.* 2005 May−Jun;42(3 Suppl 1):21−33.

9. Bergen A, Presperin J, Tallman T. *Positioning for Function: Wheelchairs and Other Assistive Technologies.* Valhalla, NY: Valhalla Rehabilitation Publications, Ltd.; 1990.
Ride Safe. Rehabilitation Engineering Research Center on Wheelchair Transportation Safety from the University of Michigan Health System, University of Michigan Transportation Research Institute. 2005. Available at: www.travelsafer.org.

10. Jones CK, Kanyer B. Review of tilt systems. *Proceedings from the 8th International Seating Symposium.* 1992:85−7.

11. Michael SM, Porter D, Pountney TE. Tilted seat position for non−ambulant individuals with neurological and neuromuscular impairment: A systematic review. *Clin Rehabil.* 2007 Dec 21(12):1063−74.

12. Ward D. *Prescriptive Seating for Wheeled Mobility.* Ft. Lauderdale, FL: HealthWealth International; 1994.

13. Hobson D, Comparative effects of posture on pressure and shear at the body−seat interface. *J Rehabil Res Dev.* 1992 Fall;29(4):21−31.

14. Pellow TR. A comparison of interface pressure readings to wheelchair cushions and positioning: A pilot study. *Can J Occup Ther* 1999;66:140−49.

15. Burns SP, Betz KL. Seating pressures with conventional dynamic wheelchair cushions in tetrapelgia. *Arch Phys Med Rehabil.* 1999;80:566−71.

16. Henderson JL, Price SH, Brandstater ME, Mandac BR. Efficacy of three measures to relieve pressure in seated persons with spinal cord injury. *Arch Phys Med Rehabil.* 1994;75:535−9.

17. Chan A, Heck CS. The effects of tilting the seating position of a wheelchair on respiration, posture, fatigue, voice volume and exertion outcomes in individuals with advanced multiple sclerosis. *J Rehabil Outcomes Meas.* 1999;3:1−14.

18. McClenaghan BA, Thombs L, Milner M. Effects of seat−surface inclination on postural stability and function of the upper extremities of children with cerebral palsy. *Dev Med Child Neuro.* 1992;34:40−8.

19. Nwaobi OM. Seating orientations and upper extremity function in children with cerebral palsy. *Phys*

Ther. 1987;67:1209−12.

20. Tanguay S, Peterson B. When to think about lateral tilt and why. *Proceedings from the 24th International Seating Symposium.* 2008:117−9.

21. Hardwick K, Handley R. The use of automated seating and mobility systems for management of dysphagia in individuals with multiple disabilities. *Proceedings from the 9th International Seating Symposium.* 1993:271−3.

22. Hardwick K. Therapeutic seating and positioning for individuals with dysphagia. *Proceedings from the 22nd International Seating Symposium.* 2006:46.

23. Cooper D. A retrospective of three years of lateral tilt−in−space. *Proceedings from the 17th International Seating Symposium.* 2001:87−8.

24. Ma E, Banks M. Head−righting with lateral tilt and seating: Are there pressure management consequences? *Proceedings from the 22nd International Seating Symposium.* 2006:138−40.

25. Clements K, Geddes J, Bebb M, Reeves J. Lateral tilt−in−space: An innovative design for a unique problem. *Proceedings from the Australian Rehabilitation and Assistive Technology Association.* 2004:1−7.

26. Whitmeyer J. A dual axis positioning in space system to reduce the effect of gravity on spinal curves. *Proceedings from the 9th Annual RESNA Conference.* 1989:167−8.

27. Dilger N, Ling W. The influence of inclined wedge sitting on infantile postural kyphosis. *Proceedings from the 3rd International Seating Symposium.* 1987:52−7.

28. Myhr U, von Wendt L. Improvement of functional sitting position for children with cerebral palsy. *Dev Med Child Neurol.* 1991;33:246−56.

29. Myhr U, von Wendt L, Norrlin S, Radell U. Five−year follow−up of functional sitting position in children with cerebral palsy. *Dev Med Child Neurol.* 1995;37(7):587−96.

30. Post K, Murphy TE. The use of forward sloping seats by individuals with disabilities. *Proceedings from the 5th International Seating Symposium.* 1989:54−60.

31. Meidaner JA, The effects of sitting positions on trunk extension for children with motor impairment. *Pediatr Phys Ther.* 1990;2:11−14.

32. Janssen−Potten YJ, Seelen HA, Dukker J, Hulson T, Drost MR. The effect of seat tilting on pelvic position, balance control, and compensatory postural muscle use in paraplegic subjects. *Arch Phys Med Rehabil.* 2000;81:401−8.

33. Reid DT, Sochaaniwskyi A. Effects of anterior−tipped seating on respiratory function of normal children and children with cerebral palsy. *Int J Rehabil Res.* 1991; 14(3):203−12.

34. Ride Safe. Rehabilitation Engineering Research Center on Wheelchair Transportation Safety from the University of Michigan Health System, University of Michigan Transportation Research Institute. 2005. Available at: www.travelsafer.org

Aaron의 착석/이동 시스템

Aaron의 팀은 Aaron이 이번에 새로 구입한 왼손만으로 구동 가능한 휠체어에 자세보조용구가 필요하다고 결정하였다. 휠체어는 학교와 집에서 모두 사용할 것이다. 지금 가지고 있는 휠체어의 자세보조용구도 함께 만들 것인데, 이 휠체어는 가족과 함께 집에서 밖으로 나갈 때 사용할 것이다. 이 휠체어는 접을 수 있어서 가족의 차에 실을 수 있기 때문이다. 이제부터 설명할 자세보조용구는 새로운 휠체어에 들어갈 자세보조용구이다.

1. 하부 등지지대: 골반과 엉치뼈의 뒷면을 지지하는 굴곡이 있게 제작된 지지면

2. 상부 등지지대: Aaron의 등 형태에 맞게 굴곡이 있게 제작된 단단한 지지면. 견갑골에서 1인치(2.5cm) 아래까지 제작

3. 좌석방석: 미끄럼방지좌석

4. 좌석면과 등 지지대 사이 각도: 90°

5. 하부 등 지지대와 상부 등 지지대 사이 각도: 약간 뒤 쪽으로 기울여지게

6. 하퇴지지대와 좌석면 사이 각도: 90°, 단 무릎이 안쪽으로 굽혀지는 것을 허용

7. 하퇴지지대와 발판 사이 각도: 90°

8. 자세보조용구 전체의 기울임(tilt): 중력 방향으로 0°

9. 골반전방 지지대: 좌석방석과 90° 방향으로 제작된 1인치(2.5cm) 너비의 자세 벨트

10. 골반 측방 지지대: 골반의 오른쪽 면의 엉덩이 블록

11. 내전방지 지지대: 아론이 조절할 수 있는 버튼이 달려 누르면 아래쪽으로 내려갈 수 있도록 제작된 블록

12. 발목/발 지지대: 발목을 45° 각도로 감싸 주는 발 지지대

13. 팔 지지대: 휠체어 책상

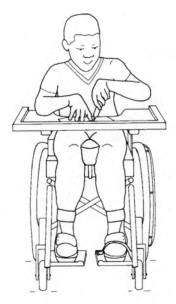

시뮬레이션 자세보조용구에서
자세가 안정되고 기능이 향상됨

이동기기와 관계있는 자세보조용구

14. 좌석면 높이: 아론이 휠체어에서 설 수 있도록 가능한 한 낮게

15. 자세보조용구 및 휠체어의 너비: 가능한 한 좁게, 그러나 아론의 AFP 위에 신발을 신을 수 있을 정도로는 넓게

16. 휠체어 안의 자세보조용구에서의 자세: 휠체어의 뒷면에서 충분히 앞쪽으로 갈 수 있게 해서 어깨가 휠체어 축과 동일선상에 있게.

17. 팔 지지대: 책상의 너비와 맞게, 그리고 높이 조절 가능하게

18. 다리 지지대: 트랜스퍼를 위해 스윙어웨이 방식

19. 발 지지대: 트랜스퍼를 위해 위쪽으로 접혀 놀라갈 수 있게

20. 방석 커버: 세탁 가능하고 공기순환 되게

21. 휠체어에서 자세보조용구 분리: 한손주행휠체어에서는 필요 없음. 예전의 휠체어 안에 들어가는 자세보조용구는 분리 가능하게 만들 것

22. 휠체어 접는 방식: 접을 필요 없음

23. 휠체어 미는 손잡이 높이: 36인치(91cm)

24. 왼손 한 손 주행 휠체어 방식

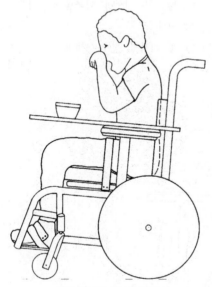

최종 착석/이동시스템에서
Aaron의 기능이 좋아짐

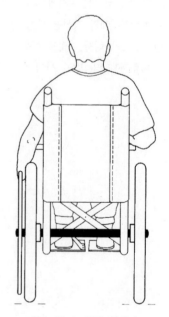

왼손 한 손 주행 휠체어

PART IV

지금까지 배운 것 정리하기

Chapter 16

·
·
·

요약

자 세보조용구를 디자인하기 위해 평가 및 시뮬레이션(simulation)에서 찾은 결과를 정리하고 요약해야 한다. 결과를 정리하고 요약하는 방법은 다양하다. 아래에 나열한 사항들은 의미 있는 결과를 정리하는 하나의 방법이며, 부록 A의 평가양식에 포함되어 있다.

다섯 가지 요소를 요약해 보면 다음과 같다.

▶ 자세 유지의 목적 및 기능적 목표
▶ 자세보조용구 적용의 목표
▶ 이동기기나 그 외의 것들에 대한 목표
▶ 자세보조용구의 특성과 구성요소
▶ 자세보조용구와 이동기기 사이의 관련성

요약

A 자세 유지의 목적 및 기능적 목표

핸드 시뮬레이션 결과를 단어로 표현할 때에는 자세유지의 목적 및 기능적 목표가 획득되었다는 것을 기억하라(97-100page 참고). 개인의 기능을 보조 재료를 이용해 평가할 때에도 이런 목표가 명확하게 되었다(112page 참고).

B 자세보조용구 적용의 목표

자세보조용구 적용의 목표는 개인의 자세 유지의 목적 및 기능적 목표와 정확하게 일치해야 한다. 다양한 보조 재료를 이용하여 시뮬레이션하는 것(simulating with materials)은 자세보조용구의 목표를 더 명확하게 수립할 수 있게 해준다(115-116page 참고).

C   이동기기나 그 외의 것들에 대한 목표

이 부분에서는 15장과 17장에서 다루는 주제를 포함한다.

▶ **사람과 이동기기(mobility base)의 연결 방법:** 효율적인 휠체어 추진(wheeling), 휠체어에서 이동(transfer), 브레이크, 벨트, 팔받침대, 발받침대, 하퇴지지부와 같은 구성요소들의 조작

▶ **이동기기와 환경의 연결 방법:** 안정성, 좌석면(seat surface)에서 앞쪽 가장자리까지의 높이, 휠체어 너비, 이동성(transportability)

▶ **건강과 관련된 다른 고려 사항:** 구축과 변형에 사용되는 힘을 낮추어 주는 것, 배변 능력, 앉은 자세 유지를 위한 지구력, 성장 또는 컨디션 변화 등

D   자세보조용구의 톡성과 구성요소

자세보조용구 구성요소의 특성을 요약하면 다음과 같다.

▶ 하부 등 지지대(lower back support)
▶ 상부 등 지지대(upper back support)
▶ 좌석방석(seat cushion)
▶ 좌석과 하부 등 지지대 사이의 각도(seat−to−lower back support angle)
▶ 하부 등 지지대와 상부 등 지지대의 각도 (lower back support−to−upper back support angle)
▶ 좌석과 하퇴 지지대 사이의 각도 (leg−to−seat surface angle)
▶ 발판과 하퇴의 각도 (foot support−to−leg angle)
▶ 자세보조용구의 기울임(tilt)
▶ 골반 지지대
  전방(앞쪽)
  측방(옆쪽)
▶ 체간 지지대
  전방(앞쪽)
  측방(옆쪽)

▶ 대퇴 지지대
  중앙(가운데)
  측방(옆면)
  상부(위쪽)
▶ 하퇴 지지대
  전방(앞쪽)
  후방(뒤쪽)
▶ 발/발목 지지대
▶ 머리/목 지지대
▶ 상지대(shoulder girdle) 지지대
▶ 팔 지지대
▶ 휠체어용 책상(laptray)
▶ 웨지(wedge; 견갑골, 팔)
▶ 홈(troughs; 상지, 하지)
▶ 스트랩(straps)
▶ 구성품 및 각도의 조절

E 자세보조용구와 이동기기 사이의 관련성

▶ 좌면(seat surface) 앞쪽 가장 자리 높이

▶ 자세보조용구와 이동기기의 너비

▶ 이동기기에 부착된 자세보조기기의 위치

▶ 뒷바퀴 축의 위치

▶ 방석(chusion) 커버

▶ 이동기기에서의 자세보조용구 제거

▶ 휠체어 접기

▶ 핸드림 높이

▶ 자세보조용구 기울임(tilt) 혹은 등받이 기울임(recline)

F 신체 치수(body measurements)를 자세보조용구 구성 요소로 변환하기

아래 사항들은 신체 측정 결과를 자세보조용구 구성요소를 선택하는 데 힌트를 줄 것이다.

▶ 자세보조용구의 다른 부분에 덧대어 사용할 폼 패드의 두께를 고려한다. 이것은 좌석방석(seat cushion)의 깊이를 결정하고, 등 지지대(back support)의 높이와 다리 지지대(leg support)의 길이를 결정하는 데 특히 중요하다.

▶ 좌석방석(seat cushion)의 깊이를 결정할 때 등 지지대(back support)의 두께를 추가하라. 물론 이것은 등 지지대(back support)가 좌석방석(seat cushion)과 어떻게 연결이 되었는가에 따라 다르다.

▶ 좌석방석(seat cushion)과 등 지지대(back support) 사이의 연관성으로 등 지지대(back support)의 높이를 결정하게 될 것이다.

▶ 체간, 골반, 하퇴, 팔 지지대에 덧대는 폼 패드의 두께는 지지대 측정 시 추가되어야 한다.

조절 가능성이 있는 자세보조용구는 미세 조절이 가능하여 적용 시 도움이 된다.

부록 C는 자세보조용구 구성 요소 측정의 한 가지 예를 제시하였다. 신체 치수를 자세보조용구 구성 요소 치수로 바꾸는 것은 부록 C를 참고하라.

G 적용 팁

1. 미끄럼 방지 좌석(anti-thrust seat)/전좌골턱

전좌골턱을 적용하는 것은 도움이 된다. 가능하다면, 좌석(seat) 커버는 적용하는 과정에서 좌석 모양은 쉽게 접근 가능하고, 수정될 수 있는 방법으로 제작되어야 한다. 하부 등 지지대(back support) 역시 같은 방식으로 적용해야 한다.

2. 골반 조절

a. 골반벨트의 방향: 골반벨트의 방향은 골반 지지 결과에 큰 영향을 미칠 것이다. 골반벨트는 좌석면에서 90°, 60°, 45°의 방향으로 고정할 수 있다. 개인의 중립자세를 유지하기 위해 벨트의 양쪽을 대칭적으로 혹은 비대칭적으로 장착할 수 있다.

b. "힘주어 위치 잡은 패드"(A force-localizing pad)는 특정 힘이 요구되는 곳에 장착되는 벨트 아래쪽에 둘 수 있다.

▶ 예를 들어, 골반이 좌측으로 회전된 경우, 벨트의 좌측은 90°의 각도로 고정하고 우측은 45°의 각도로 스트랩을 고정하며 패드는 오른쪽 ASIS의 약간 아래에 적용한다. 이는 골반 조절하는 다른 기술과 더불어 골반의 오른쪽 측면과 앞쪽 회전을 감소시키는 데 도움을 줄 것이다.

3. 좌석 깊이: 등 지지대(back support)의 종류

자세보조용구의 좌석 깊이는 등 지지대가 사용되는 형태에 따라 크게 좌우된다. 예를 들어, 체간 후만을 수용할 수 있는 적절한 천을 사용했을 때, 좌석 깊이는 대퇴 수치를 기초로 하여 결정될 수 있다. 하지만, 같은 사례에서 딱딱한 등 지지대를 사용하면, 좌석 깊이는 딱딱한 등 지지대(back support)의 두께와 더불어 후만된 깊이까지 고려해야 할 것이다. 다양한 각도(예를 들면, 각이 두 개인 등 지지대) 등 지지대(back support)는 후만으로 인한 여분 깊이를 수용하는 데 도움이 될 수 있다.

4. 골반지지 시 모든 부분을 고려하여야 한다

전좌골턱과 하부 등 지지대(lower back support), 골반 전방 지지대(anterior pelvic support)는 모두 같이 작용하여, 골반을 좌석면 뒤쪽에 가능한 똑바로 세우는 역할을 한다. 이것이 가능할 때에만 자세보조용구 적용을 통한 휴식이 효험을 본다.

5. 체간 측방 지지대

체간 측방 지지대(lateral trunk supports)를 사용하는 경우, 적용하려는 체간 지지대(trunk supports; 패드와 하드웨어)는 적용하는 동안에 위치나 각도를 찾아야만 도움이 될 수 있다. 적용할 때처럼 체간 지지대(trunk supports)를 탑재하고, 위치를 표시하라.

note: 260page tech tips for growth adjustability

PART V

진단별 고려사항 및 적용사례

Chapter 17

·
·
·

질환별 적용 가이드라인

Ⓐ 일반적 고려사항

1. 앉은 자세에 대한 내성(limited tolerance to upright sitting)

대상자가 저혈압, 통증, 피로, 순환/압력/섭식 등의 문제가 있는 경우 앉은 자세를 뒤로 기울이는 후방 틸트 기능이 필요하다. 또한 훈련, 활동을 위해 좌석을 앞으로 기울여서 사용하는 경우에는 휴식을 위한 후방 틸트 기능이 필요하다.

2. 발작(seizures)

발작이 있는 대상자라면 의자에서 떨어지는 것을 막기 위해 끈 또는 벨트의 적용이 필요하다. 특히 힘주면서 뻣뻣해지는 타입의 발작이 나타난다면 벨트는 더 강하고 내구성 있는 재질로 적용되어야 한다. 예측할 수 없는 심한 발작으로 인해 불수의적인 움직임이 나타나는 대상자에게 전동휠체어 적용은 안전상의 이유로 적합하지 않다.

3. 대/소변 조절

대상자의 대소변 조절 능력이 부족하다면, 시트커버는 세척하기 쉬운 재질을 선택하여야 한다. 하지만 방수처리가 된 재질은 탄성이 없고, 습기를 피부에 오래 머물게 하여 욕창 발생의 위험이 높아 사용에 주의가 필요하다.

4. 수술

앉은 자세, 움직임 또는 기능적 활동에 영향을 줄 수 있는 수술이 계획되어 있는 대상자라면 자세보조용구의 주문 또는 제작은 수술 이후에 진행한다.

5. 신체 변화

a. 성장: 대상자가 아동이나 청소년일 경우, 자세보조용구는 성장에 따라 조절 가능하게 제작한다.

b. 점진적 상황: 대상자 신체 상태의 점진적 향상 또는 악화가 예상되는 경우, 자세보조용구는 향후 변형을 위해 built in 조절기능이 있어야 한다. built in 조절기능은 일정 부분을 제거하거나, 조절 또는 수정하여 착석할 수 있는 시스템을 의미한다.

c. 체중 변화: 대상자의 체중 변화가 예상될 경우, 이를 반영하여 적용한다. 예를 들어 외상성 질환의 경우, 초반에 체중이 감소한 후 다시 증가하는 경향이 있다.

Tech Tip

성장을 고려한 조절방식

▶ 성장을 고려한 꼬리 설계는 좌석 깊이를 쉽게 변경할 수 있게 도와준다.

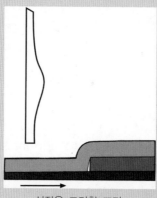

성장을 고려한 꼬리

▶ 제거 가능한 커버를 쓰면 지지대를 쉽게 변경할 수 있다.

▶ I나 T같이 생긴 등지지대를 사용하면 측방 체간 지지대를 쓸 때 몸 쪽에 붙여서 쓸 수 있으며, 아동이 자라면서 좀 더 바깥쪽으로 움직이게 할 수 있다.

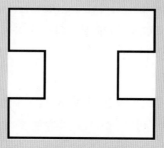

I 같이 생긴 등 지지대

▶ 천추에 제작된 변경 가능한 하부 등지지대는 아동이 자람에 있어 천추를 지지하는 것을 도와준다.

▶ 하부 다리 지지대를 변경 가능하게 해주면 아동이 자랐을 때 길이를 바꿀 수 있다.

▶ 확장 가능한 좌석과 휠체어 프레임(길이와 너비)을 쓰면 아동이 자랄 때 휠체어를 변경할 수 있게 해준다.

note: 만약에 처음 자세보조용구 평가를 한지 4개월 이상 지났다면, 혹시 바뀐 것이 있는지 확인해야 한다. 아동이 자랄 수 있기 때문에 다시 측정하는 것이 필요하다.

note: 자세보조용구를 쓰는 대상자가 긴 시간 장애와 함께 살아온 사람이라면, 자세보조용구를 새로 맞출 때 큰 변화 주는 것을 두려워할 수도 있다. 그럴 때는, 새로운 자세보조용구를 주문하기 전에 작은 변화를 임시로 먼저 주어 경험하게 하는 것도 좋다. Richard의 사례를 참고하라.

6. 의수족/보조기

대상자가 의수족/보조기를 착용하게 되면, 자세보조용구는 그 크기와 모양을 수용할 수 있어야 한다. 일반적으로 대상자가 의수족/보조기를 착용하게 되면 자세보조용구의 자세지지 기능에 덜 의존하게 된다. 만약 대상자가 의수족/보조기를 착용할 때와 착용하지 않을 때 두 상황 다 사용한다면, 자세보조용구는 양쪽 상황에 맞게 조절할 수 있어야 한다. 예를 들어 체간 조절능력이 떨어지는 뇌성마비 아동이 척추보조기를 착용하고 자세보조용구를 이용할 때 체간지지 패드는 과도한 좌우 흔들림을 막아주는 역할 정도를 하는 반면에 보조기를 착용하지 않았을 때 체간패드는 자세를 유지할 수 있게 더 많은 지지를 해 주어야 한다.

B 뇌성마비(Cerebral Palsy)

뇌성마비를 겪고 있는 대상자의 경우 신체를 각 분절이 아닌 전체로서 보는 것이 중요하다. 대상자의 움직임 패턴을 관찰하여 어떤 움직임이 나타나고, 어떤 움직임이 가능한지, 기능 향상을 위해 어떤 움직임은 허용하고 어떤 움직임은 제한할지, 더 많은 안정감이 필요하지는 않은지, 신체의 한 부분을 지지했을 때 다른 부분에 어떤 영향을 주는지를 파악하고 복합적으로 고려하여 적용한다. 예를 들어,

▸ 다리를 뻗치는 동작으로 인해 휠체어에서 전방으로 미끄러지는 아동이 있다면, 안정감이 부족해서일 수 있다. 골반, 체간, 다리를 더 많이 지지해 준다면 다리 뻗침이 줄어들 것이다.

▸ 다리를 뻗치는 활동이 일종의 의사표현이라면, 이 동작은 허용되어야 한다. 대상자는 어떤 활동을 수행하기 위해서는 더 많이 지지가 필요하고, 다른 어떤 활동에서는 움직임을 위한 더 많은 자유도가 필요할 것이다. 이런 경우에는 동적 자세보조용구 장치를 적용한다.

뇌성마비의 경우 임상양상, 신체 특징, 구축 여부, 기능적 독립성 정도 등이 다 다르기 때문에, 자세보조용구는 정형화될 수 없다. 따라서 다방면의 전문가가 대상자를 전반적으로 평가하는 것이 매우 중요하다.

뇌성마비는 성장에 따라 아래와 같은 문제들이 발생한다.

▸ 통증 정도, 대소변 조절, 골 밀도 등의 변화
▸ 심장, 호흡, 소화 관련 문제의 증가[1-3]
▸ 근육 불균형으로 인한 근육/자세 비대칭,[4-6] 근육의 과다사용의 문제로 인한 통증증가[6,7]
▸ 골다공증으로 인한 골절 발생률 증가[8]
▸ 체력 저하로 더 많은 휴식 필요[9]

따라서 성인 뇌성마비 대상자의 자세보조용구 적용 시 위의 사항을 고려하여야 한다.

위의 고려사항 외에도 추가로 자세 지지가 필요할 수 있고, 휴식 또는 통증 감소를 위한 틸트 기능

이 필요할 수도 있다. 또한 인지 및 신체 조건이 충족되는 경우, 전동휠체어의 적용은 에너지를 아끼고, 기능을 향상시킬 수 있다.[9]

C 외상성 뇌손상(Traumatic Brain Injury)

외상성 뇌손상(Traumatic Brain Injury: TBI)은 사고, 낙상, 스포츠, 학대, 총상 등 다양한 원인에 의해 발발하며, 개인에 따라 양상이 다르다. 외상성 뇌손상 환자에게 자세보조용구를 적용할 때 가장 중요한 점은 회복 정도에 따라 필요한 기능이 달라진다는 점이다.[10] 초기에는 보통 혼수상태에 있고, 근긴장도가 높으며 구부리는 자세나 쭉 피고 있는 자세, 또는 두 자세가 혼합된 양상을 보인다. 그 후 회복됨에 따라 혼수상태에서 깨어나게 되고, 인지, 지각, 근긴장도, 움직임 및 기능이 빠르게 변화한다. 회복기 이후 일정기간이 지나면 움직임, 기능 및 인지능력의 변화가 안정기(plateau)에 이르게 된다.[12]

뇌성마비와 외상성 뇌손상의 차이점
외상성 뇌손상은 다음과 같은 점에서 뇌성마비와 다르다.[13]
▸ 근긴장도와 움직임 패턴이 다양하고, 시간이 흐름에 따라 변할 수 있다.
▸ 사고 후 침상자세에서의 관리소홀 또는 이소성 골화증(heterotopic ossification)으로 인한 구축이 있을 수 있다.
▸ 외상성 뇌손상 환자는 초기에 지구력이 매우 낮다.
▸ 주의산만, 기억력/판단력 손실 등 다양한 인지장애가 이동 시 안전에 영향을 끼친다.
▸ 뇌손상이 감정에 영향을 끼쳐 충동성, 공격성, 과민성 등이 나타날 수 있다.
▸ 많은 경우에 인지-지각능력에 손상이 있어, 이동에 영향을 끼친다.

외상성 뇌손상은 시간이 지남에 따라 상태가 호전되므로 자세보조용구 역시 그에 따라 변화되고 조정될 수 있어야 한다. 따라서, 그들에게 적용되는 휠체어에는 틸트(좌석 각도조절), 리클라이닝(등받이 각도조절) 및 다리받침대의 각도조절 기능이 필수적으로 포함되어야 한다. 또한, 초반 회복기에서는 신체의 많은 부위를 지지해 줄 수 있어야 한다. 전동휠체어 적용 시에는 대상자의 인지-지각능력과 더불어 각성상태 및 지남력도 고려한다. 외상성 뇌손상의 경우 신체적으로는 휠체어를 구동할 능력이 되지만, 시지각능력, 인지 및 판단능력 손실로 인해 안전에 위험이 있는 경우가 종종 있다.

외상성 뇌손상 후 초반 회복기(Early Phases of Recovery)에 자세보조용구/이동기기 적용 기준

아래의 자세보조용구 부속품은 쉽게 조정할 수 있어야 한다.[14,15]

▶ **좌석방석:** 견고하고 충분하게 지지할 수 있어야 한다. 대상자의 체중이동능력에 따라 압력분산 기능도 고려한다. 일반적으로, 환자의 회복 단계에 따라 좌석면에 대한 요구도 달라지기 때문에, 손상 후 1년 동안은 몰딩형을 적용하지 않는다.

▶ **등 지지대:** 견고하고 조정하기 쉬운 것으로 적용한다. 등 지지대의 하부는 골반 및 천골을 지지할 수 있게 더 견고하게 한다.

▶ **리클라이닝(seat-to-back) 각도:** 고관절의 변화, 골반 및 체간의 유연성을 위해 반드시 조절 가능하여야 한다.

▶ 체간 지지대, 다리 지지대, 휠체어용 책상, 머리 지지대는 반드시 탈부착 및 조절이 가능하여야 한다.

▶ **틸트 각도:** 휴식을 취하기 위해서는 뒤로 기울이는 기능, 기능적 움직임을 하기 위해서 바로 세우는 기능이 필요하다.

▶ **발 추진:** 발로 추진하는 대상자를 위해서는 좌석 높이가 낮고, 깊이가 짧은 좌석면이 적용되어야 한다.

대상자가 손상 후 초반 회복기를 지나 안정기에 이르게 되면, 자세보조용구/이동기기는 조정기능에 초점을 맞추기보다는 장기적으로 기능적 목표인 독립적 이동에 초점을 맞춘다.[12] 만약, 대상자가 수동휠체어를 추진하기에는 기능이나 에너지가 부족하지만, 인지/지각능력이 충분하다면 전동휠체어를 고려할 수 있다.[11]

이 대상군에게 자세보조용구를 적용하기 어려운 이유는 대상자의 미래를 예측할 수 없다는 것에 있다. 대상자는 틸트기능이 있고, 자세보조용구가 장착된 휠체어를 대여하기 힘들기 때문에, 재활훈련을 끝낼 때(재활병원에서 퇴원 할 때) 반드시 휠체어를 구매해야 한다. 대상자는 손상 후 회복하는데 수개월이 소요되고, 회복기 후 휠체어에 앉아서 손이나 발을 이용하여 이동한다. 이 시점에서, 전력은 이동을 더 잘 할 수 있는 수단이다. 대상자가 완전히 회복하기 어려울 때 새로운 휠체어를 결정한다.[16] 이때 팀은, 외상성 뇌손상에 대한 모든 지식과 경험을 총동원해서, 그의 회복과정을 예측하여 자세보조용구/이동기기를 적용한다.

D 기형의 문제(Orthopedic Issues)

연소기 류마토이드 관절염(juvenile rheumatoid arthritis: JRA)에 걸린 아동은 통증과 관절의 부종으로 인해 구축이 발생한다. 선천성 근형성부전증(arthrogryphosis multiplex congenita: AMC)의 경우에는 관절이 구축된 상태로 태어나고, 종종 근력약화가 동반된다. 선천선 근형성부전증의 관절 구축은 보통 두 가지 형태로 나타나는데, 첫 번째 타입은 고관절이 굴곡되어 탈구되고, 무릎은 신전되고, 발목과 발은 내반첨족되었으며, 어깨는 내회전되며, 팔꿈치와 손목은 굴곡된 형태로 특징지어진다(아래 왼쪽 그림). 두 번째 타입은 고관절이 외전, 외회전되고, 무릎은 굴곡되며, 발목과 발은 내반첨족되었으며, 어깨는 내회전되며, 신전된 팔꿈치와 굴곡된 손목의 형태가 특징이다(아래 오른쪽 그림).[17] 선천성 근형성부전증의 경우 1/3 이상이 척추측만을 나타내게 된다.[18]

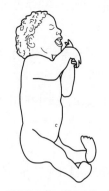

근형성부전증 첫 번째 타입

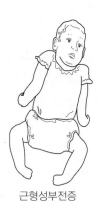

근형성부전증

자세보조용구/이동기기 적용 기준

▶ **편안함:** 스스로 체중이동이 어려운 대상자에게는 편안함을 증진시켜준다.

▶ **관절 구축:** 치료, 운동, 수술 등으로 인해 관절의 변화가 기대되는 상황이 아니라면, 자세보조용구의 적용만으로 관절구축을 교정할 수 없다.

▶ **기능 증가:** 자세보조용구 적용 시 대상자의 기능을 고려한다. 근 피로도를 줄이기 위해 전동휠체어 적용을 고려한다.[18]

연소기 류마토이드 관절염이나 선천성 근형성부전증 환자의 경우 종종 걸을 수 있는 경우가 있지만 장거리 이동은 이동기기를 이용해야 한다. 또한 집, 학교 또는 직장 등 다양한 환경에서 자세보조용구를 필요로 하므로 적용 시 참고해야 한다.

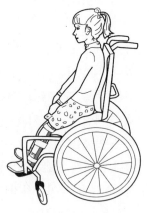

AMC의 소녀의 관절 구축에 맞춘 자세보조용구

E 골형성부전증(Osteogenesis Imperfecta)

골형성부전증(＝취약성 골절)은 결합조직의 유전질환으로, 약한 뼈, 빈번한 골절, 작은 키, 관절가동 범위의 제한 및 온전한 감각으로 특징지어지며, 심한 정도는 개인에 따라 매우 다르다.[20] 뼈가 매우 약해 보호되어야 하지만, 과보호는 골절만큼의 큰 정신적인 충격이 될 수 있음을 유의하여야 한다.

자세보조용구 적용 기준

▸ 충격 또는 골절 가능성으로부터 대상자를 보호한다(범퍼 또는 가벼운 테이블 추가).

▸ 휠체어를 쉽게 추진하기 위해 가벼운 재질로 적용한다.

▸ 충격을 흡수할 수 있는 시스템을 제공한다(공기 타이어 또는 서스펜션 시스템).

▸ 필요에 따라 부속품의 위치를 조절 및 조정할 수 있어야 하며 구성요소들은 탈부착하기 쉬워야 한다.

▸ **기능 증진:** 일반적으로 골형성부전증이 있는 대상자들은 키가 작기 때문에 바퀴와 브레이크에 대한 접근성을 높여준다. 다양한 사이즈의 바퀴와 축 위치, 브레이크의 연장 핸들 등을 시도해 본다.

▸ **자세지지 및 안정성 제공:** 자세보조용구는 자세를 지지하여 손의 기능을 향상시킬 수 있어야 한다. 또한 자세보조용구로 인한 골절이 발생하지 않도록 안정성을 제공하여야 한다.

▸ **깁스에 대한 적응:** 다리 골절로 인해 깁스를 하는 경우, 무릎은 보통 펴진 상태로 고정된다. 다리 지지대를 올려주거나, 좌석방석 아래에 판자를 임시적으로 대주어 사용한다. 한쪽 팔 골절 시에는 전동휠체어 임대를 고려한다.[19]

▸ **자세보조용구을 하나의 유닛(one-piece unit)으로 제작:** 대상자가 한 곳에서 다른 곳으로 이동하여 착석할 때 자세보조용구 자체를 이동을 위한 보조기구로 이용하게 한다. 대상자가 자세보조용구에서 나와서 다른 시스템으로 이동하는 것보다 골절에 대한 위험요소를 줄일 수 있을 것이다.[22]

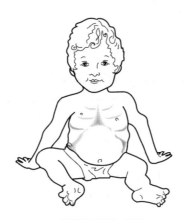

골형성부전증 아동

F 근이영양증(Muscular Dystrophy)

근이영양증은 근육이 점진적으로 약화되는 상태를 의미한다. 가장 많은 듀센형 근이영양증은 보통 남성에게서 나타나며 5세 전후로 발견된다. 아동은 골반주위와 복부 근육의 약화로 인해 계단을 오르기 힘들어지고, 뒤뚱뒤뚱 걷게 된다. 8세에서 10세 사이에는 더 잘 넘어지고 쉽게 피로를 느끼게 된다.[23] 이 시기에는 주로 전동휠체어를 사용하게 되고, 수동휠체어를 보조로 사용하게 된다. 전동휠체어의 적용은 대상자의 과도한 피로를 예방할 수 있다. 듀센형 근이영양증 환자의 가장 큰 문제점 중 하나는 복부근육의 약화로 인한 척추 후만, 측만,[24-26] 만곡 등의 척추 기형이다. 15세 즈음에는 바른 앉은 자세를 유지하기 위한 자세 지지가 필요하다. 20세 전후로 근력 약화가 진행되면서 호흡에도 영향을 미친다. 호흡기능 부전은 듀센형 근잉영양증의 마지막 전 단계이다. 자세지지의 정도는 대상자의 근력약화의 정도와 기능수준에 의해 결정된다.

자세보조용구 적용 목적

근이영양증 초기단계에서의 적용 목표는 다음과 같다.[11]

▶ **독립적 이동:** 아동의 독립적 이동을 위해 전동휠체어를 고려한다. 이로 인해 아동은 자신의 또래 친구들과 어울릴 수 있다.

▶ **기능 증진:** 팔과 손의 기능 증진을 위해 자세를 지지해준다. 아동의 복근이 약하기 때문에 팔을 이용해 자세를 지지하게 되는데, 자세보조용구를 통한 지지로 팔이 자유로워지고, 기능적으로 사용할 수 있게 해 준다. 또한, 자세보조용구는 트랜스퍼를 최대한 쉽게 할 수 있게 적용되어야 한다.

▶ **척추 기형 및 고관절 구축 지연:** 적절한 자세조보용구와 함께 관절운동을 병행하면 대상자의 척추 기형 및 관절 구축을 지연시킬 수 있다. 근이영양증은 척추변형이 시작되면 매우 빠르게 진행되기 때문에 이들의 자세보조용구 적용에는 타이밍이 매우 중요하다.[28,29]

▶ **편안함 증진:** 자세를 지지하여 과도한 압력이 한 곳(예, 좌골결절)에 집중되는 것을 분산시켜 줌으로써 편안함을 증진시킬 수 있다.[30]

병이 진행되면서 아동은 척추 수술을 하게 될 가능성이 있다. 수술을 했을 때 또는 하지 않았더라도 병이 진행된 상태에서의 적용 목표는 다음과 같다.[11]

▶ **편안함 최대화:** 아동은 압력을 분산하기 위한 체중이동이 더 어려워진다. 욕창 예방 방석, 틸트 및 리클라이닝 등의 기능 적용이 적절하다.

▶ 독립적 이동을 권장한다.

▶ 기능을 최대화해준다.

▶ 척추 변형, 구축 및 융합된 척추에 대해 수용할 수 있게 자세 지지를 적용해준다.

▶ 욕창 또는 호흡기 질환 등 이차적 합병증을 예방한다.

대상 아동이 척추 수술을 받은 경우 압력을 분산하기 위한 체중 이동 능력이 더욱 떨어지게 된다. 따라서 자세보조용구는 기울임 기능 및 압력 분산 방석 등의 적용을 통해 압력을 분산시켜 주어야 한다.[22]

자세보조용구 적용 기준[11,24,27]

발병 초기에는 약간의 근력 약화만 있다면, 자세 지지에 대한 욕구는 크지 않다. 견고하고 편평한 좌석 방석에 골반, 고관절, 대퇴를 지지할 수 있게 적용한다. 기능 및 독립적 이동의 최대화가 필수적이라는 점을 잊지 않는다.

근력 약화가 중등도로 진행된 상태라면, 대상자의 약화된 골반과 체간을 지지하고, 기능을 위해 팔, 다리 또는 머리를 사용하는 동안에도 좋은 자세를 유지할 수 있게 해 주는 것이 중요하다. 좌석 방석, 등 지지대 등 적절한 지지가 되는 부속품 등을 함께 적용해준다. 약화된 복부 근육을 지지하고 과도한 척추 전만을 예방할 수 있는 탄력 복대,[24] 바인더, 코르셋 등 보조기의 적용을 고려한다. 이 시기에는 전동으로 작동하는 틸트(기울임) 및 리클라이닝(등받이 각도조절) 기능을 고려한다. 보통 팔 및 손의 기능적인 사용을 위해서는 체간을 앞으로 기울이게 되는데 근이영양증 아동은 복부근력이 약화되고, 중력의 영향으로 인하여 고관절을 굽히는 근육들이 짧아지게 되는데, 이는 체간 굴곡 및 척추 전만이 더 심하게 진행 되는 것으로 이어지게 된다. 이런 경우에 전동틸트 및 리클라이닝 기능을 통해 휴식과 동시에 고관절 굴곡근을 스트레칭시키고, 소변기 이용을 쉽게 해준다.[22]

근력 약화가 심화되면 자세보조용구에 가능한 한 오래 앉아서 활동할 수 있게 해주는 것이 중요하다. 전동 추진, 틸트, 리클라이닝 기능을 고려한다. 척추측만이 진행되고 있는 경우에는 골반 및 체간 지지대, 몰딩형 좌석방석 또는 보조기가 체간을 지지해 줄 수 있다. 하지만 자세보조용구가 너무 견고하면(rigid) 대상자의 일상생활 활동을 방해할 수 있다. 종합적으로, 자세보조용구는 기능적 활동과 자세 지지의 균형을 맞추어야 한다. 이 시기에는 트랜스퍼를 위한 활동보조인 또는 리프트가 필요해 진다. 자세보조용구의 구조는 트랜스퍼가 용이해야 하며, 소변기 사용에 적합해야 한다. 병이 더 진행될수록 틸트기능은 편안함, 피로감소 및 척추에 대한 중력의 영향 감소에 매우 중요해진다. 근이영양증 환자의 경우 입은 마지막까지 수의적으로 사용할 수 있는 경우가 많아,[22] 입으로 작동할 수 있는 작은 조이스틱으로 전동휠체어를 구동하며[22], 마우스스틱 또는 혀 스위치를 사용하기도 한다.

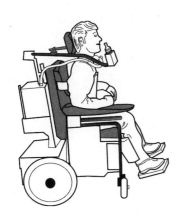

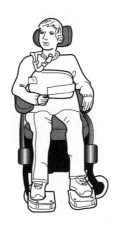

G   통증(Pain)

자세보조용구 사용자 중 많은 수가 통증이나 불편함을 가지고 있다. 이런 경우에 통증이 말초신경계와 중추신경계[31] 중 어디서 비롯된 것인지 파악하는 것이 도움이 된다. 통증이 말초신경계에 의한 것이면, 틸트 각도조절, 욕창 예방 방석의 적용, 부속품 추가 등 자세보조용구를 변화시켜 통증을 경감시킬 수 있다.[32] 자세보조용구의 변화로 경감시킬 수 없는 특정 타입의 통증에는 아래와 같은 방법을 시도해본다.

- ▶ Feldenkrais, 신경 발달 치료 또는 아스톤패터킹(aston patterning) 등의 운동치료
- ▶ craniosacral therapy, visceral manipulation, nerve manipulation, myofacial release, joint mobilization, strain/counterstrain, McKenzie approach 등의 도수치료
- ▶ 운동
- ▶ 동양의술 및 아유르베다 의술(식이 요법·약재 사용·호흡 요법을 조합한 힌두 전통 의술)
- ▶ 약물, 허브, 동종요법(homeopathy)

H   다발성경화증(Multiple Sclerosis)

다발성경화증을 겪는 대상자 중 많은 수가 걸을 수 없게 되거나 걷는 것을 두려워하게 된다. 발병 15년 이내에, 50% 이상의 대상자들이 걷는 데 도움을 필요로 하게 된다.[33] 다발성경화증 발병 초기에 자세보조용구를 소개해 주는 것은 감정적인 면에서 무리일 수 있다. 대상자의 신체 기능이 아주 조금만 감소했다면, 점진적으로 많은 근력과 기능을 잃으면서 그로 인해 보조기구가 필요할 수도 있다는 사실을 받아들이기 힘들 것이다.[34] 이런 경우 우선 대여제품을 적용해 보거나,[35] 기능을 추가할 수 있는 제품을 소개하는 것이 좋다.[16]

병의 진행과 더불어, 신체적, 감정적, 인지적, 비뇨기과적 문제의 양상은 사람에 따라 다르게 나타난다. 따라서 평가는 모든 대상자에게 독립적으로 이루어져야 한다. 또한 아래의 질문에 대한 정보를 대상자 또는 대상자의 보호자나 치료사 등 자주 관찰하는 사람에게 얻는 것이 중요하다.[36,37]

- ▶ 증상이 진전이 있는가? 기능이 점점 소실되고 돌아오지 않는가?
- ▶ 최근 1~2년 사이에 어떠한 기능상의 변화가 있었는가?
- ▶ 쉽게 피로해 하는가?(피로는 다발성경화증 대상자에게서 흔하게 발견되는 증상임. 특히 더운 날씨에)
- ▶ (전동휠체어 적용을 고려하는 경우) 대상자는 전동휠체어를 안전하게 구동할 수 있는 조절능력, 시각정보 처리능력 및 인지능력이 충분한가?

자세보조용구 적용 기준

평가 및 위의 질문에 대한 정보를 바탕으로, 아래의 사항을 반영하여 다양한 옵션의 자세보조용구

를 적용해 본다.[37]

▸ **유동성:** 다발성경화증의 특성상 병의 진행양상을 예측하기 힘들기 때문에, 자세보조용구는 변형 및 조정이 가능하여야 한다. 대상자는 때로 더 많은 지지가 필요하거나 더 적은 지지가 필요할 수 있다. 이동을 하기 위해 휠체어가 필요하다가도 병변이 차도를 보이는 기간에는 걸을 수 있기도 하다. 이런 이유로 대상자에게 처음 휠체어를 적용할 때는 구입보다는 대여제품을 적용하는 것이 보다 현실적이고, 심리적으로 부담이 적을 것이다.[38] 하지만 대여한 휠체어는 대상자 개인에 맞추는 데 제한적이라는 단점이 있다.[16] 다른 선택 방법은 가장 기본적인 휠체어를 구입하고, 최소한의 자세유지 기구를 적용한 후, 병변의 진행 경과에 따라 자세지지를 추가하는 것이다. 이 방법은 대상자의 필요도 변화에 따라 매번 휠체어를 바꾸지 않아도 된다는 장점이 있다.[16]

▸ **피로:** 대상자가 수동휠체어를 추진하거나 걸을 수 있다 하더라도, 이 활동이 통증을 유발하여 삶의 질을 하락시킬 수 있다.[39,40] 이런 경우 전동휠체어 또는 스쿠터 적용을 고려한다. 또한 수동휠체어 적용 시 경량, 또는 초경량의 휠체어 적용은 대상자의 에너지 절약에 매우 중요하다.

▸ **경직 및 구축:** 근긴장도의 변화가 종종 구축을 유발한다. 시간이 지나도 적용할 수 있는 자세보조용구 적용을 고려한다. 햄스트링 및 내전근의 구축이 가장 흔하므로 기울기 및 위치 조절을 할 수 있는 발판을 적용하는 것이 유용하다.

▸ **피부 상태:** 병이 진행됨에 따라, 감각손실, 자세변화능력 저하 및 실금으로 인한 습기 등으로 인한 피부 손상의 위험이 커진다. 적절한 커버와 함께 욕창예방 방석을 적용한다.

▸ **통증:** 다발성경화증 환자의 대다수가 통증을 경험하게 된다. 자세보조용구의 수정 및 적용이 통증 경감에 도움이 될 수 있는지 파악하기 위해서 통증의 원인 및 타입을 분석하여야 한다.[41]

▸ **감각:** 다양한 감각소실 및 이상감각이 흔하게 나타난다. 플라스틱으로 코팅된 핸드림은 추진에 도움이 된다. 바퀴살이 있는 휠 대신에 mag 휠을 적용하고, 장갑을 착용하면 손가락이 바퀴살에 끼는 사고를 방지할 수 있다.

▸ **시각:** 대상자의 약 80% 정도는 시각소실을 겪는다. 안전한 전동휠체어 적용을 위해서는 시각소실이 운행에 영향을 끼치지는 않는지 평가하여야 한다.[41]

대상자에게 전동휠체어를 적용하게 될 경우 반드시 콘트롤러를 손으로 조작하는 조이스틱뿐 아니라 머리로 또는 호흡으로 조작할 수 있는 제품으로 하여야 한다. 틸트 및 리클라이닝 기능은 관절가동범위 유지, 압력 분산, 엉덩이 및 무릎 관절의 각도 변화를 제공하는 데 유용하다.[16]

I 하지 절단(Leg Amputations)[16]

하지 절단 환자의 자세보조용구 적용 시 가장 큰 쟁점은 체중분산과 뒷바퀴 축의 위치이다. 의족의 사용유무에 관계없이(의족이 실제 다리보다 가벼움), 대상자의 무게중심의 변화를 고려하여 휠체어의 뒷바퀴 축을 뒤로 옮겨주어 휠체어가 뒤로 넘어지게 되는 것을 방지해 주어야 한다. 일반적으로, 절단환자의 감각은 온전하다. 하지만, 절단이 생리적인 원인(당뇨 같은 혈액 공급 또는 피부의 문제)에 의한 것이라면 자세보조용구의 압력 분산 기능은 매우 중요하다. 또한 절단지에 대한 지지도 필수적이다. 자세보조용구는 기능적인 이동을 위해 편안하게 지지할 수 있고, 적절한 압력 분산을 제공하여야 하며 의족 착용 시에는 이를 위한 공간을 허용하여야 한다. 절단 위치가 매우 높을 경우에는(반골반절제 등의 경우) 몰딩형 시트 적용이 절단지를 지지하고 안정성을 제공해 줄 수 있다.

J 　노인(The Elderly)

대부분의 경우에 노인이 되면 비뇨기과, 시각, 청각, 심장 및 순환 기능의 변화와 더불어 움직임, 관절가동성 및 지구력이 저하되게 된다.

어떤 노인들은 휠체어를 잠깐씩 이용하고, 다른 어떤 노인들은 휠체어를 항상 이용한다. 요양시설에 거주하는 노인 중 대다수는 휠체어에 의존한다.

주요 쟁점[11]

▶ **이동성**: 신체에 적절하게 맞는 휠체어는 노인의 이동성을 증진시켜 줄 수 있다. 휠체어가 너무 크거나, 무거워서 추진하기 어렵다면 다른 사람이 밀어주는 것에 의존하게 된다.[43]

▶ **압력 및 피부상태**: 신체의 전반적인 약화, 얇아진 피부 두께, 움직임 저하, 실금 및 조직의 노화 등의 요인으로 인해 노인들은 욕창에 잘 걸리게 된다.[44,45]

▶ **자세**: 움직임에 제한이 있는 노인들은 일반적으로 적절한 좌석면 및 등 지지가 없는 슬링 시트 휠체어를 사용하는데, 대부분의 남성 노인은 앞으로 미끄러져 내리는 자세를 취하게 되고, 여성 노인은 골반이 뒤쪽 혹은 옆쪽으로 기울고 척추가 후만 또는 측만이 된 자세를 취하게 된다.[46]

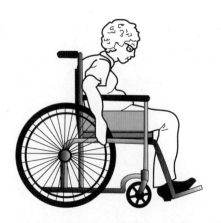

후만증이 있는 노인이 표준휠체어에 앉음

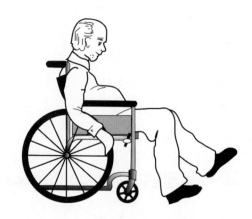

전방으로 미끄러진 노인이 휠체어의
슬링좌석면에 앉음

▸ **편안함:** 많은 노인들이 움직임 결여, 나쁜 자세 및 관절상의 변화로 인해 통증을 겪게 된다. 특히 항상 휠체어를 사용하는 노인들에게 자세보조용구는 편안함을 증진시킬 수 있어야 한다.[47]

▸ **기능:** 잠깐씩 휠체어를 이용하는 노인들에게는 트랜스퍼하기 쉬운 휠체어가 유용하다.[48] 반면에 항상 휠체어를 이용하는 노인들에게는 식탁, 침대, 화장실 등에 접근하기 쉽고, 추진하기 쉬우며, 식사가 용이한 시트 높이가 매우 중요하다.

▸ **안전:** 노인에게는 골절을 유발할 수 있는 낙상을 예방하는 것은 매우 중요하다. 느슨한 브레이크와 튀어나온 발판은 낙상의 주된 원인이 된다.

자세보조용구 적용 기준

위의 쟁점을 참고하여 적용하되, 자세 지지를 위한 부속품이 기능을 방해하지 않도록 주의한다.[48,49]

▸ **좌석방석:** 압력분산과 자세지지를 동시에 제공하여야 한다. 방석은 대상자의 자세에서 뼈가 돌출되어 압력이 높은 부위의 압력을 분산시킬 수 있어야 한다.[45,50,51] contoured 시트, 미끄럼 방지 시트 또는 부위에 따라 밀도를 달리한 시트 등은 대상자가 앞으로 미끄러져 내리는 것을 방지할 수 있다.

▸ **골반 앞쪽 지지:** 골반 앞쪽 지지에는 주의하여야 한다. 골반 벨트, 내전방지패드 등 어떤 형식이든 간에 대상자가 접근할 수 있어야 하고 또한 풀 수 있어야 한다. 대상자가 휠체어로부터 떨어지는 것을 방지하기 위한 것일지라도, 잘못된 사용은 부상을 유발하거나 심하면 사망에 이르게 할 수도 있다.[52-55] 하지만, 적절히 사용되었을 때, 자세유지 벨트는 부상을 방지해줄 수 있다.[46,56-58]

▸ **등 지지:** 등 지지는 대상자의 머리와 체간을 지지하여 중립자세에 있도록 해 주어야 하며, 척추 변형을 수용할 수 있어야 한다.

▸ **체간 지지:** 체간 지지대는 트랜스퍼 또는 휠체어에서의 옷매무새 여밈을 위하여 옆으로 젖혀지거나 제거될 수 있어야 한다.[16]

▸ **방석커버:** 방석커버는 수분 및 소변을 흡수할 수 있어야 하며, 세척을 위해 벗겨내기 쉬워야 한다.

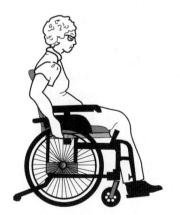

노인의 휠체어 추진을 최적화한
자세보조용구/이동기기

휠체어 적용 시 고려점

휠체어 적용 시 고려할 점을 추가하여, 노인의 휠체어 적용 기준에 포커스를 맞추었다.[11]

▸ **시트 높이:** 사용자의 기능에 따라 결정한다. 추진할 때 발을 사용하지 않는 대상자의 경우, 트랜스퍼하기 쉬운 높이여야 한다. 하지만, 시트 높이는 테이블에 접근할 수 있을 만큼 충분히 낮아야 한다. 테이블과 침대는 휠체어의 접근을 용이하게 하기 위해 블록을 제거할 수 있다. 발을 이용하여 휠체어를 추진하는 대상자의 경우, 그의 발(발뒤꿈치에서 발가락까지)이 바닥에 닿을 만큼 시트의 높이는 충분히 낮아야 한다.(반신마비 대상자의 자세보조용구 적용기준 참고)

▸ **팔 지지대 높이:** 팔 지지대의 높이는 사용자의 팔이 편안한 안정화된 자세를 취할 수 있게 하는 것과 동시에 팔 지지대를 이용해 일어설 수 있어야 한다.

▸ **하퇴 지지대:** 트랜스퍼를 보조하기 위해 반드시 옆으로 넘기기(swing away)가 가능해야 한다.

▸ **가벼운 휠체어:** 약하고 골절되기 쉬운 경향이 있는 노인에게 종종 크고 무거운 휠체어가 적용되기도 한다. 노인에게 적합한 가벼운 휠체어는 독립적인 추진이 가능하게 한다.

▸ **브레이크:** 브레이크는 안정적이고 쉽게 이동할 수 있어야 한다.

K 반신마비(Hemiplegia)

신체 한쪽의 근력 약화, 경직 또는 이완성 마비는 뇌 손상에 의한 것일 수 있다. 뇌졸중으로 인한 반신마비는 성인에게 더 흔하다.

자세보조용구 적용 기준

▸ **좌석 높이:** 대상자가 휠체어를 한 쪽 팔 및 다리로 추진한다면, 좌석 높이는 발이 땅에 닿을 수 있을 정도로 낮아야 한다.[59]

▸ **좌석 깊이:** 좌석방석 밑으로 무릎을 굽힐 수 있게 하기 위해 일반 좌석보다 약간 짧게 하거나, 좌석방석(seat cushion)의 앞쪽 가장 자리를 아래쪽으로 잘라내어 적용한다(192page 사진 참고).

▸ **좌석방석 및 등지지:** 한 다리로 추진을 하는 경우에, 지지가 되는 좌석 방석, 허리지지 및 자세유지 벨트의 적용은 골반을 보다 중립적이고, 앞으로 기울어지게 하여 추진에 도움이 되게 할 수 있다. 다리로 추진할 때 상체를 뒤로 젖히고, 엉덩이를 앞으로 빼는 경향이 있는 대상자는, 적절한 지지를 적용해 주지 않으면 휠체어 밖으로 미끄러져 내리는 경향이 있으니 주의한다.

▸ **한 손 사용자용 휠체어:** 한 손 사용자용 휠체어는 두 개의 바퀴가 서로 연결되어 있어, 한쪽 핸드림을 굴리면 양 바퀴가 동시에 굴러가게 할 수 있어 한 손으로도 추진이 가능하다. 그러나 이 타입의 휠체어는 일반적인 휠체어보다 매우 무겁고, 구조적인 문제로 인해 차에 싣기가 매우 어려워진다. 대상자의 체중과 더불어 무거운 휠체어의 무게는 추진에 있어 상당한 근력과 지구력을 요구한다. 또한 한 손 사용자용 휠체어의 구동은 좋은 인지기능과 운동계획력을 필요로 하는데, 뇌손상으로 인해 이 기능에 손상이 있을 수 있으니 주의한다.

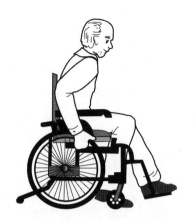

L 척추손상(Spinal Cord Injury)

　대부분의 경우에 휠체어는 척추손상 장애인에게 유일한 이동수단이다. 최근 지역사회에서 휠체어 접근성이 증가함에 따라 척추손상 장애인들은 매우 활동적이고 생산적인 삶을 영위할 수 있게 되었고, 그들의 보조기구도 다양한 상황에서 구동될 필요성이 있게 되었다. 대부분의 척추손상 장애인들이 일상생활에서 두 가지 이상의 휠체어를 필요로 하지만, 실제로는 하나의 휠체어와 자세보조용구만 사용하게 된다. 따라서 휠체어 및 자세보조용구의 종류와 특징, 이동에 대한 욕구의 우선순위 등을 주의 깊게 고려하는 것이 중요하다.

1. 주요 쟁점

　척추손상 장애인의 앉은 자세에 대한 주요 쟁점은 피부상태, 기능, 자세 및 통증이다. 위 쟁점에 대한 문제를 예방하는 것이 매우 중요하기 때문에, 생애 주기에 따른 지속적인 교육이 필요하다.[60-63] 욕창의 경우 회복기간이 길고, 생명을 위협할 수 있으며, 일상생활 활동의 참여를 방해하기 때문에, 욕창을 예방하기 위한 압력 분산이 자세보조용구 적용의 일차 목표가 된다.[64-66]

피부 상태

▶ **감각 소실:** 정상적인 감각을 가지고 있는 사람은 압력의 집중을 막기 위해 자주 체중이동을 하게 된다. 감각이 손상되거나 소실되어 있는 척추손상 장애인은 체중이동에 대한 상기가 되지 않기 때문에 욕창에 대한 위험도가 높다. 대상자가 오랜 기간 동안 욕창을 예방하기 위해 노력해 왔다 하더라도 나이가 들면서 욕창에 걸릴 위험은 높아진다. 나이가 들수록 피부의 탄력이 떨어지고, 혈액순환이 감소되며, 충격에 따른 회복기간이 길어지고, 근 위축이 심해지기 때문에 그동안 적용해 왔던, 방석을 포함한 압력 분산 기법들이 더 이상 적절하지 않게 될 수 있다. 피부 조직에 대한 비틀림, 습기, 충격, 마찰, 영양 결핍 등의 위험은 감각이 소실된 경우에 더 크게 작용하게 된다.

▸ **피부 점검:** 욕창의 위험이 있는 부위는 정기적으로, 또 시각적으로 점검되어야 한다. 대상자 본인이 거울을 통해 점검하거나, 보호자가 피부의 변화 여부를 점검해야 한다.

▸ **압력 분산:** 좌석 방석 선택 시 최적의 압력 분산을 우선적으로 고려하여야 한다. 근 위축이 진행되면서 좌골결절, 꼬리뼈, 엉치뼈 및 대퇴골의 대전자(넙다리뼈의 큰돌기) 부위가 두드러지기 때문에 피부에 작용하는 압력이 높아지게 된다.[68] 척추손상 장애인에게서 흔히 볼 수 있는, 골반이 옆으로 기울어진 경우에는 한쪽 좌골결절 아래부위에 작용하는 압력이 더욱 커지게 되고, 그 영향은 대퇴골의 대전자 아래부위까지 영향을 미칠 수 있다. 이 경우 뼈가 두드러지는 부위에 대한 수용이 잘 되면서, 골반 기울어짐에 대한 수용 및 교정이 될 수 있는 방석이 유용하다. 방석은 적절한 높이로 되어 있고, 뼈가 두드러지는 부위를 수용하기 좋은 재질로 되어 있는 것이 좋다.

▸ **압력 측정(pressure mapping):** 압력 측정(pressure mapping)은 대상자 또는 실무자에게 압력에 대한 시각적인 피드백을 제공해준다. 이는 특히 감각이 소실된 대상자에게 유용하다. 압력 측정 시에는 센서가 부착된 패드가 대상자와 자세보조용구 사이에 놓이게 된다. 센서는 컴퓨터와 연결되어, 대상자의 압력을 읽어 모니터에 보여준다. 압력 측정(pressure mapping)은 정적인 압력을 체크하는 데 쓰이기도 하지만, 압력 분산 요법의 효율성을 파악하는 데도 쓰인다. 압력 체크는 도수 촉진과 병행하여야 척추손상 장애인의 압력 분포의 특성을 정확히 파악할 수 있다. 압력 측정(pressure mapping)은 종종 적절한 좌석 방석을 선택하는 데 도움이 된다.

자세, 통증 및 기능

자세 비대칭 및 편중은 근기능의 손상 및 소실, 근육 불균형, 적절한 자세 지지의 부재, 기능적인 사용 패턴, 중력, 경직, 자세변환능력의 부재 및 관절 구축 등의 다양한 원인에 의해 유발된다. 대부분의 휠체어 사용자들은 시간이 지남에 따라 자세와 관련 문제를 가지게 된다. 자세 패턴과 관련이 있는 통증은 앉기 중재를 통해 감지될 수 있다. 척추손상 장애인의 일반적인 자세 변형은 다음과 같다.

▸ 골반이 뒤로 기울어지고(posterior pelvic tilt) 등이 척추후만(kyphosis)[69,70]

▸ 골반이 앞으로 기울어지고(anterior pelvic tilt) 척추 전만이 두드러짐

▸ 골반이 옆으로 기울어지고(lateral pelvic tilt) 척추는 측만이 됨

▸ 기능적 비대칭으로 인해 척추가 측만되면서 비틀어짐

2. 자세보조용구 적용 기준

척추손상 장애인에게 자세보조용구를 적용할 때 자세보조용구가 기능에 방해가 되지 않도록 주의한다.

▸ **등 지지대:** 등 지지대는 적당한 높이에 체간을 지지할 수 있을 만큼 넓어야 하지만, 휠체어 추진에 방해가 되어서는 안 된다. 종종 등 지지대 높이는 대상자의 어깨와 팔의 자유도를 위해 낮게 하기도 한다.

골반 및 허리 지지대를 적용할 때는 지지대가 부착된 휠체어를 접을 때 지지대도 같이 접히거나 제거되어야 한다는 점을 고려한다. 이상적으로, 골반 및 허리 지지대는 조절이 가능하여서 컴퓨터 작업할 때와 같이 꼿꼿하게 앉는 경우에는 골반을 앞으로 기울여주고, 내리막길을 내려갈 때와 같이 안정성이 더 필요한 경우에는 골반을 뒤로 기울일 수 있게 해 주는 기능이 필요하다. 따라서 등 지지대는 다양한 기능적인 요구에 맞게 조절 가능하여야 한다. 이런 기능은 특히 하지마비 장애인에게 중요하다.[71-73]

기능적인 활동을 하는 동안 안정성을 위해 체간을 전방으로 둥글게 하고 골반을 후방경사지게 하는 사지마비 장애인에게는 조절하는 기능이 도움되지 않는다.

▸ **좌석 기울기 및 등 지지대 각도:** 종종 척추손상 장애인들은 등 지지대를 뒤로 기울여진 상태로 사용하는 것을 선호한다. 뒤로 20° 정도 기울이면, 엉덩이 부분에 가해지는 압력을 감소시킬 수 있다.[74,75] 하지만, 다른 조정 없이 등 지지대 각도만 뒤로 기울이는 것은 좌석면에서 전방으로 미끄러지는 현상을 유발할 수 있다.[74] "squeezing" 휠체어 또는 등 지지대의 각도를 유지하면서 좌석면 뒷부분의 높이를 낮추면 좌석표면의 압력은 증가되지 않는다.[76]

▸ **뒷바퀴 축 위치와 상지 통증:** 많은 수의 척추손상 장애인들이 시간이 지남에 따라 어깨 통증, 반복사용 긴장성 손상증후군(repetitive strain injury)[77-78] 및 손목터널 증후군(carpal tunnel syndrome)[78-82]을 겪게 된다. 척추손상 장애인은 휠체어 추진[84]과 트랜스퍼에 있어 그들의 상지에 의존하게 된다. 휠체어를 추진하는 자세(팔을 뒤로 뻗고 어깨관절을 내회전시킴)는 어깨 통증과 밀접하다.[84-86] 적절한 앉은 자세와, 뒷바퀴 축의 위치를 조절하는 것과 같은 휠체어 세팅은 차후 발생할 수 있는 어깨 통증 및 손목터널 증후군의 예방에 도움이 된다.[86,87] 어깨가 잘 정렬되어 있고, 내회전되는 자세를 피하면 시간이 지남에 따라 생기는 문제들을 예방하는 데 도움이 된다. 이를 위해서는 뒷바퀴 축이 어깨와 동일 선상에 위치하고, 핸드림(pushrim)의 맨 윗부분을 잡았을 때 팔꿈치 각도가 90~100°[88] 또는 100~120°[89]가 되도록 휠체어를 세팅할 필요가 있다. 휠체어가 너무 넓으면 어깨관절이 내회전되어, 관련 질환의 원인이 된다.[86,87] 또한, 휠체어 추진 시, 어깨관절이 내회전되는 자세가 되면 손목의 정렬도 안 좋아지게 된다. 핸드림(pushrim)을 짧고 강하게 미는 습관도 손목의 압력을 증가시켜 정중신경을 압박하게 된다.[90,91] 핸드림(pushrim)을 밀 때 길게 원을 그리듯이 밀고, 강한 힘으로 밀지 않는 교육을 통해 효율적으로 휠체어 추진을 하고, 부상을 예방할 수 있다.[92-94]

3. 사지마비 대상자를 위해 특별히 고려해야 할 점

사지마비 대상자는 하지마비 대상자에 비해 체간조절 능력이 현저히 떨어진다. 따라서 팔을 기능적으로 사용하기 위한 체간 안정성을 확보하기 위해 등 지지대를 뒤로 기울이고 체간을 앞으로 기울이게 된다. 이렇게 척추가 후만된 자세를 지속하게 되면 점차 팔을 들어올리기 어렵게 되고, 호흡을 위해서 가슴을 들어올리는 것이 어렵게 되며, 대화를 위해 고개를 드는 것이 어렵게 된다. 이 자세는 목과 어깨에도 무리를 주어 질환을 유발할 수 있다. 척추 후만이 더 심해지면 가슴 높이가 낮아지고, 수동휠체어 추진이 어렵게 된다.

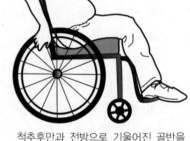

척추후만과 전방으로 기울어진 골반을
가진 사지마비 대상자

a. **자세지지:** 적절한 등 지지로 척추 후만을 예방한다.

b. **전동휠체어 및 전동 틸트:** 경추 6번 손상 또는 더 윗부분 손상 대상자의 경우 전동 틸트 기능이 있는 전동휠체어를 고려한다.[95] 틸트 기능은 중력과 함께 작용하여 척추를 펴는 기능을 해준다. 수동휠체어를 사용하는 대상자들은 전동휠체어 적용에 부정적일 수 있다. 하지만 장기적으로 목, 허리 및 어깨의 통증을 고려하면, 전동휠체어 사용에 대한 충분한 정보를 제공해 주는 것이 필요하다. 또한, 전동 틸트는 특정 자극이 급작스러운 혈압 상승을 초래하는 자율신경반사 부전증(autonomic dysreflexia)이 있는 경우 유용하다. 이 경우 대상자는 혈압을 낮추기 위해 똑바로 앉아 다리를 낮추어야 한다.

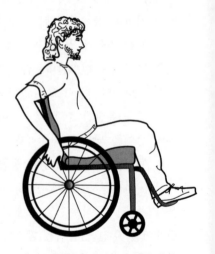

자세 정렬을 향상시키기 위해 좌석방석,
상부 등 지지대, 좌석기울임 변경

c. 등 지지대: 사지마비 장애인은 종종 체중 이동을 하거나, 손을 사용하거나 또는 뒤를 돌아보기 위해 보호자용 손잡이에 팔꿈치를 거는 동작을 할 필요가 있다.[96] 만약 등 지지대가 너무 두껍다면 보호자용 손잡이에 팔 거는 동작을 어렵게 만들 수 있다.[97] 척추손상 부위가 높은 대상자의 경우 등 지지대를 견갑골 부근까지 높여서 적용하게 되는 경우가 있는데, 이 경우에도 견갑골 부분은 깎아내어 어깨와 팔의 움직임에 방해가 되지 않게 하여야 한다.[97] 측면 지지대 적용 시에는 트랜스퍼에 방해가 되지 않게 젖혀질 수 있는 모델로 적용한다.

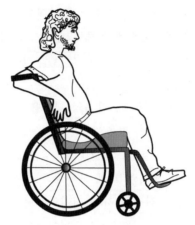

사지마비 대상자가 휠체어 손잡이에 팔을
걸어 안정성 향상

M 척추갈림증(Spina Bifida)

척추갈림증은 태아의 발달기 동안 척추의 뒷부분의 척추뼈고리가 가운데에서 밀착하여 가시돌기를 형성해야 하는데, 이에 실패하여 발생하는 선천적 장애이다. 일반적으로, 약 80% 정도가 요추부위에서 발생하나,[98] 척추의 상부와 말단 사이 어느 부위에서나 나타날 수 있다. 또한 약 25%의 척추갈림증 아동이 수두증을 동반하는데, 이들은 머리에서 물을 빼내는 수술이(shunt) 필요할 수도 있다. 대상 아동의 신체적 예후는 척추손상에서와 같이 발생 위치와 정도에 따라 달라진다.[99] 대상 아동에게는 하지 관절 구축과 더불어 척추 기형도 흔하게 나타나, 신생아의 10~15%가 선천성 척추후만증을 동반하여 태어난다.[100] 청소년기에 이르면 대상자의 약 1/3이 마비성 척추후만증을 가지게 된다.

자세보조용구 적용 기준

척추손상의 경우를 기본으로 하고, 다음의 사항을 추가로 고려하여 적용한다.[11,101]

▶ **이동성:** 발병 부위에 따라서, 걸을 수 있는 아동도 있고, 휠체어가 필요한 아동 또는 둘 다 해당하는 아동이 있을 수 있다. 다양한 이동기기를 지원하는 것이 중요하다. 영아의 경우에는 바닥에서 사용할 수 있는 이동기기를 통하여 또래 친구들과 어울릴 수 있게 지원해준다.

▶ **등 지지대:** 등 지지대는 적절한 자세 지지와 더불어 볼록하고, 뾰족하며, 각이 져 있는 척추 후만이 있는 대상자가 기대서 쉬기 좋게 적용되어야 한다. 대상자가 발병 부위의 밀려나온 척수와 신경뿌리를 다시 밀어넣고 그 위를 근육과 피부로 덮는 수술을 한 경우, 그 부위는 감각이 저하되거나 손실되는 경우가 종종 있다. 수술 부위의 뼈는 편평하지 않고, 피부가 얇게 덮여 있는 경우가 종종 있으니, 욕창이 발생하지 않게 주의한다.[102]

▶ **머리 지지대:** 대상 아동이 수두증이 있어 머리가 큰 경우에는 머리 지지대가 필요할 수 있다.

척추갈림증 대상자는 성장에 따라 척추손상의 경우와 비슷한 문제들이 발생할 수 있다. 더불어 다음과 같은 문제가 생길 수 있다.[103]

▶ 머리에서 물 빼는 수술을 한 경우에, 만성적인 두통, 구토 및 신경학적 문제 발생[104]

▶ 통증 증가

▶ 뼈에 대한 자극 부족으로 인한 골다공증 발생

▶ 피부, 지방, 근육상태 변화로 인한 욕창 발생 위험률 상승[102]

▶ 부종

▶ 실금

▶ 비만

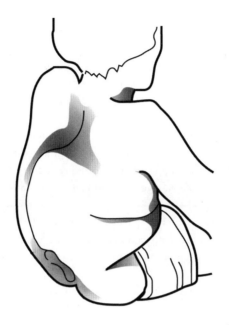

척추갈림증 아동

등 혹 압력 분산을 위한
지지 설치

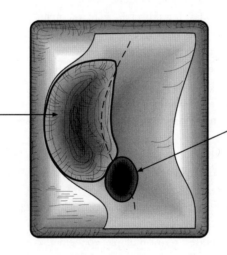

예갈척추후만 지지를 위한
폭신한 폼 설치

위 아동을 위한 등 지지대

References

1. Strauss D, Ojdana K, Shavelle R, Rosenbloom L. Decline in function and life expectancy of older persons with cerebral palsy. *Neurorehabilitation.* 2004;19(1):69−78.

2. Murphey KP, Molnar GE, Lankasky K. Medical and functional status of adults with cerebral palsy. *Dev Med Child Neuro.* 1995; 37:1075−84.

3. Murphey K, Bliss M. Aging with cerebral palsy. In: Kemp B, Mosqueda L. *Aging with a Disability: What the Clinician Needs to Know.* Baltimore, MD: John Hopkins University Press; 2004.

4. Klingbeil H, Baer H, Wilson R. Aging with a disability. *Arch Phys Med Rehabil.* 2004;5 Suppl 3.

5. Ahmed M, Matsumura B, Cristian A. Age−related changes in muscles and joints. *Phys Med Rehabil Clin N Am.* 2005;16:19−39.

6. Zaffuto−Sforza C. Aging with cerebral palsy. *Phys Med Rehab Clin North Amer.* 2005;(16):235−49.

7. Rapp CE, Torres MM. The adult with cerebral palsy. *Arch Family Med.* 2009; (5):466−72.

8. Aging with a disability. Available at: http://www.jik.com/awdrtcawd.html. (Ranchos Los Amigos National Rehabilitation Center).

9. Presperin J. Aging with a developmental disability. *Proceedings from the 24th International Seating Symposium.* 2008:109−12.

10. Presperin J. Seating and mobility evaluation during rehabilitation. *Rehab Manag.* 1989 April−May.

11. Trefler E, Hobson D, Taylor SJ, Monahan L, Shaw CG. *Seating and Mobility for Persons with Physical Disabilities.* Tucson, AZ: Therapy Skill Builders; 1993.

12. Stewart AK. Seating and mobility for the child with traumatic brain injury. *Proceedings from the 9th International Seating Symposium.* 1993:103−9.

13. Monahan L, Trefler E. Seating persons with closed head injuries: Evaluation considerations. *Proceedings from the 5th International Seating Symposium.* 1989:90−85.

14. McKone B. Return to functional seated positioning and mobility. *Presentation at 11th Annual Heal Trauma Conference: Coma to Community.* Santa Clara Valley Medical Center, CA; 1988.

15. Presperin J. Positioning for the individual with a brain injury. *Proceedings from the 7th International Seating Symposium.* 1991:45−7.

16. Presperin−Pederson J. Personal communication. January 2009.

17. Donohoe M. Arthrogryposis multiplex congenita. In: Campbell S, VanderLinden D, Palisano R. *Physical Therapy for Children.* St. Louis, MO: Saunders/Elsevier; 2000:381−400.

18. Montpetit K, Mitchell V. Seating solutions for children with multiple congenital anomalies. *Proceedings from the 7th International Seating Symposium.* 1991:16−5.

19. Siekman A. Osteogenesis imperfecta and multiple congenital contractures (arthrogryposis): Seating and mobility issues. *Proceedings from the 4th International Seating Symposiu*m. 1988:9−15.

20. Bleakney D, Donohoe M. Osteogenesis imperfecta. In: Campbell S, VanderLinden, D, Palisano R. *Physical Therapy for Children.* St. Louis, MO: Saunders/Elsevier; 2000:381−400.

21. Axelson P, Zollars JA. Presentation on assistive technologies for the seating and mobility needs of persons with osteogenesis imperfecta. *Connect Tissue Res.* 1995;31(4):S45−7.

22. McKone B. Personal communication. December 2008.

23. Stuberg WA. Muscular dystrophy and spinal muscle atrophy. In: Campbell S, VanderLinden D, Palisano R. *Physical Therapy for Children.* St. Louis, MO: Saunders/Elsevier; 2000: 421−52.

24. Liu M, Mineo K, Hanayama K, Fujiwara T, Chino N. Practical problems and management of seating through the clinical stages of Duchenne's muscular dystrophy. *Arch Phys Med Rehabil.*

2003;84:818−24.

25. Carlson JM, Payette M. Seating and spine support for boys with Duchenne muscular dystrophy. *Proceedings from the 9th Annual RESNA Conference*. 1985:36−8.

26. Medhat M. Management of spinal deformity in muscular dystrophy. *Proceedings from the 3rd International Seating Symposium*. 1987:144−8.

27. Silverman M. Commercial options for positioning the client with muscular dystrophy. *Clin Prosthet Orthot*. 1986:10(4):159−79.

28. Gibson DA, Koreska J, Robertson D. The management of spinal deformity in Duchenne's muscular dystrophy. *Clin Orthop*. 1978;9:437−50.

29. Gibson DA, Wilkins KE. The management of spinal deformities in Duchenne's muscular dystrophy. *Clin Orthop*. 1975;108:41−51.

30. Lin F, Parthasarathy S, Taylor SJ, Pucci D, Hendrix R, Makhsous M. Effect of different sitting postures on lung capacity, expiratory flow, and lumbar lordosis. *Arch Phys Med Rehabil*. April 2006;87:504−9.

31. Presperin−Pedersen J, O'Connor A. Pain: Defining, categorizing, and determining its affect on seating. *Proceedings from the 21st International Seating Symposium*. 2005:101−2.

32. Presperin−Pedersen J., O'Connor A. Pain mechanisms and intervention regarding seating. *Proceedings from the 22nd International Seating Symposium*. 2006:118−120.

33. Noseworthy JH, Lucchineti C, Rodriguez M, Weinshenker BG. Multiple sclerosis. *N Engl J Med*. 2000;343(13):938−52.

34. Boninger ML, Cooper R, Minkel J. Review of medical, technology and psychosocial issues for persons with MS. *Proceedings from the 21st International Seating Symposium*. 2005:123−5.

35. Bhasin C. Multiple sclerosis: disease process and implications for seated/wheeled mobility. *Proceedings fromthe 9th International Seating Symposium*. 1993:69−74.

36. Minkel J. Multiple sclerosis: Understanding the beast within. *Proceedings from the 24th International Seating Symposium*. 2008:123−6.

37. Minkel J. Meeting the challenge: Trying to meet the needs of persons with MS. *Proceedings from the 24th International Seating Symposium*. 2008:186−9.

38. Bhasin C, Lewis D. Seating for multiple sclerosis: Strategies to accommodate disease progression. *Proceedings from the 9th International Seating Symposium*. 1993:97−100.

39. Ambrosio F, Boninger ML, Souza A, Fitzgerald SG, Koontz AM, Cooper RA. Wheelchair propulsion biomechanics in patients with multiple sclerosis. *Proceedings of the 24th Annual RESNA Conference;* 2002.

40. Fay BT, Boninger ML, Fitzgerald SG, Souza AL, Cooper RA, Koontz AM. Manual wheelchair pushrim dynamics in people with multiple sclerosis. *Arch Phys Med Rehabil*. 2004 Jun;85(6):935−42.

41. Savage F, Sweet−Michaels B. Multiple sclerosis−seating and mobility concerns for changing needs. *Proceedings from the 19th International Seating Symposium*. 2003: 79−81.

42. Shields M. Use of wheelchairs and other mobility support devices. *Health Rep*. 2004;15:37−41.

43. Engstrom B. *Seating for Independence: The Man and the Wheelchair−An Ergonomic Approach*. Waukesha, WI: ETAC USA; 1990.

44. Shaw G, Monahan L, Taylor S, Wyatt D. Peak sitting pressure for institutionalized elderly wheelchair users. *Proceedings from the 7th International Seating Symposium*. 1991:151−6.

45. Brienza D, Trefler E, Geyer MJ, Karg P, Kelsey S. A randomized control trial to evaluate pressure−reducing seat cushions for older person wheelchair users. *Adv Skin Wound Care Healing*. 2001;14(3):120−9.

46. Cooper D. Pelvic stabilitzation for the elderly. *Proceedings from the 3rd International Seating Symposium*. 1987:219−25.

47. Shaw G. Wheelchair seat comfort for the institutionalized elderly. *Assist Technol*. 1991;3(1):11−23.

48. Fernie G, Holder J, Lunan K. Chair design for the elderly. *Proceedings from the 3rd International Seating Symposium*. 1987:212−8.

49. Presperin−Pedersen J. Functional impact of seating modifications for older adults: An occupational therapist perspective. *Top Geriatr Rehabil*. 2000;16(2):73−85.

50. Conine TA, Hershler C, Daechsel CP, Pearson A. Pressure ulcer prophylaxis in older patients using polyurethane foam or Jay wheelchair cushions. *Int J Rehabil Res*. 1994 (5):92−105.

51. Shaw G. Seat cushion comparison for nursing home wheelchair users. *Assist Technol*. 1993;5(2):92−105.

52. Chaves ES, Cooper RA, Collins DM, Karmaker A, Cooper R. Review of the use of physical restraints and lap belts with wheelchair users. *Assist Technol*. 2007 Summer;19(2):94−107.

53. Calder CJ, Kirb RL. Fatal wheelchair−related accidents in the United States. *Am J Phys Med Rehabil*. 1990;69(4):184−90.

54. Weick MD. Physical restraints: An FDA update. *Am J Nursing*. 1992 (14):74−80.

55. Miles SH, Irvine P. Deaths caused by physical restraints. *Gerontologist*. 1992 (32):762−6.

56. Corfman TA, Cooper RA, Fitzgerald SG, Cooper R. Tips and falls during electric−powered driving: Effects of seat−belt use, leg rests, and driving speed. *Arch Phys Med Rehabil*. 2003;85(12):1797−802.

57. Kirby RL, Ackroyd−Stolarz, SA, Brown MG, Kirkland SA, Macleod DA. Wheelchair−related accidents caused by tips and falls among non institutionalized users of manually propelled wheelchairs in Nova Scotia. *Am J Phys Med Rehabil*. 1994;73:319−30.

58. Sosner J, Avital F, Begeman P, Sheu R, Kahan B. Forces, moments and accelerations acting on an unrestrained dummy during simulations of three wheelchair accidents. *Am J Phys Med Rehabil*. 1997;76(4): 304−10.

59. Engstrom B. *Ergonomics Wheelchairs and Positioning*. Hasselby, Sweden: Bromma Tryck AB; 1993.

60. Charifue S, Lammertse D. Spinal cord injury and aging. In Lin V, et al. *Spinal Cord Medicine: Principles and Practice*. New York: Demos Publications; 2003.

61. Krause JS, Coker JL. Aging after spinal cord injury: A 30−year longitudinal study. *J Spinal Cord Med*. 2006;29(4):371−6.

62. McGlinchey−Berroth R, Morrow L, Ahlquist M, Sarkarati M, Minaker KL. Late−life spinal cord injury and aging with long term injury: Characteristics of two emerging populations. *J Spinal Cord Med*. 1995 Oct;18(4):255.

63. Aging with a disability. Available at: http://www.jik.com/awdrtcawd.html. (Ranchos Los Amigos National Rehabilitation Center).

64. Richardson RR, Meyer PR. Prevalence and incidence of pressure sores in acute spinal injuries. *Paraplegia*. 1981;19:235−47.

65. Salzberg CA, Byrne DW, Cayten CG, et al. A new pressure ulcer risk assessment scale for individuals with spinal cord injury. *Am J Phys Med Rehabil*. 1996;75:96−104.

66. Young JA, Burns PE, Bowen AM, et al. *Spinal Cord Injury Statistics: Experience of the Regional Spinal Cord Injury Systems*. Phoenix, AZ: Good Samaritan Medical Center; 1982.

67. Yarkony G. Aging skin, pressure ulcerations, and SCI. In *Aging with Spinal Cord Injury*. New York: Demos Publications; 1992:39.

68. Gutierrez EM, Alm M, Hultling C, Saraste H. Measuring seating pressure, area, and asymmetry in persons with spinal cord injury. *Eur Spine*. 2004 Jul;13(4):374−9.

69. Hobson DA, Tooms RE. Seated lumbar/pelvic alignment: A comparison between spinal cord injured and non−injured groups. *Spine*. 1992;17:293−8.

70. Sprigle S, Schuch JZ. Using seat contour measurements during seating evaluations of individuals with

SCI. *Assist Technol.* 1993;5(1):24−35.

71. Zollars J, Axelson P. The back support shaping system: An alternative for persons using wheelchairs with sling seat upholstery. *Proceedings of the 16th Annual RESNA Conference;* 1993:274−6.

72. Zollars J, Chesney D, Axelson P. The design of a back support shaping system: Clinical methodologies for measuring changes in sitting posture and function. *Proceedings from the 10th International Seating Symposium.* 1994:97−108.

73. May L, Butt S, Kolbinson K, Minor L. Back support options: Functional outcomes in SCI. *Proceedings from the 17th International Seating Symposium.* 2001:175−6.

74. Hobson D. Comparative effects of posture on pressure and shear at the body−seat interface. *J Rehabil Res Dev.* 1992 Fall;29(4):21−31.

75. Michael SM, Porter D, Pountney TE. Tilted seat position for non−ambulant individuals with neurological and neuromuscular impairment: A systematic review. *Clin Rehabil.* 2007 Dec; 21(12):1063−74.

76. Maurer CL, Sprigle S. Effect of seat inclination on seated pressures of individuals with spinal cord injury. *Phys Ther.* 2004 Mar;84(3):255−61.

77. Cole E, Bjornson A. Enhancing upper extremity repetitive strain injuries through wheelchair set−up. *Proceedings from the 19th International Seating Symposium.* 2003:113−7.

78. LaFrance A, Wilson D, Sawatzky B. Functional adaptation of bone and cartilage at the glenohumeral joint in manual wheelchair users. *Proceedings from the 22nd International Seating Symposium.* 2006:80−3.

79. Boninger ML, Dicianno BE, Cooper RA, Towers JD, Doontz AM, Souza AL. Shoulder magnetic resonance imaging abnormalities, wheelchair propulsion, and gender. *Arch Phys Med Rehabil.* 2003 Nov;84(11):1615−20.

80. Aim M, Saraste H, Norrbrink D. Shoulder pain in persons with thoracic spinal cord injury: Prevalence and characteristics. *J Rehabil Med.* 2008 Apr;40(4):277−83.

81. Nichols P, Norman P, Ennis J. Wheelchair users shoulder? *Scandinavian J Rehab Med.* 1979(11):29−32.

82. Pentland W. Upper limb function in persons with long−term spinal cord injury. *Proceedings from the 9th International Seating Symposium.* 1993:209−21.

83. Dubowsky SR, Sisto SA, Langrana NA. Comparison of kinematics, kinetics, and EMG throughout wheelchair propulsion in able−bodied and persons with paraplegia: An integrative approach. *J Biomech Eng.* 2009 Feb;131(2):021015.

84. Mercer JL, Boninger M, Koontz A, Ren D, Dyson−Hudson T, Cooper R. Shoulder joint kinetic and pathology in manual wheelchair users. *Clin Biomech* (Bristol, Avon). 2006 Oct;21(8):781−9.

85. Collinger JL, Boninger ML, Koontz AM, Price R, Sisto SA, Tolerico ML, Cooper RA. Shoulder biomechanics during the push phase of wheelchair propulsion: A multisite study of person with paraplegia. *Arch Phys Med Rehabil.* 2008 Apr;89(4):667−76.

86. Boninger ML, Baldwin M, Cooper RA, Koontz, A, Chan L. Manual wheelchair pushrim biomechanics and axle position. *Arch Phys Med Rehabil.* 2000 May;81(5):608−13.

87. Wei SH, Huang S, Jiang CJ, Chiu JC. Wrist kinematic characterization of wheelchair propulsion in various seating positions: Implications for wrist pain. *Clin Biomech* (Bristo, Avon). 2003 Jul;18(6):546−52.

88. Richter WM, Rodgriguez R, Woods KR, Axelson PW. Biomechanical consequences of a cross−slope on wheelchair propulsion. *Arch Phys Med Rehabil.* 2007 88(1):76−80.

89. Cooper R, Boninger M, Cooper R, Koontz A, Eisler H. Considerations for the selection and fitting of manual wheelchairs for optimal mobility. *Proceedings from the 21st International Seating Symposium.*

2005:59－60.

90. Boninger ML, Cooper RA, Baldwin MA, Shimada SD, Koontz A. Wheelchair pushrim kinetics: Body weight and median nerve function. *Arch Phys Med Rehabil.* 1999;80:910－5.

91. Boninger ML, Impink BG, Cooper RA, Koontz AM. Relation between median and ulnar nerve function and wrist kinematics during wheelchair propulsion. *Arch Phys Med Rehabil.* 2004 Jul;85(7):1141－5.

92. Boninger ML, Koontz AM, Sisto SA, Dyson－Hudson TA, Chang M, Price R, Cooper RA. Pushrim biomechanics and injury prevention in spinal cord injury: Recommendations based on CULP－SCI investigations. *J Rehabil Res Dev.* 2005 May－June;42(3 Suppl 1):9－19.

93. Richter WM, Axelson PW. Low－impact wheelchair propulsion: Achievable and acceptable. *J Rehabil Res Dev.* 2005 May－Jun;42(3 Suppl 1):21－33.

94. Robertson RN, Boninger ML, Cooper RA, Shimada SD. Pushrim forces and joint kinetics during wheelchair propulsion. *Arch Phys Med Rehabil.* 1996 Sep;77(9):856－64.

95. Sonenblum SE, Sprigle S, Harris F, Maurer C. Understanding wheelchair use patterns: Tilt－in－space. *Proceedings from the 24th International Seating Symposium.* 2008:179－80.

96. Padgitt J. Independence and dependence: Making seating and mobility choices for the person with C5－6 spinal cord injury. *Proceedings from the 22nd International Seating Symposium.* 2006:48－9.

97. Jones CK. The use of molded techniques for fitting C5－6 spinal cord injured five or more years post injury. *Proceedings from the 3rd International Seating Symposium.* 1987:189－92.

98. Volpe JJ, ed. Neurology of the Newborn, 4th ed. Philadelphia, PA: WB Saunders; 2001.

99. Mintz L, Sarwark J, Dias L, Schafer M. The natural history of congential kyphosis in myelomeningocoele. *Spine.* 1991;16(Suppl 5):348－50.

100. Brown JP. Orthopedic care of children with spina bifida: You''ve come a long way baby! *Ortho Nurs.* 2001;21:51－58.

101. O'Neill H. Clinical management of seating and mobility needs of children with myelodysplasia. *Proceedings from the 3rd International Seating Symposium.* 1987:197－201.

102. Okamoto GA, Lamers JV, Shurtleff DB. Skin breakdown in patients with myelomeningocele. *Arch Phys Med Rehabil.* 1983:64;20－3.

103. Presperin J. Aging with a developmental disability. *Proceedings from the 24th International Seating Symposium.* 2008:109－12.

104. Klingbeil H, Baer H, Wilson R. Aging with a disability. *Arch Phys Med Rehabil.* 2004 Jul;85 (7 Suppl 3):S68－73.

PART VI

적용사례 나누기

Chapter 18

•
•
•

적용사례

여기서 소개할 Martita, David, Kyo, Thomas, Nadia 및 Richard의 이야기는 자세 평가, 목표 수립 및 특정 자세보조용구의 적용이 어떻게/왜 이루어지는지 과정을 보여준다. 단, 이곳에서 소개될 내용은 이야기이며, 케이스 스터디가 아니라서, 몇몇 정보는 포함되지 않았다.

A Martita의 이야기

Martita는 11세의 여아로 뇌성마비가 있다. 대상자는 시골 마을에서 가족들과 함께 산다. Martita는 독립적으로 앉거나 움직일 수 없기 때문에 항상 이동을 주변사람들에게 의지해 왔는데, 최근에 대상자의 어머니가 Martita를 옮길 때 허리에 부상을 입었다. 대상자의 어머니는 대상자가 말을 할 수는 없지만 다른 사람의 이야기를 알아듣기는 한다고 얘기한다. Martita는 옷입기, 목욕, 섭식을 가족들에게 의지하고 있다. Martita를 먹이기 위해서 대상자의 어머니는 대상자의 몸을 구부리고, 머리를 뒤에서 받혀서 뒤로 넘어가지 않도록 해 준다. 대상자의 가족들은 마을 외부로 잘

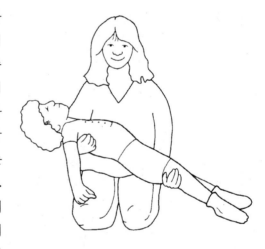

나가지 않는데, 나갈 때는 이웃의 트럭을 얻어 타거나 버스를 이용한다. 현재 가족들은 착석시스템을 구입하지 못할 정도로 가난한 상황이다. Martita의 어머니는 아래와 같은 기능을 할 수 있는 의자(착석시스템)를 원한다.

▸ 집 근처 또는 마을 주변을 밀고 다닐 수 있음
▸ Martita가 독립적으로 편안하게 앉아 있을 수 있음
▸ Martita가 휠체어/자세보조용구에 앉은 자세에서 섭식을 할 수 있음
▸ 손을 이용하여 장난감 놀이를 할 수 있음

1. 신체 측정

Martita의 자세보조용구 팀이 Martita의 자세, 움직임 및 기능을 평가할 때 다음과 같은 사실을 알아내었다.

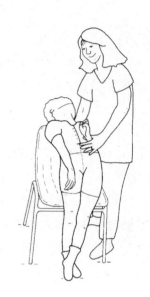

a. 의자에서의 자세

Martita는 혼자 앉을 수 없다. 일반적인 의자에서 골반은 앞으로 미끄러지고, 체간은 뒤로 구부러져, 머리가 등받이 위쪽을 내리누르는 자세를 취하게 된다. 엉덩이관절과 다리는 쭉 뻗어서 뻣뻣해지고, 안쪽으로 꼬인다. 발목과 발은 바닥 쪽으로 구부러지고 안쪽으로 회전한다. 어깨관절은 뒤로 당겨지고, 외회전되며, 양 팔은 뻣뻣해지면서 쭉 펴지거나 구부러진다.

b. 누운 상태에서 관절 및 근육의 유연성

골반 및 척추는 중립자세를 취할 수 있을 정도로 유연하다. 양쪽 엉덩이는 90°까지 굽힘이 가능하다. 엉덩이와 다리를 중립자세로 만들기 위해 움직이는 것이 가능하지만 뻣뻣하다. 무릎 및 발목관절은 중립자세를 취할 수 있을 정도로 유연하고 어깨와 팔 또한 그러하다.

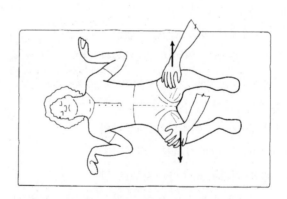

바깥쪽으로 다리를 벌릴 때 Martita의 다리가 뻣뻣하다

c. 앉은 자세 평가: 유연성 및 자세지지

Martita가 비록 뻣뻣해지면서 앞으로 미끄러져 내리는 경향이 있지만, 골반과 체간이 중립자세를 취하기 위한 충분한 유연성을 가지고 있다. 자세를 유지하기 위해서 대상자의 골반은 앞뒤로 지지되어야 한다. 만약 Martita의 위쪽 체간과 어깨가 앞으로 둥글게 굽은 상태라서 머리가 골반 위에 놓이게 되면, 체간이 뒤로 신전되는 경향이 줄어든다. 복장뼈(sternum) 아래쪽에 대한 약간의 지지도 뻗침을 예방할 수 있다. 또한 이 자세에서는 대상자의 머리가 뒤쪽으로 떨어지지 않게 지지가 필요하다. 엉덩이, 무릎, 발목을 90°로 기울이고, 양 무릎을 약간 벌린 상태를 유지하는 것 또한 뻗침을 줄여줄 수 있다. Martita는 좌석이 뒤로 기울어졌을 때(틸팅) 등이 구부러지는 것을 두려워하며 우는 경향이 있는데, 좌석을 다시 세워주면 안정된다.

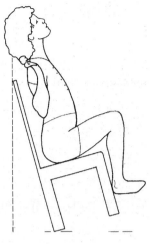

중력에 대항하여 밀기

2. 착석/이동 시스템의 목표

Martita의 어머니와 팀은 그의 착석/이동 시스템이 다음과 같은 목표를 성취해야 한다고 결정하였다.

▸ 바퀴가 달려있어 사람들이 집 주변 및 마을의 비포장도로를 지나도록 밀어줄 수 있을 것
▸ Martita의 신체를 지지하여 대상자가 독립적으로 앉고, 편안함을 느낄 수 있을 것
▸ Martita의 신체를 지지하여 대상자의 어머니가 식사시키는 것을 돕고, 대상자가 팔을 이용하여 장난감 놀이를 할 수 있을 것

적용 팀은 바퀴가 달린 착석시스템을 제작하기로 결정하였다. 뒤쪽은 큰 바퀴, 앞쪽은 작은 바퀴를 적용하기로 정하였다. 앞바퀴는 실외의 홈에서도 사용할 수 있게 너무 작지 않아야 한다. 착석/이동 시스템은 나무로 제작될 예정인데, 이는 비싸지 않고, 구하기 쉽기 때문이다. 착석시스템은 이동장치와 떨어지지 않게 제작할 예정인데, 이유는 대상자가 마을을 벗어날 때 사용해야 하기 때문이다. 착석/이동 시스템의 이동이 필요할 때는 이웃의 트럭을 이용할 것이다. 의자의 모든 부분은 잘 덧대어져 편안함을 느낄 수 있게 할 예정이다.

3. 착석시스템

Martita에게 적용된 착석시스템의 특징은 아래와 같다.

(1) 골반 위쪽을 지지할 수 있도록 등받이 아래쪽을 변형

(2) 미끄럼 방지 좌석(Anti-thrust seat)을 적용하여 골반을 아래쪽에서 지지해줌으로써 앞으로 미끄러져 내리는 것을 방지

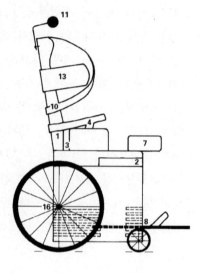

(3) 등받이 각도는 90°로 적용하였는데, 그 이유는 Martita가 다리를 90°로 기울인 각도에서 경직이 가장 적기 때문이다. 대상자의 경우 등받이 각도가 90°가 넘으면 몸을 뻗치면서 앞으로 미끄러져 내리는 경향이 있고, 90°보다 작으면 머리가 앞으로 쏠리게 되어 조절이 안 됨

(4) 4점 지지 벨트를 적용하여 골반을 아래쪽과 뒤쪽 양쪽으로 당겨줌

(5) 등받이 위쪽은 등의 자연스러운 커브에 맞게 제작. 위쪽 등이 닿는 부분의 파임은 완만하게 하여 등이 앞으로 굽는 것을 방지

(6) 등받이 각도는 약간 뒤로 기울여서 좌석 쿠션에 대비한 전체 좌석 각도가 90°가 되도록 해 줌

(7) 쐐기모양의 쿠션을 양 무릎 사이에 배치하여 다리가 안쪽으로 과도하게 꼬이는 것을 방지

(8) 무릎 및 발목은 90°가 되게 하여 몸의 뻗침 및 발을 쭉 펴는 것을 방지

(9) 발목 벨트를 45° 각도로 적용하여 다리 드는 것을 방지

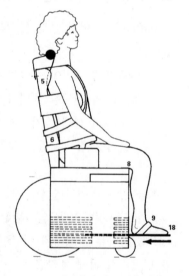

(10) H 벨트를 체간에 적용하여 Martita가 앞으로 떨어지는 것을 방지하기 위한 최소한의 지지를 해 줌

(11) 머리받침대를 두개골 뒤-아래쪽에 적용하여 머리가 뒤로 떨어지는 것을 방지

의자에서 Martita의 자세

위와 같은 착석시스템을 제작하여 적용 한 결과, 골반 및 다리는 안정적이지만, 체간이 오른쪽으로 기우는 것을 발견해 아래와 같은 지지를 추가

(12) 골반 위쪽까지 확장되는 외측 골반 지지대를 적용하여 골반이 옆으로 기우는 것을 방지

(13) 외측 체간 지지대를 오른쪽이 왼쪽보다 높게 위치하도록 적용하여 체간이 오른쪽으로 기우는 것을 방지

4. 이동장치와의 연계

(14) 테이블을 적용하여 팔을 지지하고, 식사 및 놀이를 할 수 있게 해 줌

(15) 문을 통과하는 데 어려움이 없도록 착석시스템 및 이동장치의 폭을 26 ˝(66cm) 이하가 되도록 제작

(16) 뒷바퀴의 축은 안정성을 위해서 충분히 뒤쪽으로 위치해야 하지만, 문턱 등을 통과할 때 휠체어를 뒤로 기울여야 하기 때문에 너무 뒤쪽으로 가지 않도록 위치시킴

(17) 팔 받침대는 성장을 고려하여 조절 가능하게 제작

(18) 발 받침대는 서랍처럼 안팎으로 밀 수 있게 하여 트랜스퍼에 용이하게 함. 또한 성장을 고려하여 높이 조절 가능하게 함

(19) 방석 쿠션은 닦기 쉬운 재질로 감싸줌

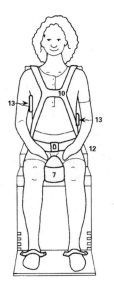

5. 최종 확인

착석시스템 제작 후 항상 초기 목표가 달성되었는지 확인한다. Martita의 경우 착석시스템을 편하게 느끼며, 독립적으로 앉아 있는 것에 대해 만족해 한다. 대상자의 어머니는 Martita에게 음식을 주기 쉽고, Martita는 손을 이용하여 장난감을 가지고 놀기 시작했다. Martita와 대상자의 어머니는 6개월 후에 재평가 및 착석시스템의 조절을 받을 것이다.

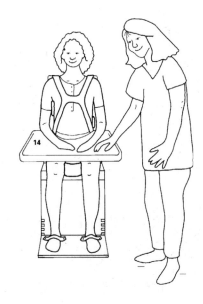

B   David의 이야기

David는 10년 전에 흉수 6번이 손상된 32세의 남자이다. 그는 하지마비로 다리, 복부, 허리쪽 근육을 움직일 수 없고, 손상부위 이하의 감각을 느낄 수 없다. David는 오랜 시간 일하는 엔지니어이다. 그는 등허리, 목, 어깨 부위의 통증으로 인해 의뢰되었다. 그는 도시 외곽에서 아내와 두 아이와 함께 살고 있다. 그는 손으로 조작할 수 있게 개조된 차를 운전한다. 2년 전, 엉덩이에 욕창이 발생했지만, 지금은 치료된 상태이다. David는 휠체어에 그가 직접 제작하고 수리하는 2.5˝(6.4cm)의 방석을 사용한다. David는 담당 의사로부터 의료적으로 착석시스템이 필요하다고 판단되어, 그 제작 비용을 보험으로부터 지원받을 것이다.

그의 욕구는 다음과 같다
▶ 자세를 지지해주어 특히 일을 할 때 등, 어깨 및 목의 통증을 감소시켜줄 것
▶ 욕창을 예방할 수 있을 것
▶ 그의 휠체어에 적용할 수 있을 것. 그는 방석 높이 또는 휠체어 프레임을 바꾸고 싶지 않음

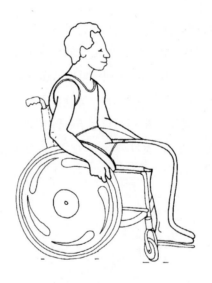

David의 자세, 움직임 및 기능 평가 결과는 다음과 같다.

1. 신체적 평가

a. 휠체어에서의 자세

David는 골반이 뒤로 기울고, 체간이 앞으로 구부러지며(척추 후만), 다리는 모여 있고, 무릎과 발목이 90°로 구부러져서, 다리를 발판에 지지할 수 있다. 머리는 조절하지만, 체간이 앞으로 굽어 있기 때문에, 목을 과도하게 뒤로 젖히는 경향이 있다. 어깨는 앞으로 둥그렇게 말려 있지만, 팔 힘은 강하다.

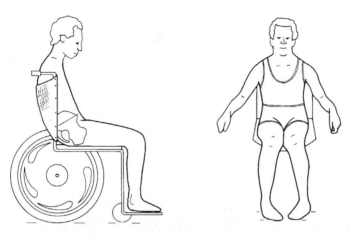

현재 사용하는 휠체어에서 David의 자세

b. 휠체어에서의 기능적 능력

David는 침대, 화장실, 욕조 및 차에 독립적으로 이동할 수 있다. 트랜스퍼 높이의 범위는 19~2
1″(48.3~53.3cm)이다. 휠체어에서 차로 이동할 때, 옆으로 트랜스퍼한 후, 시트 쿠션을 옮긴다. 그 후
휠체어를 접어 운전석 뒤쪽으로 옮긴다. 집 및 직장에서의 책상, 테이블 및 카운터의 높이는 24~3
1″(61~76.2cm)이다. 휠체어 뒷바퀴의 축은 어깨 라인에 있다.

c. 누운 상태에서 관절 및 근육 유연성

David의 골반은 뒤로 기울어진 상태로 굳어있고(posterior pelvic tilt), 체간은 앞으로 굽어서 굳어있
다(kyphosis). 그의 엉덩이관절은 90°까지 구부러지지 못하고 70°까지 구부러진다. 다리를 안팎으로
움직이는 것은 가능하며, 무릎 및 발목은 유연하다.

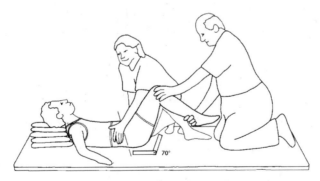

엉덩이관절이 70°까지 구부러진다

d. 앉은 자세 평가: 유연성 및 자세 지지

David는 독립적으로 앉기 위해서 팔을 짚어야 하는데, 특히 한쪽으로 몸을 기울이는 경우에는 더욱 그러하다.

고관절이 충분히 굽혀지지 않기 때문에, 그는 좌석의 앞쪽에 걸터앉아 무릎이 넓적다리보다 낮게 위치할 수 있게 해 준다. 그의 골반은 뒤로 기울어서 굳어있지만, 골반 및 허리에 적절한 지지를 해 주면 과도하게 뒤로 기울어지는 것을 예방할 수 있다. 체간은 앞으로 굽어있고 고정되어 있다. 흉곽 아래쪽을 지지하여 머리가 골반 라인에 오게 해 주면 목과 등의 통증을 경감시킬 수 있을 것이다. 그의 다리가 안으로 모이고 돌아가 있을지라도, 중립자세로 돌아올 수 있을 정도의 유연성이 있다. 무릎 사이의 지지로 다리가 모이고, 꼬이는 것을 예방할 수 있다.

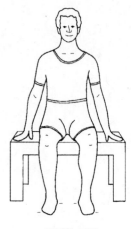

적당한 균형

e. 압력

압력은 위글테스트(wiggle test)와 압력 분포 지도를 평가하였다. 위글테스트 결과 좌골조면 및 꼬리뼈 아래에 높은 압력이, 대전자 아래에 중간정도의 압력이, 넓적다리 아래쪽에 약한 압력이 평가되었다. 압력분포지도로 위글테스트와 같은 결과를 얻었다.

2. 착석시스템의 목표

David의 착석시스템은 아래와 같은 목표를 필요로 한다.

▸ 욕창을 예방할 것

▸ 고정된 관절에 대한 지지를 제공해 줄 수 있을 것. 특히 골반 및 허리는 뒤쪽에서부터의 지지가 필수

▸ 그의 기능을 제한하지 말 것(휠체어 추진, 일상생활, 직장생활)

▸ 편안할 것!

3. 착석시스템

David는 그의 착석시스템 제작에 도움을 주었다.

a. David의 착석시스템의 가장 중요한 목표는 욕창 예방이므로, 굴곡이 있는 좌석방석을 제작하였다. 견고하게 굽은 바닥은 골반에 안정성을 제공할 것이다. 바닥면은 견고한 재질로 만들어져서 좌골조면, 천골 및 꼬리뼈에 과도한 압력이 주어지지 않게 잘라진다. 견고한 쿠션은 부드러운 재질의 커버로 덧씌워질 것이다. 커버의 재질은 흡수력이 높은 재질로 제작될 것이다.

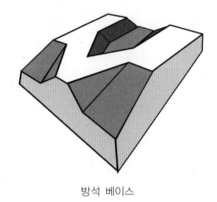
방석 베이스

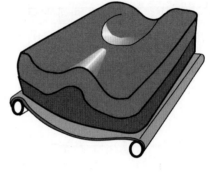
완성된 굴곡이 있는 방석

b. 고관절 굽힘이 70°가 한계이기 때문에, 등받이 각도가 110°로 제작되어야 한다. 슬링 백을 늘려서 110°까지 기울어지게 할 수 있다.

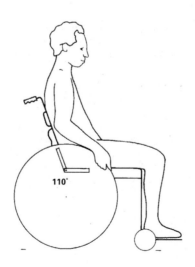
Seat to back 각도는 110°

c. 그의 골반 및 체간이 굳어있기 때문에, 그를 똑바로 앉게 하고, 척추를 곧게 펴는 노력은 하지 않았다. David는 견고한 등받이를 원하지 않았지만, 슬링형태의 등받이는 그에게 충분한 지지를 제공해 주지 못한다. 따라서 끈으로 슬링을 보강하였다. 또한 끈에 추가 지지를 할 수 있는 쿠션을 덧붙여, 골반을 지지하여 천골 부위의 압력을 감소시켰으며, 등을 지지하여 갈비뼈 부위의 압력을 감소시켰다. 이와 같은 등의 지지로 어깨가 앞으로 굽는 것을 감소시킬 수 있었다. David는 이제 그의 골반 및 체간이 유연해져서, 등쪽의 끈을 조여 더 똑바로 앉을 수 있게 되기를 희망한다. 등받이의 위쪽 끝이 그의 날개뼈 아래쪽 끝보다 낮게 하여 팔 및 어깨의 움직임에 방해되지 않도록 하였다.

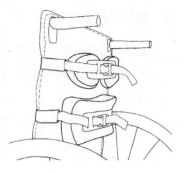

끈 앞에 단단한 소재 대기

d. 그의 다리를 약간 벌려놓기 위해, 양 무릎 사이, 방석의 위쪽에 쿠션을 추가하여 그의 무릎과 발목이 90°로 유지될 수 있게 하였다.

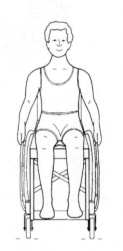

양 무릎 사이에 굴곡이 있는
쿠션 대기

4. 이동장치와의 연계

a. 시트 높이

시트 높이는 기존의 것과 같게 하여 트랜스퍼에 지장이 없고, 기존의 데스크 또는 테이블 이용에 문제가 없게 하였다.

b. 이동성

쿠션은 휠체어를 차에 싣기 위해 제거가 용이해야 한다. 쿠션은 또한 휠체어에서 미끄러지지 않아야 한다. 그러므로, 쿠션의 바닥은 고무재질의 커버로 씌워서 마찰력이 있게 하였다.

5. 최종 확인

쿠션이 만들어진 후, 초기의 목표가 달성되었는지 확인하였다. David에게는 쿠션이 주요부위의 압력 감소에 효과가 있는지 주의 깊게 관찰하는 것이 요구된다. David는 욕창의 위험이 발생하거나 다른 앉기의 문제가 발생하였을 때는 그 즉시, 그렇지 않으면 6개월 후에 재평가를 받게 될 것이다.

C Kyo의 이야기

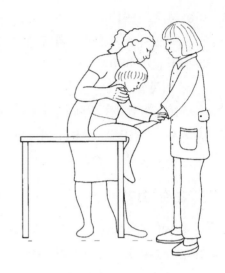

Kyo는 4세의 남자 아이로, 이완형 뇌성마비로 인해 신체가 약하고 축 늘어진다. 그가 독립적으로 앉을 수 없기 때문에 그의 어머니는 출생시부터 안아서 이동시켜주고 있다. 그의 어머니는 Kyo를 집에서부터 근처 도시의 재활치료실까지 이동시킨다. 대상자는 다음과 같은, 바퀴 달린 착석시스템을 원한다.

▸ 휠체어를 밀어서 집 근처 또는 마을 근처를 이동할 수 있고, 차후에는 Kyo 스스로 휠체어를 추진할 수 있을 것

▸ Kyo가 앉아 있는 상태에서 음식을 먹일 수 있을 것

▸ 보통의 의자에 앉히면 앞으로 기울어져서 호흡이 힘들어지는데, 그보다는 잘 앉아 있을 수 있을 것

▸ 테이블에서 장난감놀이를 할 수 있을 것

Kyo의 가족은 착석시스템을 구입하기 위한 충분한 돈을 마련해 놓은 상태이다. Kyo는 다른 아동이 쓰다 기증한 작은 휠체어를 받아서 쓰기로 하였다. 그의 어머니는 Kyo를 항상 안아서 이동시키지만 평가 결과 Kyo는 옆에서 지지해주면 설 수 있다. 팔을 기능적으로 쓸 수 있기 때문에 휠체어 추진이 가능할 것으로 보이지만, 아직 시도해 보지는 않았다.

Kyo의 평가 결과는 다음과 같다.

1. 신체 평가

a. 의자에서의 자세

Kyo는 현재 착석시스템을 가지고 있지 않아서 일반 의자에서 평가를 진행하였다. Kyo의 골반은 뒤로 기울어있고, 체간은 앞으로 굽어있으며, 고관절 및 다리는 벌어지고 밖으로 돌아가 있다. 머리는 앞으로 숙인 상태에서 오른쪽을 향하고, 팔은 약간 앞으로 떨어뜨려서 안으로 돌아가 있다.

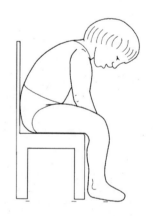

Kyo가 의자에 앉아
있을 때의 자세

b. 누운 상태에서의 관절 및 근육 유연성

골반 및 척추는 중립자세를 취할 수 있을 정도로 유연하다. 양쪽 고관절은 90°까지 구부릴 수 있고, 회전 및 중립자세를 취하는 게 가능하다. 무릎, 발목, 어깨 및 팔의 유연성은 좋다.

c. 앉은 자세 평가

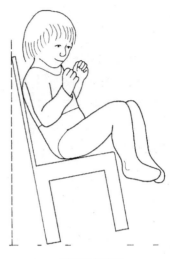

Kyo는 양 손으로 바닥을 짚으면 독립적으로 앉을 수 있다(fair balance). Kyo의 골반이 뒤로 기울어져 있는 경향이 있지만, 유연성이 있어 골반 및 체간이 중립자세를 취할 수 있다. 중립자세를 유지하기 위해서, 그의 골반은 PSIS 바로 밑에서의 지지가 필요하다. 이 상태에서 그는 골반 및 체간을 스스로 움직일 수 있다. 체간 역시 중립자세를 유지하기 위해서, 뒤쪽에서의 지지가 필요하다. Kyo는 피곤하면 앞으로 굽어서 떨어지는 경향이 있는데, 이를 방지하기 위해서 앞에서의 지지가 필요하다. 양쪽 골반은 유연성이 있는데, 골반 및 무릎의 바깥쪽에서 지지해주면 골반이 과도하게 옆으로 기울거나 고관절이 과도하게 돌아가는 것을 방지할 수 있다. 다리가 무릎 아래에 있을 경우에, 다리를 지지해서 체간을 곧게 세우는 데 도움을 줄 수 있다. Kyo의 경우 의자를 뒤로 기울였을 경우 중력에 대항하여 앞으로 몸을 기울이려고 하는 경향이 있다.

중력에 반하여
앞으로 미는 것

d. 시트의 웨지

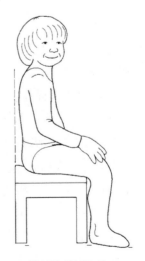

Kyo의 경우 좌석 시트가 기울어 있어 넓적다리가 아래를 향하고 있으면, 허리를 곧게 편다. 그의 어머니는 이 자세가 기능성이 더 좋다는 것을 발견했다. 무릎 앞쪽에서의 지지는 앞으로 미끄러져 내리는 것을 방지한다.

방석에 경사를 줌

2. 착석시스템의 목표

Kyo의 착석시스템의 목표는 다음과 같다.

▸ 마을 및 집 주변을 밀고 다닐 수 있으며, 궁극적으로는 Kyo가 스스로 휠체어를 추진할 수 있을 것

▸ 체간을 지지하여 앞으로 떨어져 내리는 것을 막고, 호흡을 더 잘 할 수 있게 할 것. 또한 골반 및 체간을 뒤에서부터 지지하여 중립자세를 취할 수 있게 할 것. 그의 골반 및 무릎은 옆으로의 움직임 또는 옆으로 기우는 것을 방지하기 위해 지지되어야 함. 다리는 움직임이 자유로워야 함

▸ 자세를 지지하여 손을 쓸 수 있게 하여, 장난감 놀이 및 식사를 의자에서 할 수 있게 함

▸ 편안할 것!

중재 팀은 착석시스템을 작은 휠체어에 부착할 수 있도록 제작하기로 결정했다. Kyo의 가족은 이동을 대중교통으로 하므로, 착석시스템은 휠체어에서 분리될 수 있어야 하고, 휠체어는 접을 수 있어야 한다. 착석시스템은 비싸지 않고 구하기 쉬운 나무재질로 제작되었다. 휠체어는 큰 뒷바퀴와 6″의 앞바퀴를 가졌다. 착석시스템의 모든 부위는 잘 덧대어져 편안함을 느낄 수 있게 하였다.

이제 Kyo의 팀이 결정한 자세보조용구를 보자.

3. 착석시스템

(1) 골반이 유연하고, PSIS 바로 밑에서의 지지가 중립자세를 취할 수 있게 해 주기 때문에, 등받이 아래쪽을 변형하여 각이 지게 만들어 골반을 지지할 수 있게 하였다.

(2) 미끄럼 방지 좌석을 적용하여 골반을 아래쪽에서부터 지지하여 골반이 뒤쪽으로 기우는 것을 방지하였다. 또한 미끄럼 방지 좌석의 앞쪽은 아래쪽을 향하도록 하여 Kyo가 똑바로 앉는 것을 돕게 하였다.

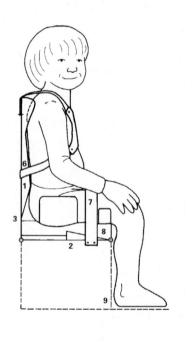

(3) 등받이 각도는 85°로 하였는데, 이는 그의 고관절과 골반이 유연하기 때문이다. 등받이 각도는 조절 가능하다.

(4) 등받이 위쪽은 상대적으로 편평하고 어깨뼈 위쪽까지 올라가게 제작되었는데, 이는 Kyo가 활동성보다는 등쪽의 지지가 더 필요하기 때문이다.

(5) 어깨뼈 뒤쪽의 폼은 뼈의 모양에 따라 잘라내어, 움직임에 제한이 되지 않게 하였다.

(6) 등받이 위쪽은 아래쪽에 비해 약간 뒤쪽으로 각이 져 있는데, 이는 Kyo에게 체간을 뒤로 펼 수 있는 공간을 주기 위함이다.

(7) 좌석 쿠션에 직각으로 설치된 지지 벨트는 골반을 앞으로 기울일 수 있게 해 준다. 이 움직임은 장난감 놀이나 휠체어 추진에 유용하게 사용될 것이다.

(8) 무릎관절은 90°가 되도록 제작되었지만, 긴 발판이 다리를 뒤쪽으로 움직일 수 있게 해 줄 것이다.

(9) 발판 각도는 90°이다.

(10) 긴 발판은 무릎을 굽혔을 때나 폈을 때에도 다리를 지지해 줄 것이다.

(11) Kyo는 다리 움직이는 것을 좋아하기 때문에, 발목 스트랩은 필수적이지는 않다.

(12) 머리조절 능력이 좋기 때문에 머리받침대는 추가하지 않는다.

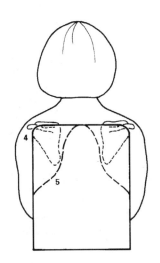

Kyo가 웨지(wedge)되어 있는 쿠션에서 더 잘 앉아 있을 수 있기 때문에, 적용 팀은 착석시스템을 두 가지 자세를 취할 수 있게 제작하였다.

(13) 등받이 각도 및 다리받침대 각도를 조절할 수 있게 하여 좌석 쿠션의 각도를 조절할 수 있게 하였다. 웨지가 이 각도를 유지하기 위해 좌석 쿠션 밑에 삽입되어 있다. Kyo는 넓적다리가 아래쪽을 향하게 했을 때, 허리를 곧게 펴서 팔을 사용하기 쉬워진다.

(14) 웨지가 사용되었을 때 전방 무릎 지지대를 적용할 수 있도록 하였다. 무릎 지지대는 Kyo가 앞으로 미끌어져 내리는 것을 방지하고, 허리를 곧게 펴도록 감각자극을 제공한다.

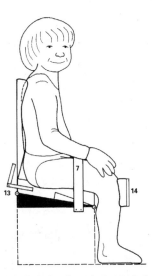

골반 및 다리에 많은 안정성을 제공하는 지지를 적용 후, Kyo는 피곤할 때 체간을 양 옆으로 기울이는 경향이 발견되었다.

적용 팀은 다음의 사항을 추가하였다.

(15) 골반 및 무릎 부분의 폼에 약간의 윤곽을 줘서 고관절이 옆으로 벌어지거나 과도하게 돌아가는 것 및 골반이 옆으로 기우는 것을 방지하였다.

(16) 작은 외측 체간 지지대를 양쪽 갈비뼈 부근에 추가하였다. 지지대는 일반적인 경우보다 더 넓고 낮게 위치시켜, Kyo의 움직임을 제한하지 않게 하였다.

(17) 체간 판을 부착하여 피곤해 할 때 적용할 수 있게 하였다. 그 외 시간에는 체간 지지 없이 Kyo 스스로 앉을 수 있다.

(18) 테이블을 적용하여 식사 및 놀이 공간을 제공하였다.

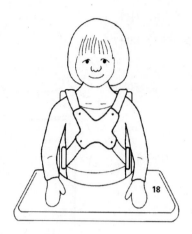
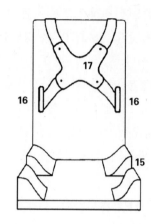

4. 이동장치와의 연계

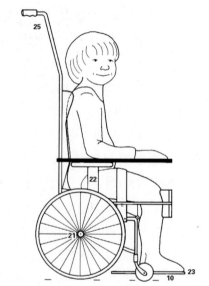

(19) 좌석 높이는 12″(30.5cm)로 하여, 휠체어에서 일어서거나 착석시스템에서 기어 나올 수 있게 하였다. 착석시스템은 휠체어에서 분리될 수 있으며, 일반 의자에 묶을 수 있어, 가족 식사 시 함께할 수 있게 하였다.

(20) 폭은 15″(38.1cm)로 하여 문을 통과하는 데 어려움이 없도록 하였다.

(21) 궁극적으로 Kyo가 스스로 휠체어 추진을 할 것이기 때문에, 뒷바퀴의 축을 어깨 선상에 있도록 하였다.

(22) 팔 받침대는 성장 및 다양한 기능적 활동을 고려하여 높낮이 조절이 가능하게 하였다.

(23) 발 받침대는 발 지지대에 부착하여, 트랜스퍼 시 제거할 수 있게 하였다.

(24) 좌석 쿠션은 세척이 용이한 재질로 씌워졌다.

(25) 휠체어가 낮기 때문에, 손잡이를 추가하여 뒤에서 밀어주기 쉽도록 하였다.

5. 최종 확인

착석시스템 제작 후 초기의 목표가 달성되었는지 확인하였다. Kyo의 어머니는 그의 휠체어를 밀어줄 수 있으며, Kyo는 스스로 휠체어를 추진하기 시작하였다. 착석시스템 안에서 그의 자세는 향상되어 호흡 및 식사가 더욱 수월해졌다. 또한 그는 테이블 위에서 장난감 놀이를 할 수 있다. Kyo와 대상자의 어머니는 6개월 후 재평가를 위해 방문할 것이다.

D Thomas의 이야기

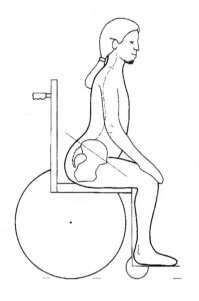

Thomas는 12번 흉추뼈에 척추뼈 갈림증이 있는 19세 남성이다. 그는 하지마비로 다리, 복근, 등 근육을 쓸 수 없다. 그는 도시의 작은 아파트에 혼자 살며, 대학에 2년째 다니고 있다. 그는 버스를 이용하여 이동한다. 그는 자신의 휠체어를 이용하고 있으며, 2″(5.1cm)의 좌석 쿠션을 이용하고 있다.

그는 체간의 전만이 점점 심해져서 체중이 앞으로 쏠리는 문제로 인해 의뢰되었다. 때때로 체간을 바로 세우기 위해 손을 뻗어 넓적다리를 밀어주어야 한다. Thomas의 경우 착석시스템이 의료적으로 필요하기 때문에, 보험의 적용을 받을 것이다.

Thomas의 자세, 움직임, 기능 평가는 다음과 같다.

1. 신체 평가

a. 휠체어에서의 자세

골반은 앞으로 기울고, 체간은 전만되어 있으며, 고관절 및 다리는 옆으로 벌어져 있고 무릎 및 발목은 90°로 기울어 있다. 머리 조절이 좋고, 팔 힘이 강하다.

b. 기능적 능력

Thomas는 어디로든 독립적으로 트랜스퍼할 수 있다. 그의 좌석 높이보다 4″(10.2cm) 높은 곳까지 독립적으로 트랜스퍼가 가능하다. 휠체어를 추진할 때는 중립자세를 취한다. 이 자세에서, 그의 등은 등받이에 가깝고, 뒷바퀴의 축은 어깨선상에 있다. 공부할 때나 책상에 앉아있을 때는 책상에 기대어 앉는 경향이 있다. 때때로, 오른손으로 글씨를 쓰기 위해서 왼손으로 지지해야 할 때가 있다.

c. 누운 자세에서 관절 및 근육의 유연성

homas의 골반은 앞으로 굽은 상태에서 약하게 고정되어 있고, 체간은 75%의 유연성이 있다. 고관절은 90°까지 굽혀지고, 옆으로 잘 움직인다. 무릎 및 발목은 유연하다.

d. 앉은 자세 평가: 유연성 및 자세 지지

균형능력은 독립적으로 앉고, 앞뒤로 기울일 수 있을 정도로 좋지만, 체중을 옆으로 이동할 때에는 팔의 지지가 필요하다. 골반의 앞으로 기울임이나 체간의 전만은 약 75%의 유연성을 띤다. ASIS에서의 지지가 주어지면, 골반 및 체간은 더욱 중립자세를 취할 수 있으며, 그는 이 자세에서 더 안정적으로 느끼고 팔을 균형을 맞추기 위해 쓰지 않아도 된다. 골반은 옆으로 벌어지고, 돌아가는 경향이 있지만, 유연하다. 양 무릎 옆에서의 지지는 고관절이 돌아가는 것을 막고, 그가 더 안정적으로 느끼게 한다. Thomas의 압력은 위글테스트(wiggle test)로 평가하였을 때, 넓적다리 부분만 압력이 높았다.

2. 착석시스템의 목표

Thomas의 착석시스템의 목표는 다음과 같다.

▸ 신체를 지지하여 골반, 체간 및 고관절의 자세를 향상시킬 것. 특히 골반의 앞으로 기울어짐 및 체간의 전만을 방지할 것

▸ Thomas의 휠체어 추진, 손 사용 및 트랜스퍼 등의 기능을 방해하지 말 것

▸ 편안할 것

3. 착석시스템

Thomas는 착석시스템의 결정 및 제작에 도움을 주었다.

(1) 좌석 쿠션은 뒤쪽이 앞쪽보다 낮게 하여(wedged) 골반이 곧게 서고, 앞으로 기우는 것을 방지하게 하였다.

(2) 무릎 바깥쪽 부위의 약간의 윤곽은 고관절이 벌어지고, 돌아가는 것을 방지한다.

(3) 좌석 쿠션은 느슨하고 벗겨내기 쉬운, 스웨터 재질로 덧씌웠다.

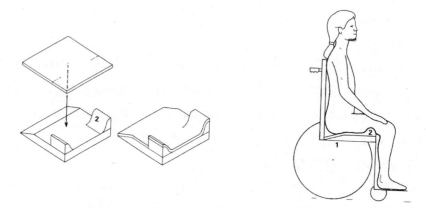

(4) 등받이 각도 및 발 받침대 각도는 적절하였다. Thomas는 골반, 체간 및 발목 벨트가 필수적이지 않기 때문에 부착하지 않기를 원했다.

(5) Thomas는 특별한 등 지지를 원하지 않았는데, 그가 등받이에 기대는 경우가 적기 때문이다. 또한 그는 등 지지가 휠체어를 더 무겁게 하여 추진에 불편할 것이라 생각했다.

4. 이동장치와의 연계

(6) 좌석 시트의 높이는 앞쪽이 3″이고 , 뒤쪽이 2″로 되어 뒤쪽이 약간 낮게 하였는데, 이는 기존의 그가 쓰던 방석보다 앞쪽만 1″ 높은 것이다. 그는 이 차이가 그의 트랜스퍼에 영향을 미치지는 않을 것이라 판단한다.

(7) 그가 착석시스템에 더욱 중립자세로 앉기 때문에, 체중도 휠체어의 양쪽으로 분산될 것이다. 더욱 중립적인 이 자세는 그의 어깨를 뒷바퀴 선상에 있게 하여 더 안정적이게 한다. 이 자세는 그의 휠라이를 더 쉽게 해, 턱을 넘거나 경사로를 오르내리는 것을 더욱 쉽게 한다(휠라이를 하지 않은 상태에서 급한 경사로를 내려가게 되면, 휠체어에서 앞으로 떨어져 내릴 위험이 있다).

(8) 좌석 쿠션은 휠체어의 무게 증가를 최소화하기 위해 가벼울 필요가 있다. 가벼운 쿠션은 트랜스퍼 시 떼어내기가 쉽다.

5. 최종 확인

Thomas의 자세의 문제가 해결되었는지 확인하였다. 중재 팀은 그에게 집 또는 학교 환경에서 쿠션을 평가할 것을 제시하였다. 그는 새 쿠션에서 위글테스트를 재평가 받았는데, 특별히 압력이 높은 부위는 없었다. 중재 팀은 그에게 압력 또는 자세의 문제가 있을 때는 즉시 방문할 것을 제시하였다. 그렇지 않으면 그는 6개월 후에 재평가될 것이다.

E Nadia의 이야기

Nadia는 뇌성마비 경직-무정위형으로 12세 여아이다. 대상자는 혼자 움직이거나 독립적으로 앉아 있지 못한다. 집에서 앉아 있을 때는 휠체어의 벨트 하나에 의지해 앉아 있는데, 매우 불편해 하고, 벗어나려고 하는 경향이 있다. 대상자는 아버지, 할머니, 여동생과 함께 3층짜리 엘리베이터 없는 아파트에 산다. 가족은 차가 없어 이동에 버스나 택시를 이용한다. 대상자의 가족은 대상자를 가까운 공원, 박물관, 및 의사에게만 데려갈 수 있었는데, 그 이유는 대상자가 휠체어에서 매우 불편해 하며, 벗어나려고 하기 때문이다. 대상자는 이동수단이 없어서 그동안 학교에 가지 못했다. 대상자의 가족은 중재 팀에게 Nadia가 학교에 갈 수 있도록 착석시스템을 제작해 줄 것을 의뢰하였다.

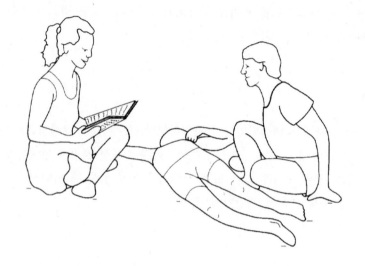

대상자의 아버지의 요구는 다음과 같다.

▶ Nadia가 학교에 다닐 수 있도록 밀고 다닐 수 있을 것

▶ 통학버스로 이동할 수 있을 것

▶ Nadia가 앉은 자세에서 편안하게 느낄 수 있도록 지지하고, 식사하기 수월할 것

중재 팀은 아래의 추가 정보를 습득하였다.

Nadia의 호흡은 얕고, 부드럽지 못하다. 대상자의 가족은 대상자를 옷 입히고, 목욕시키고, 식사시켜 주어야 한다. 대상자는 긍정의 의미로 웃거나 사지를 파닥거리고, 부정의 의미로 얼굴을 찌푸리거나, 울거나 불안해 한다.

Nadia가 현재 사용하고 있는 휠체어는 10년 된 것으로서 시트가 많이 늘어져 있다. 휠체어 프레임은 잘 수리되어 있지만, 브레이크와 몇 개의 나사는 수리가 필요하다. 새 휠체어를 사기 위한 재원은 없는 상태이지만, 착석시스템이 없으면 학교에 다닐 수 없기 때문에 특수교육 프로젝트의 재원으로 착석시스템 제작을 지원받도록 하였다.

Nadia의 자세, 움직임 및 기능에 대한 평가 결과는 다음과 같다.

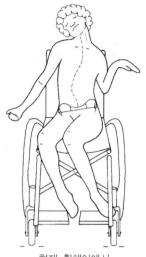

1. 신체 평가

a. 현재 휠체어에서의 자세

Nadia는 몸 전체를 지속적으로 움직인다. 대상자의 골반은 앞으로 기울고, 오른쪽이 아래로 내려가 있다. 위쪽 체간은 왼쪽으로 굽어 있고, 머리는 오른쪽으로 기울어 있다. 고관절과 다리는 양쪽 다 오른쪽으로 기울어 있다. 다리를 많이 움직이며, 무릎을 굽혔다 폈다 한다. 어깨는 뒤로 당겨지고 밖으로 회전되며 올라가 있다. 오른쪽 팔은 곧게 펴고, 왼쪽 팔은 굽히고 있다.

현재 휠체어에서
Nadia의 자세

b. 누운 자세에서 관절 및 근육의 유연성

Nadia의 골반은 대각선으로 굳어 있지만, 회전에는 유연성이 있다. 체간은 흉추 부분은 왼쪽으로, 요추 부분은 오른쪽으로 휘어서 굳어 있다. 대상자의 양쪽 고관절은 90°까지 굽힐 수 있다. 왼쪽 고관절은 옆으로 움직이거나, 외회전되어 중립자세를 취할 수 없게 굳어있다. 대상자가 이 과정에서 통증을 느껴 중재 팀은 탈구를 염두에 두고 있다. 오른쪽 고관절 역시 옆으로 움직이거나 내회전되어 중립자세를 취할 수 없게 굳어 있다. 양 무릎은 구부러지며, 90°까지 펴지 못하고 10°가 손실되어 있다. 발목 및 발의 유연성은 좋고, 팔 및 어깨 역시 유연하다.

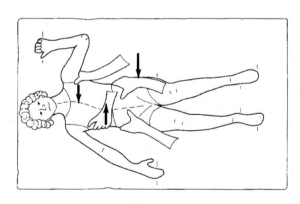

고정된 scoliosis

c. 앉은 자세 평가: 유연성 및 자세 지지

Nadia의 골반이 회전에는 유연성이 있지만, 대상자가 오른쪽 골반을 계속 앞으로 내미는 경향이 있다. 이를 방지하기 위해 오른쪽 ASIS 부근의 많은 지지가 필요하다. 골반의 오른쪽 기울임은 고정되어 있다. 중재 팀이 골반을 곧게 잡아 주었을 때 균형이 무너지고 머리가 왼쪽으로 기우는 현상이 발견되었다. 하지만, 왼쪽 골반 아래에 지지를 추가해 주면, 대상자의 머리 정렬 및 균형이 회복된다. 골반을 양쪽 매우 가까이에서 지지해 주면 더 이상 돌아가거나 기우는 것을 방지해준다. 대상자의 척추 및 체간은 S타입 측만으로 굳어져 있는데, Nadia에게는, 이것이 균형을 이루어 머리를 곧게 세울 수 있게 해 준다.

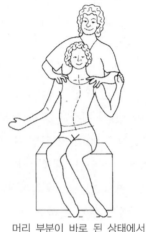

머리 부분이 바로 된 상태에서
고관절 경사를 허용함

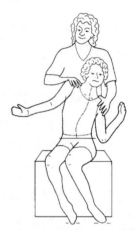

머리 부분이 바로 되지 않은
상태로 고관절이 바로 됨

오른쪽 고관절을 바깥쪽으로 벌리고, 외회전시키는 것은 통증을 유발하며 골반을 움직이게 하므로, 고정되어 있다는 결론을 얻었다. 오른쪽 고관절 역시 안으로 모으고, 내회전시키는 것은 골반이 회전되게 하므로, 고정되어 있다는 결론을 얻었다. 양 무릎을 90°로 펴는 것은 대상자의 골반을 뒤로 기울이게 한다. 무릎은 75° 정도까지 펼 수 있다. 발목 및 발은 유연하다. 위쪽 팔 및 팔꿈치를 뒤쪽에서 지지하고 어깨를 지긋이 내리누름으로써 어깨와 팔이 중립자세를 취하게 도와줄 수 있다. 팔을 지지해주는 것은 머리와 목의 자세에 많은 영향을 미쳐, 목이 오른쪽으로 심하게 돌아가는 등의 행동을 방지할 수 있다. 의자를 뒤로 기울이면(tilting) 머리 조절 및 균형이 향상된다.

대상자의 아버지와 중재 팀은 현재 사용하고 있는 휠체어에 적용할 수 있는 착석시스템을 제작하기로 결정하였다. 특별한 버스가 Nadia와 착석시스템 및 휠체어를 이동시켜 줄 것이다. 대상자의 휠체어는 버스에 고정끈, 좌석벨트 및 어깨벨트를 통해 안전하게 고정될 것이다. 주중에는 휠체어는 학교 및 이동시에 쓰일 것이고, 주말에는 집에서 사용할 것이다. Nadia는 버스로부터 집으로 이동할 때 착석시스템에 앉은 채로 이동할 것이고, 그 착석시스템은 일반 의자에 부착할 수 있다. 택시 또는 자동차로 이동할 때는 휠체어를 접을 수 있다. 플라스틱이 나무보다 가볍기 때문에, 착석시스템은 강화 플라스틱으로 제작될 것이다. 착석시스템의 모든 부위는 잘 덧씌워져 편하게 사용할 수 있을 것이다.

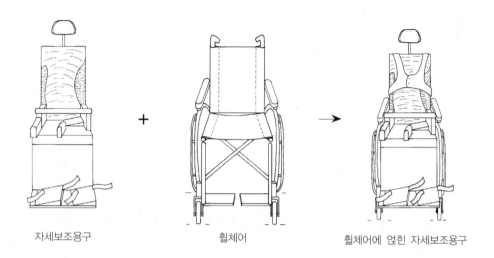

| 자세보조용구 | 휠체어 | 휠체어에 얹힌 자세보조용구 |

2. 착석시스템

(1) 각 부위의 밀도를 다양하게 한 좌석 쿠션을 적용하여, 좌골조면이 부드러운 부분에 닿게 하여 가라앉게 함으로써 골반에 대한 안정적인 지지를 제공함

(2) 등받이 각도를 95°가 되게 하여 편안함을 느끼게 하고, 고관절을 90°로 굽히며 머리가 골반에 대해 균형 있게 위치하게 하는 데 도움을 줌

(3) 등받이의 지지는 교정을 시도하지 않고, 대상자의 고정되어 있는 체간의 곡선을 따라서 제작되었다. 등 지지는 대상자의 체간과 등의 곡선에 맞게, 견고한 재질을 깎아서 제작하였다.

(4) 골반이 기울어서 고정되어 있으므로,

a. 작은 구조물을 왼쪽 골반 밑에 지지해주어 골반의 기움을 채워줌

b. 외측 골반 지지대를 설치하여 골반이 좌우로 기우는 것을 방지. 지지대는 골반 옆까지 확장되어, 골반을 감싸서 옆으로의 이동이 많이 일어나지 않도록 해야 함

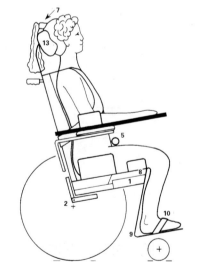

(5) 중재 팀은 골반의 회전 및 밀림을 방지하기 위해 고정 바를 적용하기로 결정했다. 벨트 또는 끈의 적용으로는 골반의 회전 및 밀림을 방지할 수 없었다.

(6) 중앙 무릎 지지대는 왼쪽 고관절의 유연성을 방해하지 않으면서 내회전되는 것을 방지할 수 있게, 또한 오른쪽 고관절의 유연성을 방해하지 않으면서 외회전되는 것을 방지할 수 있게 위치하도록 신중히 결정되었다.

(7) 머리 조절 능력을 향상시키고, 경직을 감소시키기 위해 좌석을 약간 뒤로 기울였다.

(8) 대상자의 다리가 강직으로 인하여 90°까지 펴지지 않기 때문에 좌석 쿠션의 앞면을 75°로 잘라 주어(cut back) 다리가 쿠션 밑에 위치할 수 있도록 하였다.

(9) 다리받침대 각도는 90° 이하로 제작되었는데, 이는 대상자의 발목이 충분히 유연하기 때문에 가능하다.

(10) 발목 벨트를 45° 각도로 적용하여 대상자의 과도한 다리 움직임을 제한할 수 있게 하였다.

(11) 대상자의 고관절 및 다리의 변형에 맞게 적용하기 위해 발판은 옆으로 기울도록 하였다.

(12) 체간 벨트는 어깨를 안정시켜 위로 들리지 않을 수 있게 해 주고, 대상자에게 안정감을 제공한다.

(13) 뒤쪽과 옆쪽에 윤곽진 머리 지지대는 대상자의 머리가 과도하게 젖혀지거나 옆으로 기우는 것을 방지한다.

(14) 탈착 가능한 테이블은 식사 및 놀이를 위한 공간을 제공하고, 팔꿈치 부분에 받침대를 설치하여 팔이 중립자세를 취하는 것을 돕도록 하였다.

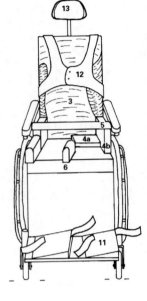

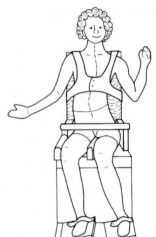

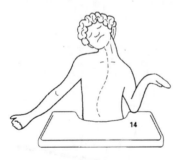

휠체어 책상

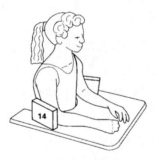

팔의 위치를 도와줄 수 있는
블록이 있는 휠체어 책상

3. 이동장치와의 연계

(15) 좌석 높이는 22~24″(55.9~61cm)가 되게 하여 가족 식탁에 함께할 수 있도록 하였다.

(16) 착석시스템의 폭은 휠체어의 안쪽면에 맞게 제작하였다.

(17) Nadia는 휠체어 추진을 독립적으로 하지 않으므로, 뒷바퀴 축을 어깨 선 뒤쪽으로 하여 안정성을 높였다.

(18) 팔받침대는 휠체어의 것을 이용하도록 하였다.

(19) 다리 및 발 받침대는 착석시스템에 부착하여 대상자가 휠체어를 사용하지 않을 때에도 다리가 지지되도록 하였다.

(20) 좌석 쿠션은 세척하기 쉬운 재질로 덧씌워졌다.

4. 최종 확인

착석시스템 제작 후, 중재 팀은 초기의 목표가 달성되었는지 확인하였다. Nadia는 대상자의 새 착석시스템에서 편안함을 느끼지만, 착석시스템의 사용이 처음이기 때문에, 오래 앉아 있기를 원하지는 않는다. 대상자가 익숙해지는데 시간이 걸릴 것으로 판단된다. 대상자의 아버지는 착석시스템을 이용하여 식사를 시켜주고, 대상자는 장난감 놀이를 할 수 있게 되었다. Nadia와 대상자의 아버지는 6개월 후 재평가를 거쳐 신체 상태의 진전을 보고, 착석시스템의 재조정을 받을 것이다.

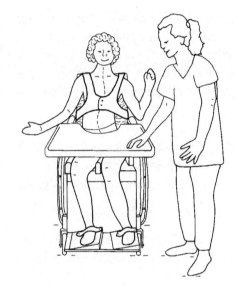

F Richard의 이야기

Richard는 17년 전에 외상성 뇌손상을 입은 48세의 남성이다. 손상 이전에 그는 엔지니어였지만, 현재는 일을 할 수 없다. 그는 반 독립적으로 혼자 살고 있다. 그는 하지 관리, 이동, 쇼핑, 집안일 및 사회화를 위해 일주일에 20시간의 보조를 받고 있다. 그는 왼손으로 조작하는 전동휠체어를 사용한다. 그는 오른쪽 신체 전체에 심각한 긴장도를 가지고 있다. 손상 후, 그는 어깨, 팔꿈치 및 엉덩이에 이소성 골화증을 겪고 있는데, 이로 인해 관절 움직임이 심각하게 제한되고, 움직임 시 많은 통증을 유발한다. 손상 후 왼쪽 대퇴골은 한 번, 왼쪽 대퇴골은 여러 번 골절되어, 오른쪽 대퇴골이 2″(5.1cm) 정도 짧다. 최근 5년 동안, Richard는 오른쪽 다리의 심각한 대사성 질환으로 인하여 욕창, 부종 및 'purple foot syndrome'이 발생해왔다. 오른쪽 다리 외의 부위에서는 아직 피부 문제가 발생하지는 않았다.

그의 요구는 다음과 같다.

▸ 편안함을 향상시킬 것. 특히 골반, 엉덩이 및 등 부위
▸ 오른쪽 다리를 지지하여 순환이 잘 되게 할 것
▸ 현재 수준의 독립성을 유지할 수 있게 할 것

Richard의 자세, 움직임 및 기능 평가 결과는 다음과 같다.

1. 신체 평가

a. 휠체어에서의 자세

Richard의 골반은 뒤로 기울고, 왼쪽이 내려간 대각선으로 위치해 있다. 척추는 옆으로 휘어 있는데, 요추 부분이 왼쪽으로 나와 있다. 왼쪽 대퇴골이 오른쪽보다 앞으로 나와 있고, 오른쪽 고관절은 안으로 모이고 내회전되어 있다. 오른쪽 무릎은 45°, 왼쪽 무릎은 75° 굽어 있다. 오른쪽 다리가 경직으로 인해 펴 있는 경향이 있는데, 다리가 발 받침대에서 들려서 떠 있다. 머리 조절은 좋지만, 과도하게 뒤로 젖히며 왼쪽으로 구부린다. 왼쪽 팔은 기능적으로 사용할 수 있지만, 어깨는 90°까지만 구부릴 수 있다. 오른쪽 팔은 어깨가 움츠러들고, 내회전되며, 팔꿈치는 90°로 굽고, 아래팔이 내전되고, 주먹은 꽉 쥔, 전형적인 자세를 취하고 있다. 왼쪽 팔꿈치는 팔 받침대에 지지하고, 조이스틱을 제어할 수 있다.

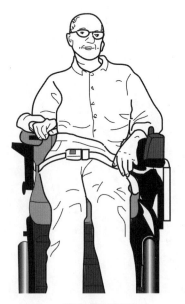

현재 휠체어에서
Richard의 자세

b. 휠체어에서의 기능적 능력

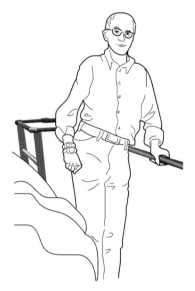

핸드레일을 이용하여
서기

Richard는 트랜스퍼 시, 특정 위치에 부착된 손잡이를 이용해 휠체어에서 욕조, 화장실, 샤워부스로의 이동을 stand-pivot 트랜스퍼 기법을 이용한다. 다른 경우의 트랜스퍼를 할 때는 보조자가 일어서고, 피벗하는 동작을 도와주어야 한다. 이것이 그의 독립성에 매우 중요하므로 앉기 중재를 통해 좌석의 높이가 바뀌어서는 안 된다. 트랜스퍼의 가능 높이는 19~21″(48.3~53.3cm)이다. Richard가 음식을 준비하는 주방 작업대의 높이는 27″(68.6cm)이고, 냉장고의 선반은 30~32″(76.2~81.3cm)에 위치한다. Richard는 주방 및 욕실 카운터에 기댈 수 있도록, 왼쪽으로 다가간다. 그는 일상생활 활동을 주로 왼손을 사용해서 한다. 하지만, 어깨 및 팔꿈치 관절의 가동 범위 제한으로 인해 멀리 뻗지는 못한다.

c. 누운 상태에서 관절 및 근육의 유연성

Richard의 골반은 뒤로 기울고, 왼쪽으로 경사진 상태로 굳어 있다. 요추 역시 굳어있다. 그의 오른쪽 고관절은 70°까지 구부러지고, 왼쪽은 90°까지 구부러진다. 양쪽 고관절을 중립자세를 취할 수 있다. 오른쪽 무릎은 80°까지 구부러지고, 왼쪽은 90°까지 구부러진다. 오른쪽 발목은 10° 정도 바닥을 향해 있고, 왼쪽은 중립자세를 취할 수 있다. 왼쪽 어깨는 90°까지 구부러지며, 오른쪽은 60°까지 구부러진다. 오른쪽 팔꿈치는 30~60°의 가동범위를 가진다.

d. 앉은 자세 평가: 유연성 및 자세지지

Richard는 왼쪽 손을 짚은 상태에서 앉아 있을 수 있고, 앞과 왼쪽으로 기울일 수 있다. 오른쪽 방향으로는 균형을 잃는다. 그가 편평한 곳에 다리를 잘 지지하고 앉았을 때, 골반이 뒤로 기울고 왼쪽으로 경사져서 고정된 것을 관찰할 수 있었다. 그러나, 왼쪽 골반 아래와 뒤, 오른쪽 넓적다리 바깥쪽을 지지해주면 Richard는 이완되고, 더욱 편안하게 느낀다. 또한 이 고정된 골반을 지지해주는 것이 머리 정렬에 도움을 준다. 체간은 요추 부분에서 왼쪽으로 튀어나와 있다. 체간 및 흉곽을 뒤와 옆에서 지지해주는 것이 체간 뒤쪽 근육의 이완에 도움을 준다. 좌석 시트 앞쪽에 웨지를 넣어서 오른쪽 고관절을 70°만 굽히는 것을 허용해주는 것은 허리의 통증 완화에 도움이 된다. 오른쪽 무릎 안쪽에서 약간의 지지를 제공해주는 것이 오른쪽 고관절을 당기는 경향을 감소시켜 준다. 무릎은 그 가동 범위 안에서 움직일 수 있도록 허용해주는 것이 그에게 더 편하다.

2. 착석시스템의 목표

착석시스템은 다음의 사항을 포함하여야 한다.

a. 지지가 그의 독립적인 기능을 방해하지 말 것

▸ 휠체어로 또는 휠체어로부터의 트랜스퍼를 강화

▸ 휠체어에서의 자세 조정

▸ 주방에서 왼쪽 팔을 뻗음

▸ 주방 작업대, 냉장고, 싱크대 및 컴퓨터로의 접근

b. 오른쪽 좌골 조면 및 고관절, 양 무릎, 허리의 통증을 감소시킬 것. 관절 가동 범위가 제한된 곳은 그 제한을 수용할 수 있을 것

c. 오른쪽 다리의 순환을 향상시킬 것. 이는 오른쪽 사타구니의 넓적다리동맥을 압박하지 않는 것을 의미함

3. 착석시스템

(1) **좌석 쿠션:** Richard의 목표 중 하나는 통증 감소이다. 중재 팀은 그의 합성 쿠션을 수정하기로 결정하였다.

(a) **오른쪽 골반 선반:** 견고하고 오목한 베이스에 추가되어 사선으로 고정된 골반을 수용

(b) **외측 골반 오목:** 오목한 베이스의 오른쪽에 추가되어, 골반이 오른쪽으로 미끄러져 나가는 것을 방지

(c) **중간 넓적다리지지:** 가운데에서 약간 오른쪽을 약간 솟아오르게 하여 오른쪽 고관절이 너무 많이 안쪽으로 모이는 것을 방지

(d) 오목한 베이스는 유동적인 젤로 덮여 있다. 전체 쿠션은 느슨하고 흡수력 좋은 재질로 덧씌워, 세척이 용이하도록 하였다.

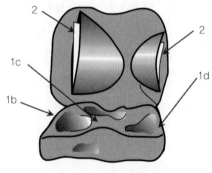

쿠션을 조립한 것

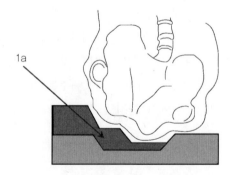

오른쪽 골반 받침

(2) **측방 체간 주머니형(pita pocket) 지지대:** 골반 및 체간이 굳어 있기 때문에, 적용 팀은 골반은 똑바로 세우거나 척추를 곧게 하려는 시도는 하지 않았다. Richard의 중립 자세를 지지하기 위해, 외측 체간 윤곽을 만들었다. 그가 자세 지지에 대한 변화에 매우 민감하기 때문에, 주머니형 지지대(pita pocket)가 적용되었다. 두 개의 크기가 다른 폼을 자르고, 주머니형 지지대(pita pocket)에 삽입하였다. 이 두 개의 주머니형 지지대(pita pocket)는 벨크로로 현재의 등받이에 부착하였다. 이 두 개의 주머니는 딱 맞는 지지가 제공될 때까지만 한정적으로 적용될 것이다. 이 주머니들은 느슨하고 벗겨내기 쉬운 재질로 되어 있어, 세척 및 앞으로의 조절에 유용하게 하였다.

(3) 오른쪽 무릎이 70°까지만 구부러지기 때문에(90°에 20° 모자름), 등받이 각도는 110°까지 열릴 필요가 있다.

(4) 오른쪽 무릎이 완전히 굽혀지지 않는 제한점을 보완하기 위해, 다리받침대의 각도를 70°로 적용하였다. 이는 각도 조절이 가능한 다리받침대 적용으로 가능하게 하였다.

(5) 팔받침대를 적용하여 오른쪽 팔이 안으로 모이고, 내회전되는 것을 방지하게 하였다.

(6) 발 보호 박스를 설치하여 그의 다리가 부상당하는 것을 방지하게 하였다.

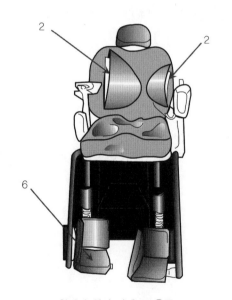

휠체어 위의 자세보조용구

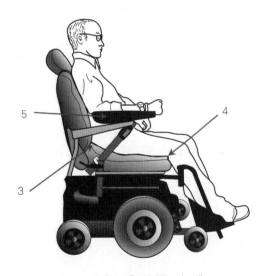

자세보조용구/이동 시스템

4. 이동장치와의 연계

좌석 쿠션 높이는 기존의 것과 동일하게 하여 트랜스퍼 및 책상, 카운터, 테이블 등의 이용에 변함이 없게 하였다.

5. 착석시스템에서의 자세의 변화

Richard는 손상을 입은지 17년이 된 관계로 많은 통증, 경직, 관절 가동 범위 제한 및 불편함의 문제들을 가지고 있어, 최종 착석시스템의 적용 전, 중요한 몇 가지 변화를 먼저 적용하였다. 이는 중재 팀 및 공급자에게 많은 시간과 인내를 요구하는 과정이지만, 매우 중요한 과정이다.

6. 최종 확인

그의 착석시스템 및 휠체어의 수정이 끝난 후, 초기의 목표가 달성되었는지 확인하였다. Richard와 적용 팀은 오랜 시간에 걸쳐 약간씩의 변화가 필요하다는 사실을 발견했다. 적용 팀은 Richard가 그의 착석시스템에 만족할 때까지 2주 간격으로 조치를 취하기로 하였다.

7. 업데이트

17년 동안의 공백 후, Richard는 4점식 지팡이를 이용하여 걷기 시작하였다. 그는 통증 감소를 위해 침술 치료를 받고 있다. 착석시스템과 함께 한 이 진척으로 인해, 그는 지속적인 통증은 더 이상 느끼지 않고 있고, 그의 신체는 더욱 이완되어 있다.

감각(Sensation)　촉각, 압각, 열기 및 냉기를 물리적으로 느낄 수 있는 능력이다. 척수가 완전 손상된 경우에는 손상부위 이하의 감각을 느낄 수 없게 된다.

감소(Reduce)　대상자의 정렬을 바르게 하기 위해 신체의 일부를 변화, 조정, 향상시키는 것과 관련된 용어(중립 자세에 더 가깝도록 교정)이다.

개인의 중립자세(The person's neutral posture)

　▶ 균형 있고 안정적이지만, 반면에 활동적이면서 기능을 위해 준비되어 있는 자세이다. 중립자세에서 대상자는 편안함을 느끼고, 자세유지를 위해 근육이 수축하지 않는다. 하지만 대상자의 자세가 무너지거나 비활동적이게 되지 않고, 활동을 위해 준비되어 있다. 이 자세는 대상자가 활동을 하고 난 후 또는 자세변경 후에 다시 취할 기본자세가 된다.

견갑대(Shoulder girdle)　어깨 부위의 어깨 관절, 어깨뼈, 빗장뼈, 근육 및 조직들을 의미한다.

경직(Spasticity)　뇌 또는 척수의 손상에 의하여 근육이 타이트하게 되거나 경직되는 상태로, 신체 한 쪽의 근육이 다른 쪽보다 더 타이트해지는 경향이 있다.

경추(Cervical spine)　목 부위의, 7개의 척추뼈를 말한다. 경추는 위로 머리뼈, 아래로 흉추를 만난다.

고유수용성 감각(Proprioception)　신체 각 부분의 위치, 자세, 움직임 및 상태에 대한 감각이다.

골다공증(Osteoporosis)　뼈의 굳기가 약해지는 증상이다. 골다공증은 호르몬 부조화 또는 여성의 폐경이 원인이 되는데, 스테로이드 제제의 장기간 사용, 뼈의 부상, 구루병 또한 원인이 될 수 있다.

골반(Pelvis)　엉덩이의 뼈. 골반의 상태는 앉기 자세에 아주 중요하다. 앉은 자세에서 골반의 중립자세에서는 앞쪽의 뼈가 두드러지는 부위(ASIS)가 뒤쪽의 뼈가 두드러지는 부위(PSIS)보다 약간 낮고 척추뼈가 약간 구부러져 있게 된다.

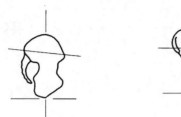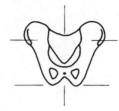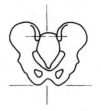

골연화증(Osteopenia) 뼈의 무기물질 밀도가 정상보다 낮은 상태로, 골다공증으로 발전할 수도 있지만 그렇지 않을 수도 있다.

골형성부전증(Osteogenesis imperfecta: OI) 'brittle bone disease'라고도 불리는 결합조직의 유전질환으로, 약한 뼈, 잦은 골절, 작은 키, 움직임 제한 및 온전한 감각으로 특징지어진다.

과민한(Hypersensitive) 접촉에 대한 증가된 예민함. 뇌손상 장애인의 경우에 특정 질감이나 물질에 대한 과민성이 높을 수 있다. 때로 과민한 사람들은 손, 다리, 어깨 등 특정 부위의 접촉을 원하지 않을 수 있다.

관절가동술(Joint mobilization) 관절이 굳었을 때 움직일 수 있게 풀어주는 도수치료이다.

구축(Contractures) 근육이 타이트해지거나, 관절 근처의 근육 또는 조직의 길이가 영구적으로 짧아졌을 때 발생한다. 대상 관절은 움직임의 유동성이 적어지거나 없어지게 된다.

구축된(Fixed) 이 책에서 'fixed'는 구축의 의미로, 관절의 유연성이 없는 것을 의미한다.

굴곡 있는 지지대(contoured support) 몸에 맞게 변형되었거나 굴곡이 있는 자세보조용구 면을 의미한다.

극돌기(Spinous process) 각 척추뼈의 뒤쪽으로 뼈가 두드러지는 부분이다.

근막이완기법(Myofacial release) 근육 및 주변 근막들을 부드럽게 이완해주는 기법이다.

근이영양증(Muscular dystrophy) 근력이 지속적으로 약해지는 질병이다. 듀션형이 가장 흔한 타입으로, 남자아이에게 나타나며 5세경에 발견된다.

기저면(Base of support) 몸의 무게를 지탱하는 토대이다. 앉은 상태에서는 골반, 넓적다리 및 발이 토대가 된다.

기형(Deformities)　구축이 오래 지속되면, 뼈에 변형이 올 수 있다. 기형은 엉덩이 부근의 근육이 지속적으로 당길때 대퇴골에서 발생하며, 척추측만이 심할 때 척추뼈에서 발생한다. 또한 발목 또는 발에서 관찰되기도 한다.

꼬리뼈(Coccyx)　엉치뼈의 끝에 위치한 뼈이다. chapter 6(골반) 참조.

내번첨족(Equinovarus deformity)　발끝이 쳐지며 발목이 안쪽으로 돌아가는 기형이다.

내장기 도수치료(Visceral manipulation)　내장 및 주변 근육, 관절, 근막의 움직임과 기능을 향상시키기 위해 부드럽게 움직여주는 요법이다.

내전근 절제(Adductor release)　넓적다리 안쪽, 사타구니 부위에 위치한 내전근을 외과 수술로 절단하는 시술이다.

뇌성마비(Cerebral palsy)　출생 시 또는 그 즈음의 미성숙한 뇌에 충격을 받아 발생하는 장애이다. 강직형, 이완형, 무정위형, 혼합형이 있다.

뇌졸중(Stroke)　뇌의 혈관이 막히거나 터져서 발생하는 질환. 뇌 안의 피 흐름이 수 초 이상 멈추게 되면 뇌는 충분한 산소와 영양분을 받지 못하고, 괴사할 수 있다.

뇌척수액(Cerebrospinal fluid: CSF)　뇌실에서 생성되고, 재흡수되는 맑은 액체이다. 뇌와 척수의 주변을 돌면서 영양을 공급한다.

늘어진(Floppy)　팔 또는 다리가 흐느적거리거나, 연하거나, 무거운 상태. 앞으로 고꾸라지거나 맥이 없고 약하다. 유전질환, 대사 또는 영양 관련 질환으로 인한 뇌, 척수, 근육 또는 결합조직의 손상에 의해 발생한다.

닛센 위저주름 형성술(Nissen fundal plication)　위식도역류 또는 틈새 탈장을 치료하기 위한 수술 요법이다. 위의 상부를 식도의 하부 근처에 묶어서 식도 하부의 괄약근 또는 밸브를 강화한다.

다발성 경화증(Multiple sclerosis)　신체의 면역체계가 신경조직을 손상시켜 발생하는 것으로 추정되는 자가면역질환이다. 증상은 다양하지만, 주로 쇠약, 마비, 균형 장애, 피로, 대소변 장애, 언어장애,

어지러움 및 시각장애가 나타난다. 다발성 경화증은 진행성질환으로 증상이 호전되고 악화되는 것이 반복된다.

당뇨(Diabetes) 혈중 당수치를 비정상적으로 높이는 대사질환이다. 당뇨로 인해 신장, 신경 또는 안구에 질환이 생길 수 있다. 또한 혈액 순환의 문제로 인해 상처 회복이 늦어진다.

대사성 왜소증(Metabolic dwarfism) 사지가 짧고, 체간이 긴 양상을 띠는, 드물게 나타나는 왜소증이다.

대전자(Greater trochanters) 대퇴골의 위−바깥쪽 뼈가 두드러지는 부위이다.

대퇴골(Femur) 넓적다리 부위의 뼈이다.

동양의학(Oreintal therapy) 침술, 약재 및 신체의 균형을 회복시키기 위한 여러 도구를 사용하는 치료 요법이다.

동종요법(Homeopathy) 건강을 증진시키기 위해, 특정 질병을 유발할 수 있는 물질을 희석하여 사용함으로써, 그와 관련된 면역체계를 자극하는 요법이다.

두개천골요법(Craniosacral therapy) 뇌, 척수 및 신경 뿌리를 둘러싸고 있는 두개골, 척주 및 세포막의 제약을 풀어줘서 뇌척수액의 흐름을 향상시키는 부드러운 도수치료이다.

등받이 기울임(Recline) 휠체어의 자세 유지 시스템의 방향은 사상면(sagittal plane)을 중심으로 변형하면서, 좌석의 앞면이 뒷면보다 더 위쪽으로 가게 만드는 위치 변형이다.

마비(Paralysis) 자발적인 움직임을 할 수 없다.

말초신경계(Peripheral nervous system: PNS) 말초신경계는 운동신경과 감각신경으로 이루어진다. 감각신경은 피부 및 장기의 정보를 중추신경계에 전달하고, 운동신경은 중추신경계로부터의 신호를 근육, 장기 및 샘(gland)에 전달한다.

매트 테이블(Mat table) 치료 또는 자세측정에 이용되는 패드가 적용된, 낮은 테이블이다. 테이블이 낮아서 휠체어에서 트랜스퍼하기 쉽고, 관절 및 근육의 유연성을 측정하기 위해 누울 수 있다. 앉은 자세의 측정도 가능하도록, 앉아서 무릎을 굽힐 수 있게 되어 있다.

멕켄지요법(McKenzie method) Mechanical Diagnosis and Therapy(MDT)로도 불리는 요법으로, 교육 및 대상자의 활동을 통해서 목, 허리, 팔 및 다리의 문제를 치료하는 요법이다.

미끄럼 방지 좌석(anti-thrust seat) 좌골 결절이 전방으로 이동하는 것을 억제하는, 전좌골턱(pre-ischial shelf)이 있는 좌석이다.

반듯이 누운(Supine) 바닥에 등을 대고 천장을 보게 누운 자세이다.

반복성 긴장 장애(Repetitive strain injuries) 키보드 작업, 테니스 등의 운동, 휠체어 추진 등 반복적인 움직임으로 인한 통증 또는 타이트함을 유발한다.

반신마비(Hemiplegia) 영·유아기의 뇌 손상으로 인하여 신체의 좌/우 한쪽이 약해지거나 강직, 또는 이완되는 상태이다.

발목보조기(Ankle-Foot Orthosis: AFO) 주로 플라스틱 재질로 만들어지는 보조기구로서 발목 및 발을 고정시키는 역할을 한다.

발작(Seizures) 발작이 있는 대상자는 아주 짧은 기간 동안 무의식 상태가 된다. 'petit mal' 또는 약한 발작이 있는 대상자는 몇몇 순간 의식이 없게 되지만, 'grand mal' 또는 심한 발작이 있는 대상자는 온 몸이 불수의적으로 움직이게 된다. 심한 발작이 있는 대상자를 위한 착석시스템은 발작 시 대상자가 앞으로 떨어져 내리지 않게 잡아줄 수 있어야 한다.

보조기(Orthoses) 신체의 일부를 원하는 위치에 고정시켜 주는 교정기 또는 보조장치로, 발목, 발, 다리 및 전완, 손 및 척추, 체간을 위한 보조기들이 있다. 플라스틱, 금속 막대기 또는 가죽 등으로 제작한다.

보조 재료를 이용한 시뮬레이션(Simulation with materials, simulating with materials) 보조재료를 이용하여 시뮬레이션하는 것이다.

보텀아웃(Bottom out) 추가적 압력을 가해도 쿠션의 변형이 더 이상 발생하지 않는 쿠션의 상태를 말한다.

볼록함(Convexity) 척추측만증의 커브를 묘사할 때 쓰이는 용어이다. 원을 그릴 때 바깥쪽에 해당하는 상태를 볼록함(convex), 안쪽에 해당하는 상태를 오목함(concave)이라 한다.

비위관(Nasogastric tube) 코와 식도를 통과해 위까지 닿게 연결한 튜브로, 음식물 섭취에 심각한 문제가 있을 때 사용된다.

뼈 돌출부위(Bony prominence) 눈에 띄는 큰 뼈의 특정 부위이다. 예를 들어 골반의 ASIS 및 PSIS 또는 대퇴골의 큰 돌기를 말한다.

사경(Torticollis) 머리가 한쪽으로 기울고, 그 반대쪽으로 돌아간 상태. 여러 원인에 의해서 발생하며, 선천적이거나 또는 후천적일 수 있다.

선천성 근형성부전증(Arthrogryposis Multiplex Congenita: AMC) 드물게 나타나는 비진행성의 선천적 기형으로 다수의 관절 구축으로 특징지어지며, 때때로 근력 약화 및 섬유증(섬유세포의 비정상적 형성)을 동반한다.

션트(Shunt) 체액이 신체의 한 곳에서 다른 곳으로 흐르기 위한 길 또는 구멍. 수두증의 경우에 뇌에서부터 복강(가장 흔함), 흉강, 심장(드뭄)으로 이어지는, 밸브 달린 튜브로 된, 션트를 설치해준다.

소아 류마티스관절염(Juvenile Rheumatoid Arthritis: JRA) 한 개 이상의 관절에 6개월 이상 지속되는, 16세 이전에 발병하는 관절염으로, 통증, 움직임 제한 또는 부어오름이 동반될 수 있다.

수근관(Carpal tunnel) 손목 부근의, 손목 뼈와 인대로 둘러싸인, 정중신경이 지나가는 좁은 터널이다.

수근관 증후군(Carpal tunnel syndrome) 수근관을 지나가는 힘줄들이 부어서 정중신경을 압박하는 질환이다. 대상자는 손이 저림, 얼얼함, 통증을 느끼고, 때로 악력 약화가 동반되기도 한다.

수두증(Hydrocephalus) 뇌실 안의 뇌척수액의 양이 증가되어 있는 상태이다. 뇌척수액의 과도한 생산 또는 재흡수의 문제로 인하여 뇌척수액의 양이 증가하게 되고, 뇌에 주어지는 압력을 증가시켜 뇌 손상에 이를 수 있다.

스페셜 시팅(Special seating) 장애인 대상자의 개인적인 목적, 예를 들어 자세 및 기능 향상, 압력 분산 또는 편안함 증가와 같은 목적을 이루기 위해 제공되는 착석시스템이다.

시뮬레이션(Simulation) 자세보조용구 적용을 위해 신체의 본을 뜨는 과정이다. 시전자의 손 또는 도구를 이용한다. 손을 이용할 때는 손과 몸으로 대상자를 지지하고, 자세보조용구가 없는 상태에서, 다양한 부위와 형태의 지지에 대한 반응을 평가한다. 도구를 이용할 때는 한 자세보조용구에 착석해

보고, 지지 부위와 형태를 바꿔서 다시 앉아보는 것을 반복한다.

시뮬레이터(Simulator) 시뮬레이션을 위한 착석시스템으로, 좌석의 깊이와 폭, 좌석 쿠션 타입, 등받이의 높이 및 타입, 좌석 각도, 다리 지지 부위의 각도 및 타입 등을 바꿀 수 있다.

시지각(Visual perception) 보는 것들을 인식하고, 식별하는 능력이다.

신경 도수치료(Nerve manipulation) 통증을 완화하고 움직임을 좋게 하기 위해 신경에 부드러운 도수치료를 적용하는 요법이다.

실질적 유연성(Practical flexibility) 관절을 편안하게 움직일 수 있는 범위이다.

아스톤패터닝(Aston patterning) 주디스 아스톤(Judith Aston)이라는 무용수 출신의 움직임 전문가에 의해 개발된, 마사지에 습관 교정을 더한 신체조절요법으로 움직임의 재교육, 마사지, 적절한 운동 및 환경적응의 4가지 요소로 구성되어 있다.

아유르베다 의술(Ayurvedic medicine) 인도에서 유래한 전인적 의료. 식이요법, 라이프스타일의 변화, 치료, 약재사용을 포함한다.

아킬레스건 연장술(Achilles tendon lengthening) 아킬레스건은 가자미근(soleus muscle)과 장딴지근(비복근; gastronemius muscle)의 힘줄이 모여 하나의 힘줄을 이룬 것으로, 발꿈치뼈의 뒤쪽 위에 붙어서 형성되며 발목 뒤에 위치한다. 아킬레스건 연장술은 주로 발뒤꿈치가 바닥에 닿지 않는 첨족의 교정을 목적으로, 장딴지근의 길이를 외과적 수술로 늘려주게 된다.

아탈구(Subluxation) 아탈구는 뼈가 그 관절에서 부분적으로 빠져나온 상태를 의미. 전형적인 아탈구는 경직되거나 타이트해진 근육에 의해 발생하는데 주로 엉덩이, 무릎, 어깨, 손 등에서 발생한다. 엉덩이관절의 아탈구를 치료하지 않고 방치했을 경우 탈구로 이어질 수 있다.

안정 시 자세(Resting posture) 휴식을 하거나, 기능적인 움직임을 취하지 않고 있는 것으로 추정되는 자세이다.

압력(Pressure) 좌석면에서 신체에 가해지는 힘. 감각이 없거나 약한 사람에게는 욕창의 위험이 있으므로 주의한다.

압력 측정 시스템(Pressure mapping system) 앉은 자세에서 좌면과 등받이면의 압력을 측정하는 시스템이다.

압박/역압박(Strain/counterstrain) 근육 및 관절의 통증 및 다른 문제들을 치료하기 위한 도수요법이다. 경련을 이완시키기 위해 대상 근육 및 관절을 조직을 이완시키고 편안하게 해 주는 방향으로 유도한다.

어깨뼈(Scapula) 어깨의 뼈
　　어깨뼈 가시: 어깨뼈 위쪽의 수평으로 길쭉하게 솟은 부분
　　어깨뼈 아래 각: 삼각형 모양의 어깨뼈의 아래쪽에 있는 각. 외부에서도 잘 보임

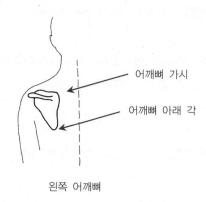

　　어깨뼈 가시
　　어깨뼈 아래 각

왼쪽 어깨뼈

엉덩이 굽힘 각도(Hip flexion angle) 엉덩이 관절의 굽혀지는 각도를 의미한다. 엉덩이 굽힘 각도를 잴 때는 골반이 고정된 상태에서 측정해야 정확하게 측정할 수 있다.

엉덩이 굽힘 근육(Hip flexor muscles) 엉덩이관절 앞쪽의 근육으로, 넓적다리를 굽히거나 아래허리를 당기는 역할을 한다.

예각 척추 후만(Gibbus) 뾰족하고 각진 척추의 후만으로 척추뼈 이분증의 경우에 종종 발견된다. 심한 경우에는 수술을 통해서 튀어나온 척수와 신경 뿌리를 안으로 집어넣고 그 위를 근육 및 피부로 덮어준다. 이 부위의 뼈는 종종 편평하지 않고, 피부도 얇게 덮여 있어, 욕창이 발생하기 쉽다.

외상성 뇌손상(Traumatic brain injury: TBI) 사고, 낙상, 약물 오남용, 총상 등으로 발생하는 뇌의 손상이다. 복잡한 뇌의 구조로 인해 외상성 뇌손상의 양상은 사람에 따라 다르게 나타난다.

요추(Lumbar spine) 아래 허리 쪽의 척추뼈로, 5개로 이루어져 있다. 요추는 위로 흉추와 만나고 아래로는 천골과 만난다.

욕창(Decubitus ulcer)　압박으로 인해서 국소피부의 혈액순환이 감소되고 그것으로 인해서 피부조직이 파괴되는 것을 이르는 말이다. 즉 장기간 피부가 압박받아서 압박을 받은 부위의 혈관이 눌려서 혈류가 감소하고, 그 부분에 공급되는 혈류가 적어져서 피부 및 연부조직이 괴사되는 것을 욕창이라고 한다. 욕창의 호발 부위는 주로 압박을 받기가 쉬운 피부 부위로서 주로 뼈가 튀어나와 있어서 그 뼈로 인해서 쉽게 압력을 받기 쉬운 부위로 무릎, 발뒤꿈치, 엉덩이의 뒷면(엉덩이 뒷면에 뼈가 나온 곳) 등이 있다.

일단 발생한 욕창은 그 상처의 깊이에 따라 5단계로 분류한다. 제1단계는 피부의 압력에 의해서 피부에 적색 발적이나 피부가 단단해지는 정도의 변화를 말하고, 제2단계는 피부의 상층부위에 국한된 표층성 궤양이며, 제3단계는 피부 깊숙이 존재하는 피하지방조직까지 욕창이 침범하였으나 피하 지방층 아래에 있는 근육층은 보존된 상태이며, 제4단계는 근육층까지 조직의 결손이 있는 경우이며, 제5단계는 광범위한 욕창이 관절이나 장기가 들어있는 몸속의 공간, 즉 체강까지 침범한 경우이다.

운동 계획 능력(Motor planning)　뇌에서 움직임을 계획하고, 실행하는 방법이다.

위글테스트(wiggle test)　자세유지 시스템의 구성 요소와 대상자의 신체 사이의 공간 확인을 위한 검사 방법이다.

위루관(Gastrostomy tube)　수술을 통해 배를 통과하여 위에 직접적으로 연결되는 관을 설치한 것으로, 음식을 위에 바로 삽입할 수 있다. 음식을 삼키지 못하는 경우에 시술된다.

위식류 역류(gastroesophageal reflux)　산성의 내용물이 위로부터 역류해서 식도를 오염시킨다. 역류는 타는 듯한 불편한 느낌을 초래하고, 식도에 손상을 줄 수 있다.

위축(Atrophy)　신체의 한 부분의 부분적 또는 전반적인 쇠약을 의미한다.

위치(Position)　착석장치의 부분 등 비생명의 것들에 해당하는, 정적이고 비활동적인 용어이다.

유연성(Flexible)　이 책에서 'flexible'는 'ixed'의 반대 의미로, 관절이 특정한 자세에 있더라도 관절 유연성이 있는 것을 의미한다.

의사소통 보조기구(Augmentative Communication Device)　음성으로 의사소통하기 어려운 사람을 위한 보조기구. 사진 또는 그림이 붙어있는 판부터 컴퓨터화된 전자기기까지 다양한 형태의 의사소통 보조기구가 있다. 대상자는 의사소통 보조기구를 신체 부위(손가락, 마우스 스틱, 헤드스틱, 눈동자 움직임 등)를 이용하여 직접적으로 조작하거나, 스위치를 이용하여 간접적으로 조작한다.

이동장치(Mobility system) 대상자를 한 곳에서 다른 곳으로 이동할 수 있게 해주는 장치로, 자세지지를 제공하는 착석시스템과는 별도의 개념이다. 이동장치에는 전/수동 휠체어, 워커, 스쿠터, 지팡이, 모노스키(양쪽 발을 다 올려놓을 수 있는, 폭이 넓은 스키), 배, 자동차 등이 있다.

이소성 골화증(Heterotopic ossification) 비정상적인 위치에 뼈가 자라나는 것으로, 근육 또는 관절 같은 연성조직에 주로 발생한다.

자세(Posture) 신체 각 부분의 정렬상태를 의미한다. 일반적으로 신체의 자세는 움직임 및 기능을 위해 지속적으로 변한다.

자세보조용구(Postural support device: PSD) 대상자의 몸과 접촉하여 몸의 자세를 지지해주는 기구이다.

자세보조용구 부속품(Components) 자세를 지지하는, 착석시스템의 구성요소로, 모양, 크기 및 위치에 따라 특정한 목표를 가진다. 예를 들어, 목 받침대, 체간 지지대, 가슴벨트, 골반벨트 등이 있다.

자세 선택 사항(Postural options) 기능을 하기 위한, 앉은 자세에 대한 다양한 옵션이다.

자세유지기구 유닛(Postural support device unit) 이동기기에서 떼어낼 수 없게 되어 있는 자세유지기구이다.

자세유지시스템(Seating system) 대상자의 자세를 지지하기 위한 요소들의 조합이다. 간단하게는 한 개의 쿠션부터, 좌석 쿠션, 등받이, 머리/목 지지대, 골반 지지대, 가슴벨트, 골반벨트의 조합까지 다양한 형태의 자세유지시스템이 있다.

자세 조절(Postural control) 여러 자세에서 자신의 신체를 바로 잡고, 움직일 수 있는 능력이다.

자세지지(Postural support) 기능과 움직임을 위해 필수적인 안정성과 조절력을 제공하는 접촉면으로, 시전자의 손, 몸 또는 좌석 구조물 등으로 자세를 지지할 수 있다.

자율신경반사 부전증(Autonomic Dysreflexia: AD) 흉추 5번 위쪽 척추 손상에서 나타나는 자율신경계의 이상작용이다. 방광 팽창 등의 손상부위 밑쪽 자극에 의해 발생한다. 척추손상으로 인해 이 자극은 뇌에 전달되지는 못하지만, 반사작용으로 인해 혈압이 상승하게 된다. 대상자는 두통, 발한, 홍조, 메스꺼움 등을 느낄 수 있고, 맥박이 느려질 수도 있다. 발생 원인으로는 대·소변 문제 또는 피부의 상처 등이 될 수 있다. 증상 발생 시 혈압을 먼저 안정시키고 원인이 되는 문제를 제거한다.

장골능(Iliac crest) 골반 위쪽에 뼈가 길쭉하게 솟은 부분이다. chapter 6(골반) 참조.

저긴장(Hypotonia) 정상적인 근 긴장도보다 낮은 상태로 팔 또는 다리가 축 늘어지거나 무겁게 느껴지는 상태와 비슷하다. 저긴장의 원인은 유전적, 대사적, 영양적 질환과 마찬가지로 뇌, 척수, 근골격계 또는 결합조직에서 유래할 수 있다.

저혈압(Hypotension) 낮은 피의 압력이다.

전단력(Shear) 뼈와 조직이 미끄러질 때 가해지는 힘으로, 뼈가 두드러지는 부위에서 비틀림이 발생 시 욕창 발생의 위험을 높인다. 대상자가 착석시스템에서 앞으로 미끄러져 내릴 때 비틀림이 크게 발생한다.

전상장골극(ASIS: Anterior Superior Iliac Spine) 골반의 위쪽 앞부분에 있는, 장골의 가시. 골반 앞쪽의, 뼈가 두드러지는 부분으로서 자세조절을 위한 촉지의 기준점이 된다.

전정시스템(Vestibular system) 신체의 움직임과 공간에서의 위치에 대한 정보를 제공해주는 감각 시스템으로, 본질적으로, 균형 및 평형을 담당하는 기관이다.

전좌골턱(pre-ischial shelf) 좌골(ischial)의 앞쪽에 턱을 두어 미끄러짐을 방지하는 것이다.

절골술(Derotation osteotomy) 뼈를 자르는 수술적 방법. 주로 뇌성마비 아동의 대퇴골에 시술한다. 강직이 심해서 다리가 안쪽으로 많이 꼬이는 경우에, 엉덩이관절의 탈구를 방지하기 위해 대퇴골을 잘라준다.

접촉면(Contact surface) 신체의 일부에 접촉하거나 지지하는 콤포넌트의 모양, 크기 및 특징에 대한 묘사이다.

정상 각도 90°이다.

정중선(Midline) 몸의 좌-우 중심의, 머리부터 발끝까지 이어지는 가상의 선이다.

조직(Tissue) 근육, 피부, 근막 등을 의미한다.

종아리뼈(Fibula) 종아리 부위의 바깥쪽 뼈로, 종아리뼈 머리는 이 뼈의 가장 윗부분에 있다.

좌골결절(Ischial tuberosities) 골반 아래쪽에 뼈가 두드러지는 부분으로 앉을 때 엉덩이가 닿는 부분이다. chapter 6(골반) 참조.

좌석 각도(seat-to back support angle) 좌석 쿠션과 등받이의 각도를 말한다.

주머니형 지지대(pita pocket) 두껍고 견고한 스펀지를 피타빵(지중해, 중동지역의 납작한 빵)처럼 잘라 자세를 지지하는 데 사용하는 지지대이다.

중립 자세(Neutral posture)

- 골반은 꼿꼿하거나 약간 앞으로 기울어 있음
- 체간은 꼿꼿하고, 뒤쪽 면은 자연스럽게 커브져 있음
- 양쪽 다리는 정중선에서 약 5~8° 정도 분리되어 있음
- 무릎과 발목은 90°로 굽어서 발바닥이 지면에 편평하게 닿아 있음
- 머리는 꼿꼿하고, 정중선에, 신체와 균형 있게 있어서 앞쪽의 물체를 볼 수 있음
- 어깨는 이완되어 있고, 팔은 움직임 및 기능을 위해 자유로운 자세

중추신경계(Central nervous system) 중추신경계는 뇌와 척수를 의미하며, 신체의 기능을 조절한다.

중추신경계 발달 재활치료(Neurodevelopmental therapy: NDT) 신경학적 문제가 있는, 특히 뇌성마비 아동 및 뇌졸중 성인을 위한 움직임 치료 요법이다. 아동의 정상 발달을 기초로 Bobath에 의해 만들어졌다.

진단(Diagnosis) 질병 또는 부상의 이름이다. 진단명으로는 척추손상, 뇌성마비, 척추뼈 이분증, 근이영양증 등이 있다.

착석/이동 시스템(Seating/mobility system) 착석시스템과 이동장치가 조합된 형태이다.

척수성 근육 위축(Spinal muscle atrophy) 유전질환에 관계된 용어로서, 신경계통에 영향을 미쳐 근력이 약해지거나 위축되게 된다.

척수손상(Spinal cord injury) 척수손상은 일반적으로 낙상이나 자동차 사고 같은 외상성 사고에 의해 발생한다. 신체적 양상은 손상의 위치와 정도에 따라 다르게 나타난다. 목 부위에서 손상된 경우

에는 상지의 대부분의 기능을 잃고 하지기능의 전부를 잃게 된다. 허리의 낮은 부위에서 손상된 경우에는 하지의 기능을 잃게 된다. 불완전손상의 경우에는 손상부위 이하에도 기능이 남아있을 수 있다. 척수손상의 다른 증상으로는 감각 손실, 대/소변 문제, 체온조절 문제 및 성기능장애 등이 있다.

척추갈림증(Spina bifida) 'meningocele' 또는 'myelomeningocele'로 불리는 척추뼈의 질환으로, 척추뼈가 척수를 감싸지 못하는 상태가 된다. 질환은 아이가 태어나기 전, 자궁에서 발생하는데, 척추뼈로 보호받지 못하는 신경들이 등쪽 피부에까지 닿게 되어, 척수손상이 된다. 신체적 양상은 손상의 위치와 정도에 따라 다르게 나타난다. chapter 17(질환별 적용 가이드라인) 참조.

척추뼈(Vertebrae) 척주 각각의 뼈이다.

척추 전만(Lordosis) 척추와 몸통이 뒤로 굽은 상태. 경추와 요추는 정상적인 상태에서 약간 전만되어 있다.

척추 측만(Scoliosis) 척추가 옆으로 구부러짐. 한 개의 C자 형태로 구부러지는 경우도 있고, 두 개의 커브로 S자 형태로 구부러지는 경우도 있다. 이 책에서는 볼록한 부분의 위치에 따라 왼쪽/오른쪽 측만으로 명명한다.

천골(Sacrum) 골반 뒤쪽에 위치하는 쐐기 모양의 뼈로, 위로는 요추와 닿고 아래로는 꼬리뼈와 닿는다. 엉치뼈는 5개의 뼈가 붙어서 생성된다. chapter 6(골반) 참조.

촉각과민(Tactile sensitivity) hypsesensitive 참조. 대상자는 촉각이 불편하고, 때로 위험하게 느껴진다. 대상자는 셔츠 택, 포옹, 악수, 맨발로 잔디나 모래 위에 있는 활동 등을 괴로워하고 두려워하게 될 수 있다.

축 늘어진(Flaccidity) 앞의 **늘어진(Floppy)**을 참조하라.

측와위(Sidelying) 옆으로 누운 자세로, 자세 평가 시 옆으로 누운 자세는 다리를 90°로 구부리고, 관절의 유연성을 평가한다.

치골(Pubis) 골반의 앞-아래쪽 중앙, 양쪽 골반뼈가 만나는 부위의 뼈. 장딴지 안쪽부터 손을 위로 쓸어올리는 방식으로 촉진할 수 있다.

탈구(Dislocation) 탈구는 뼈가 관절 구에서 빠져나올 때 발생한다. 탈구는 엉덩이, 발목, 어깨, 손

관절에서 자주 발생한다. 근육의 짧아짐이나 강직으로 인해 탈구가 발생할 수 있다. 대퇴골을 당기고, 안쪽으로 모으는 근육들이 짧아지거나 강직될 때 엉덩이 관절의 탈구가 발생할 수 있다.

하부 등 지지대(Lower back support) 좌석 쿠션으로부터 확대하여, 골반과 천골 위쪽에 적용한다. 골반, 천골 및 요추를 지지한다.

핸드 시뮬레이션(Hand simulation) 착석보조기구가 없는 상태에서 손과 신체를 이용해 지지를 제공하여 대상자가 지지의 부위 및 형태에 따라 어떻게 반응하는지 보는 방법이다. 자세 지지에 필수적인 정보를 얻을 수 있다.

햄스트링(hamstrings) 넓적다리 뒤쪽의 근육. 좌골조면부터 정강이뼈와 종아리뼈까지 이어진다.

호흡기(Respirator) 산소 또는 산소와 이산화탄소의 혼합을 대상자에게 제공하는 장치이다.

호흡기(Ventilator) 공기가 대상자의 폐까지 움직일 수 있게 도와주는 장치이다.

환경조절장치(Environmental control unit) 주변 환경의 전기 장치를 키고 끄거나 조절하는 장치이다. 예를 들어 전등, 라디오, 텔레비전, 에어컨 등을 원격으로 조절할 수 있는 장치이다.

활액낭(Bursae) 관절 근처의, 근육이나 힘줄이 뼈 돌출부위를 지나는 곳에 있는, 액체 주머니이다. 관절의 움직임을 쉽게 해준다.

회전성 척추측만(Rotatory scoliosis) 척추의 비틀림이 동반된 척추 측만이다. 척추가 옆으로 구부러지고 비틀려, 척주의 한쪽 면이 다른 쪽 면 앞에 오게 된다.

후두면(Occipital shelf) 후두는 두개골 뒤쪽면에서 가장 낮은 위치의 뼈인데, 이 뼈를 촉진할 때 수평면으로 돌출되어 있는 부분이 후두면이다.

후만(Kyphosis) 체간부근의 척추가 앞으로 굽은 상태로, 흉추과 천골은 정상적인 상태에서 약간 후만되어 있다.

후방 경사(posterior tilt, tilt-in-space) 휠체어의 자세유지 시스템의 방향을 시상면(sagittal plane)을 중심으로 변형하면서 seat to back angle 및 seat to lower leg angle을 유지시키는 변형 위치이다.

후상장골극(PSIS) 장골의 뒤-위쪽 가시. 골반 뒤-위쪽의 뼈가 두드러지는 부분이다. chapter 6(골반) 참조.

후측만(Kyphoscoliosis) 척추 후만과 측만이 동시에 있는 상태로, 척추가 옆과 뒤쪽으로 튀어나와 굽어 있다.

휄든크라이스 메소드(Feldenkrais method) Moshe Feldenkrais로부터 유래한 치료 방법. 움직임 교육 및 도수치료를 통하여, 어떻게 움직이고 기능할지를 배우도록 도와준다.

휠 캠버(Wheel camber) 휠체어에서, 뒷바퀴의 위쪽이 안으로 비스듬히 기운 상태이다. 휠 캠버 적용 시 좌우로 구동에 안정성이 높아진다.

흉골(Sternum) 가슴 전면의, 양쪽 갈비뼈가 만나는 곳에 위치한 뼈이다.

흉추(Thoracic spine) 등 중간쯤 있는 척추뼈. 12개로 이루어져 있으며 위로 경추, 아래로 유추와 닿는다.

흡인(Aspiration) 음식물 또는 음료가 식도가 아닌 기도로 들어가 발작적인 기침을 하는 증상을 의미하며 의학용어로는 흡인이라고 한다.

힘주어 위치시킨 패드(Force-localizing pads) 특정 힘이 요구되는 곳에 정착되는 패드이다.

자세 평가지(상세 양식)

이 름: _____   날 짜: _____

장애명: _____   생년월일: _____

나 이: _____

정보수집(Gathering Information)

A. 자세 평가 이유

_____

_____

_____

B. 개인의 장애와 관련된 건강 이슈

1. 개인의 진단명/장애 _____
2. 호흡 관련 문제 _____
3. 심장 및 순환계 문제 _____
4. 발작 _____
5. 방광/장 조절 _____
6. 영양/소화 _____
7. 약물 _____
8. 외과적 수술 _____
9. 정형외과적 염려 _____
10. 보조기 개입 _____
11. 피부 상태 _____
12. 감각 _____
13. 통증 _____
14. 보기 _____
15. 듣기 _____
16. 인지/지각/행동적 상태 _____

C. 환경

가장 좁은 출입구, 경사로 기울기, 계단, 회전 반경, 테이블/침대/화장실 높이를 기록하라.

장소 ＼ 치수	가장 좁은 문 너비	경사로 기울기 길이/높이	계단 수	가장 작은 회전반경	테이블 높이		침대 높이	화장실 높이	기타
					표면 높이	다리와의 간격			
집									
학교									
직장									
레크레이션									
기타									

D. 이동(transportation)

어떻게 자세보조용구(seating/mobility system)을 운송할 것인가? 운송하는 동안 분리되거나 망가질 수 있는가? 운송하는 동안 안전을 위해 필요한 추가적인 지지대는 무엇이 있는가?

승용차 _____

밴 _____

스쿨버스 _____

대중교통 _____

기타 _____

E. 현재 이동 시스템(mobility system)에서의 평가

이동 시스템의 형태 _____

사용한 기간 및 상태 _____

좌석 너비 _____

등받이 높이 _____

특수 지지대/스트랩 _____

자세/이동 시스템에서 사용되는 다른 장치 _____

과거에 사용했던 장치: 장점/단점 _____

F. 펀딩 이슈

펀딩 출처 _____

가이드라인/규범 _____

요구되는 문서 _____

물리적 평가: 자세, 움직임, 기능

A. 현재 자세보조용구에서의 자세

1. 골반/하부 등 _____
2. 체간 _____

	왼쪽	오른쪽
3. 고관절과 하퇴	_____	_____
4. 무릎	_____	_____
5. 발목과 발	_____	_____
6. 머리와 목	_____	_____
7. 상지대	_____	_____
8. 팔	_____	_____

쉬고 있는 자세의 전체 신체를 그리거나 사진을 찍어라.

B. 현재 자세보조용구에 기능적인 기술

능력과 도움이 필요하면 기록하라.

1. 걷기: 걷기가 가능한가?_____ 보조가 필요한가? _____
보조기구? _____ 보조기? _____ 거리? _____

2. 이동(trasfer)   표면 높이   도움의 정도
침대에서 & 침대까지 _____
화장실에서 & 화장실까지 _____
욕조에서 & 욕조까지 _____
차에서 & 차까지 _____
자세/이동 구성 요소를 조절하거나 제거할 수 있는 능력 _____

3. 휠체어 추진 _____
자가추진? _____ 축 위치 _____
자세 및 움직임_____
전동휠체어? _____ 컨트롤, 스위치 _____
자세 및 움직임_____
보호자 작동? _____ 핸들 높이 _____

자세보조용구에서 다음의 활동을 하려고 하는가? 만약 그렇다면 독립적으로 수행할 수 있는가? 자세와 움직임의 변화, 이런 동작을 수행하는 데 필요한 공간에 대해 기술하라.

4. 옷입기_____

5. 목욕하기_____

6. 화장실가기_____

7. 식사하기_____
_____

8. 의사소통 _____

_____

_____

9. 테이블에서의 활동

_____

_____

10. 작업/직업/가사 활동 _____

_____

_____

C. 등 대고 누운 자세 혹은 옆으로 누운 자세에서 평가한 관절과 근육 유연성

관절과 근육의 실제 유연성 정도(퍼센트)와, 대상자의 습관적 자세에서 보이는 편안한 정도에서 유연성의 정도(퍼센트)를 기록하라. 신체 부위(예를 들면, 골반)에서의 자세(예를 들면, 후만)는 대상자의 습관적 자세이다.

0%=완전히 구축된 100%=완전히 유연한

대상자의 습관적 자세	얼마나 유연한가?		설명
골반/하부등			
후방경사	_____		_____
전방경사	_____		_____
측방골반경사	_____		_____
회전	_____		_____
체간			
후만	_____		_____
측만	_____		_____
회전된	_____		_____
신전된	_____		_____

고관절	왼쪽	오른쪽	설명
굴곡	_____	_____	_____
내전	_____	_____	_____
내측회전	_____	_____	_____
외전	_____	_____	_____
외측회전	_____	_____	_____
슬관절			
굴곡된	_____	_____	_____
신전된	_____	_____	_____
발목/발			
배측굴곡	_____	_____	_____
저측굴곡	_____	_____	_____

| 내반된 | _____ | _____ | _____ |
| 외반된 | _____ | _____ | _____ |

머리와 목 _____ _____ _____

상지대
거상된
전인 그리고 내측 회전된 _____ _____ _____
후인 그리고 외측 회전된 _____ _____ _____

상지
굴곡된 _____ _____ _____
신전된 _____ _____ _____

D. 앉은 자세에서 균형 및 자세 조절

잘하는(Good) _____
양호한(Fair) _____
부족한(Poor) _____

E. 앉은 상태로 평가 : 유연성과 자세지지

1. 골반/ 하부 등

a. 중립 골반 _____
b. 능동적 골반 조절 _____

	얼마나 유연한가?	설명
c. 후방 경사	_____	_____
d. 뻣뻣하고 앞쪽으로 미끄러진	_____	_____
e. 전방 경사	_____	_____
f. 측방 골반 경사	_____	_____
g. 회전된	_____	_____

핸드 시뮬레이션(hand simulation): 어느 부위에, 어떤 방향으로 지지해야 하는지, 최소한의 지지양은 얼마인지 기술하라.

_____

_____

2. 체간

a. 중립체간 _____

b. 능동적 체간 조절 _____

	얼마나 유연한가?	설명
c. 후만	_____	_____
d. 측만	_____	_____
e. 회전된	_____	_____
f. 신전된	_____	_____

핸드 시뮬레이션(hand simulation): 골반 위 척추 자세. 어느 부위에 어떤 방향으로 지지해야 하는지, 최소한의 지지
양은 얼마인지, 표면에 접촉되는 모양과 부위를 기술하라.

_____

_____

3. 고관절과 하지

	왼쪽	오른쪽	설명
a. 중립 고관절	_____	_____	_____
b. 능동적 고관절 조절	_____	_____	_____

	얼마나 유연한가?		설명
c. 내전된	_____	_____	_____
d. 내회전된	_____	_____	_____
e. 외전된	_____	_____	_____
f. 외회전된	_____	_____	_____
g. 바람맞이 자세	_____	_____	_____
h. 하지를 지속적으로 움직이는			

핸드 시뮬레이션(hand simulation): 어느 부위에, 어떤 방향으로 지지해야 하는지, 최소한의 지지양은 얼마인지 기술
하라.

_____

_____

4. 슬관절

	왼쪽	오른쪽	설명
a. 중립 슬관절	_____	_____	_____
b. 능동적 슬관절 조절	_____	_____	_____

	얼마나 유연한가?		설명
c. 굴곡된	_____	_____	_____
d. 신전된	_____	_____	_____

핸드 시뮬레이션(hand simulation): 어느 부위에, 어떤 방향으로 지지해야 하는지, 최소한의 지지양은 얼마인지 기술
하라.

_____

_____

3. 발목/발   왼쪽   오른쪽   설명
  a. 중립 발목 _____ _____ _____
  b. 능동적 발목 조절 _____ _____ _____

  핸드 시뮬레이션(hand simulation): 어느 부위에, 어떤 방향으로 지지해야 하는지, 최소한의 지지양은 얼마인지 기술하라.

  _____
  _____

머리/목
  a. 중립 머리 _____
  b. 능동적 머리 조절 _____

  핸드 시뮬레이션(hand simulation): 골반위의 척추의 자세. 중력과 관련 있는 머리. 어느 곳에 지지가 필요한지, 최소한의 지지양과, 접촉표면의 모양과 총양을 기술하라.

  _____
  _____

상지대   왼쪽   오른쪽   설명
  a. 중립 상지대 _____ _____ _____
  b. 능동적 상지 조절 _____ _____ _____
                  얼마나 유연한가?   설명
  c. 거상된 _____ _____
  d. 전인 및 내회전된 _____ _____
  e. 후인 및 외회전된 _____ _____

  핸드 시뮬레이션(hand simulation): 어디에, 지지의 총 양과 방향을 기술하라.

  _____
  _____

상지   왼쪽   오른쪽
  a. 중립 상지 _____ _____
  b. 능동적 상지 조절 _____ _____

  핸드 시뮬레이션(hand simulation): 어디에, 지지의 총 양과 방향을 기술하라.

  _____
  _____

F. 앉은 자세에서의 중력의 효과

        편안한 상태   저항하여 당기는   머리 조절
  a. 후방경사 _____ _____ _____
  b. 전방경사 _____ _____ _____
  c. 호흡을 더 잘 하기 위해, 압력을 경감하기 위해 경사(tilt)가 필요한가? _____ _____ _____

G. 압력: 위글 테스트/압력측정

손가락을 욕창발생이 염려되는 뼈 돌출부 아래에 두고 다음과 같은지 아닌지 평가하라.

1. 손가락을 움직일 수 있다.

2. 손가락으로 잡을 수는 있지만, 손가락을 쉽게 밖으로 빼낼 수 있다.

3. 손가락으로 잡을 수 있고, 손가락을 밖으로 꺼내기가 어렵다.

천골 _____   미골 _____   좌골결절 _____
대전자 _____   기타 _____

목표

A. 개인의 자세 & 기능적 목표	B. 자세보조용구의 목표
골반	
체간	
고관절과 하지	
슬관절	
발목과 발	
머리와 목	
상지대	
상지	

C. 이동과 기타 목표

_____
_____
_____
_____

자세보조용구

A. 자세보조용구 구성요소

하부 등 지지대 _____
상부 등 지지대 _____
좌석 쿠션 _____

좌석-하부 등 지지대 각도 _____
하부등 지지대에서 상부 등 지지대 각도 _____
하지에서 좌석 표면 각도 _____
발 지지대에서 하지 각도 _____
자세보조용구 경사(틸트) _____

골반 지지대 _____
　전면 _____
　측면 _____
　하부 _____

체간 지지대 _____
　전면 _____
　측면 _____

대퇴 지지대 _____
　중간 _____
　측면 _____
　윗면 _____

하퇴 지지대 _____
　앞면 _____
　뒷면 _____

발목/발 지지대 _____
　전면 _____
　후면 _____
　측면 _____
　후면 _____

머리/목 지지대 _____
　뒷면 _____
　측면 _____
　전면 _____

상지대 _____

팔 지지대

B. 추가 구성요소

랩트레이 _____
쥐기 바: 수직, 수평 _____
웨지(견갑골, 상지) _____
블록(팔꿈치) _____
길쭉한 통모양(하지, 팔) _____
스트랩 _____
구성요소의 조절가능성과 각도 _____

C. 휠체어 고려사항

앞쪽 경사에서 좌석 표면 높이 _____

자세보조용구 너비 _____

이동 시스템에서의 자세보조용구의 앞·뒤쪽 위치 _____

쿠션 커버 _____

이동시스템에서 자세보조용구의 제거가능성 _____

휠체어를 접을 수 있는지 _____

추진 손잡이 높이 _____

틸트 혹은 리클라인 _____

앉은 자세에서의 측정

	왼쪽	오른쪽
1.좌석 표면(엉덩이 접촉 부분)에서		
a. PSIS(상전장골극)	_____	_____
b. 팔꿈치	_____	_____
c. 늑골 제일 아랫부분	_____	_____
d. 견갑골의 하각	_____	_____
e. 평가자의 손 제일 윗부분	_____	_____
f. 견갑극	_____	_____
g. 후두과	_____	_____
h. 머리 꼭대기	_____	_____
2. 신체의 뒷부분에서		
a. 늑골의 앞쪽(체간 깊이)	_____	_____
b. PSIS(골반에서 체간 중심선)	_____	_____
c. 머리 뒤쪽(체간에서 머리 중심선)	_____	_____
3. 하지 길이 (고관절이 접촉하는 편평한 면에서 무릎 뒤쪽)	_____	_____
4. 좌골 결절에서 슬관절 뒤쪽	_____	_____
5. 대퇴 높이	_____	_____
6. 슬관절 뒤쪽에서 발 뒤꿈치(혹은 무게가 실리는 부분)	_____	_____
7. 발 길이	_____	_____
8. 체간 너비	_____	_____
9. 어깨 너비	_____	_____
10. 고관절 너비(제일 넓은 부분)	_____	_____
11. 슬관절 바깥쪽 너비(느슨하게, 무릎을 벌린 상태로)	_____	_____
12. 무릎 안쪽 너비	_____	_____
13. 발목 너비		
a. 안쪽 너비	_____	_____
b. 바깥쪽 너비	_____	_____

14. 발목 둘레

15. 머리 너비

16. 머리 둘레

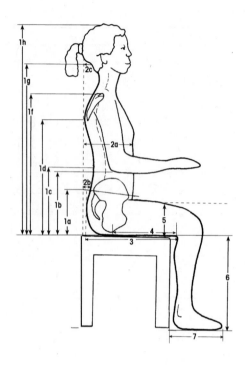

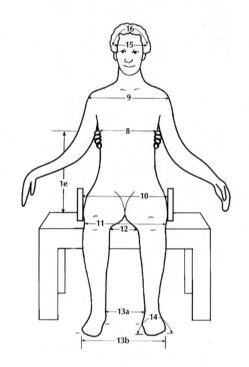

자세 평가지(간편 양식)

이름: _____ 날짜: _____
장애명: _____ 생년월일: _____
나이: _____

정보수집(Gathering Information)

A. 자세 평가 이유 _____
_____
_____

B. 개인의 장애와 관련된 건강 이슈 _____
_____
_____

C. 환경

가장 좁은 출입구, 경사로 기울기, 계단, 회전 반경, 테이블/침대/화장실 높이를 기록하라.

장소 \ 치수	가장 좁은 문 너비	경사로 기울기 길이/높이	계단 수	가장 작은 회전반경	테이블 높이		침대 높이	화장실 높이	기타
					표면 높이	다리와의 간격			
집									
학교									
직장									
레크레이션									
기타									

D. 이동(transportation)

어떻게 자세보조용구(seating/mobility system)를 운송할 것인가? 운송하는 동안 분리되거나 망가질 수 있는가? 운송하는 동안 안전을 위해 필요한 추가적인 지지대는 무엇이 있는가?

_____
_____
_____

E. 현재 이동 시스템(mobility system)에서의 평가 _____
_____
_____

F. 펀딩 이슈 _____
_____
_____

물리적 평가: 자세, 움직임, 기능

A. 현재 자세보조용구에서의 자세

1. 골반/하부 등 _____
2. 체간 _____

	왼쪽	오른쪽
3. 고관절과 하퇴	_____	_____
4. 무릎	_____	_____
5. 발목과 발	_____	_____
6. 머리와 목	_____	_____
7. 상지대	_____	_____
8. 팔	_____	_____

B. 현재 자세보조용구에 기능적인 기술

능력과 도움이 필요하면 기록하라.

1. 걷기 : 걷기가 가능한가? _____ 보조가 필요한가? _____
   보조기구? _____ 보조기? _____ 거리? _____

2. 이동(transfer)   표면 높이   도움의 정도
   침대에서 & 침대까지 _____
   화장실에서 & 화장실까지 _____
   욕조에서 & 욕조까지 _____
   차에서 & 차까지 _____
   자세/이동 구성 요소를 조절하거나 제거할 수 있는 능력 _____

3. 휠체어 추진 _____
   자가추진? _____ 축 위치 _____
   자세 및 움직임 _____
   전동휠체어? _____ 컨트롤, 스위치 _____
   자세 및 움직임 _____
   보호자 작동? _____ 핸들 높이 _____

자세보조용구에서 다음의 활동을 하려고 하는가? 만약 그렇다면 독립적으로 수행할 수 있는가? 자세와 움직임의 변화, 이런 동작을 수행하는 데 필요한 공간에 대해 기술하라.

4. 옷입기 _____
5. 목욕하기 _____
6. 화장실가기 _____
7. 식사하기 _____
8. 의사소통 _____
9. 테이블에서의 활동 _____
10. 작업/직업/가사 활동 _____
_____

C. 등 대고 누운 자세 혹은 옆으로 누운 자세에서 평가한 관절과 근육 유연성

유연성의 정도(퍼센트)에 대해 기록하라. 실제 유연성 정도(퍼센트)를 기록하라.

0% = 완전히 구축된 100%=완전히 유연한

	자세	얼마나 유연한가?
골반/하부 등		
체간		
머리/목		

	왼쪽	오른쪽
고관절		
슬관절		
발목/발		
상지대		
상지		

D. 앉은 자세에서 균형 및 자세 조절

잘하는(Good)　_____

양호한(Fair)　_____

부족한(Poor)　_____

E. 앉은 상태로 평가: 유연성과 자세지지

	자세	얼마나 유연한가?	손 지지
1. 골반/하부 등			
2. 체간			
3. 고관절과 하지			
4. 슬관절			
5. 발목과 발			
6. 머리와 목			
7. 상지대			
8. 상지			

F. 앉은 자세에서의 중력의 효과

G. 압력: 위글 테스트/압력측정

손가락을 욕창발생이 염려되는 뼈 돌출부 아래에 두고 다음과 같은지 아닌지 평가하라.

1. 손가락을 움직일 수 있다.

2. 손가락으로 잡을 수는 있지만, 손가락을 쉽게 밖으로 빼낼 수 있다.

3. 손가락으로 잡을 수 있고, 손가락을 밖으로 꺼내기가 어렵다.

천골 _____　　미골 _____　　좌골결절 _____

대전자 _____　　기타 _____

목표

A. 개인의 자세 & 기능적 목표	B. 자세보조용구의 목표
골반	
체간	
고관절과 하지	
슬관절	
발목과 발	
머리와 목	
상지대	
상지	

C. 이동과 기타 목표 _____

_____

_____

자세보조용구

A. 자세보조용구 구성요소

하부 등 지지대 _____
상부 등 지지대 _____
좌석 쿠션 _____

좌석-하부 등 지지대 각도 _____
하부등 지지대에서 상부 등 지지대 각도 _____
하지에서 좌석 표면 각도 _____
발 지지대에서 하지 각도 _____
자세보조용구 경사(틸트) _____

골반 지지대 _____
　전면 _____
　측면 _____
　하부 _____
체간 지지대 _____
　전면 _____
　측면 _____

대퇴 지지대 _____
　중간 _____
　측면 _____
　윗면 _____
하퇴 지지대 _____
　앞면 _____
　뒷면 _____
발목/발 지지대 _____
머리/목 지지대 _____
상지대 _____
팔 지지대 _____

랩트레이 _____
웨지(견갑골, 상지) _____
길쭉한 통모양(하지, 팔) _____
스트랩 _____
구성요소의 조절가능성과 각도 _____

B. 휠체어 고려사항

앞쪽 경사에서 좌석 표면 높이 _____
자세보조용구 너비 _____
이동 시스템에서의 자세보조용구의 앞·뒤쪽 위치 _____
쿠션 커버 _____
이동시스템에서 자세보조용구의 제거가능성 _____
휠체어를 접을 수 있는지 _____

앉은 자세에서의 측정

	왼쪽	오른쪽
1.좌석 표면(엉덩이 접촉 부분)에서		
a. PSIS(상전장골극)	_____	_____
b. 팔꿈치	_____	_____
c. 늑골 제일 아랫부분	_____	_____
d. 견갑골의 하각	_____	_____
e. 평가자의 손 제일 윗부분	_____	_____
f. 견갑극	_____	_____
g. 후두과	_____	_____
h. 머리 꼭대기	_____	_____
2. 신체의 뒷부분 에서		
a. 늑골의 앞쪽(체간 깊이)	_____	_____
b. PSIS(골반에서 체간 중심선)	_____	_____
c. 머리 뒤쪽(체간에서 머리 중심선)	_____	_____
3. 하지 길이 (고관절이 접촉하는 편평한 면에서 무릎 뒤쪽)	_____	_____
4. 좌골 결절에서 슬관절 뒤쪽	_____	_____

5. 대퇴 높이

6. 슬관절 뒤쪽에서 발 뒤꿈치(혹은 무게가 실리는 부분)

7. 발 길이

8. 체간 너비

9. 어깨 너비

10. 고관절 너비(제일 넓은 부분)

11. 슬관절 바깥쪽 너비(느슨하게, 무릎을 벌린 상태로)

12. 무릎 안쪽 너비

13. 발목 너비

   a. 안쪽 너비

   b. 바깥쪽 너비

14. 발목 둘레

15. 머리 너비

16. 머리 둘레

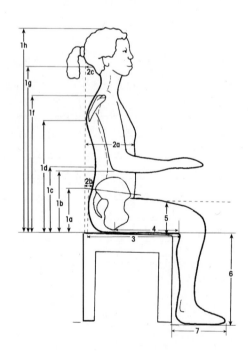

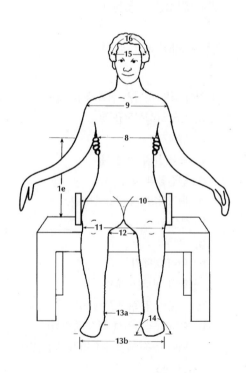

자세보조용구 부속품의 측정

이 양식은 Jamie Noon이(This form has been adapted from one used by Jamie) 사용하는 양식 자세보조용구/이동기기를 디자인할 때 이 양식을 사용할 수 있다. 자세보조용구 부속품을 대문자로 표시하였다. 부속품 아래에 밑줄 친 번호는 매칭 되는 신체평가지의 번호이다. 예를 들면 다음과 같다. D. 하부 등 지지대의 높이=1a(PSIS의 높이).

A. 머리 지지대의 높이: 신체평가지의 1g 참고, 좌석 표면에서 머리뼈 선반까지의 높이를 측정한다. 머리 지지대의 높이는 후두골 아래 부분을 지지하는 지지대와 같이 선택한 머리지지대의 형태에 영향을 받는다.

B. 등 지지대의 높이: 등 지지대의 높이는 자세조절능력과 균형에 영향을 받는데(page 123 참고), 다음과 같이 적용된다.
▶ 자세조절과 균형이 Poor인 경우, 등 지지대는 spine of the scapula까지 높일 수 있다: 1f
▶ 자세조절과 균형이 Fair인 경우, 등 지지대는 견갑골 하각(inferior angle of the scapulae)의 0.5-1″(1.27-2.54cm) 아래까지 높일 수 있다.1d
▶ 자세조절과 균형이 Good인 경우, 아랫부분에 떠 있는 두 개의 늑골(11번, 12번) 높이의 등 지지대를 적용할 수 있다. 1c

C. 하부 등 지지대의 깊이: 2b., 대상자 신체의 뒷면 PSIS에서 골반과 체간 경계를 측정한다.

D. 하부 등 지지대의 높이: 1a., 좌석면에서 PSIS까지

E. 후방 머리 지지대의 위치: 2c. 등 지지대에 영향을 받는다. 때로는 측정값이 플러스가 되는 경우가 있으며(등 지지대 전방에 머리 정렬), 때로는 측정값이 마이너스가 되기도 한다(등 지지대 후방에 머리 정렬).

F. 체간 측방지지대의 높이: 1e. 측만인 대상자의 자세를 바르게 하기 위해 3점 지지를 활용한다면, 좌 우의 높이가 다르게 측청된다.

G. 전좌골턱의 길이: 4. 부드러운 스펀지의 겹과 무릎 뒷부분의 공간까지(이는 무릎 뒤의 공간과 부드러운 스펀지의 겹을 빼는 것을 의미한다)

H. 방석 깊이: 3.(엉덩이 뒷면에서 무릎 뒤) C(하부 등 지지대의 깊이)+등지지대 깊이. 하부 등 지지대를 사용하지 않는다면, C는 제외한다.

I. 체간 측방지지대의 측방 위치: 8. 등 지지대에서 수직인 중심선을 참고하면, 체간 측방지지대를 배치하는데 도움이 된다. 척추 측만증이 있는 대상자와 같이 체간을 측방에서 더 많이 지지해야 하는 대상자에게 매우 중요하다.

J. 골반 측방지지대: 10. 좌석 방석의 중심선을 참고하면, 골반 측방지지대를 배치하는 데 도움이 된다. 골반/척추/고관절의 구축으로 인해 골반이 중심에서 벗어난 대상자에게 매우 중요하다. 높이는 대퇴의 높이와 동일하다: 5.

K. 대퇴 측방지지대: <u>11</u>. 좌석 방석의 중심선을 참고하면, 대퇴 측방지지대를 배치하는데 도움이 된다. windswept이나 한쪽방향으로 내전/외전 되어있는 대상자에게 매우 중요하다. 높이는 대퇴의 높이와 동일하다. <u>5</u>.

L. 방석 너비: (<u>11</u>+K의 너비) 이동기기의 너비를 결정한다. 그래서, 척추, 골반 그리고 고관절의 기형으로 인해 등 지지대나 좌석 방석의 너비가 넓을 필요가 있다면, 좌석방석의 너비는 신체에서 가장 넓은 두 지점 사이의 거리가 된다.

M. 발 지지대의 깊이: <u>7</u>+10cm. 한 발이 다른 발보다 앞뒤로 나올 경우를 대비하여 여분의 공간을 추가하여야 한다.

N. 휠체어용 책상에서 배가 닿는 면의 깊이: <u>2a</u>+5cm.

O. 휠체어용 책상의 너비: P+20cm.

P. 휠체어용 책상에서 배가 닿는 면의 너비: <u>8</u>+6cm.

Q. 휠체어용 책상의 깊이: N+30cm.

R. – V. 내전방지패드

  R. 후방/V. 전방 너비(<u>12</u>) 핸드 시뮬레이션 동안 대퇴의 위치와 선택한 내전방지 패드 형태에 영향을 받는다. 고관절이 유연하고, 안정적으로 5-7° 정도 벌릴 수 있다면, 대퇴가 자연스러운 형상을 유지 할 수 있게, 내전방지 패드는 전방이 좁고, 무릎부분으로 갈수록 넓어진다. 뒷부분의 너비는 내전방지패드의 길이에 영향을 받는다.

S. 높이 (<u>5</u>) 대퇴의 높이와 동일하다.

T./U. 길이: 길이는 대퇴의 전방에서 대퇴의 약 1/3까지 길이이다. 만약 대퇴골과의 조직이 얇다면, 대퇴의 끝부분 양 끝 측면의 뼈 돌출부에서 대퇴골과에 가해지는 과한 압력을 완화하는 데 도움이 된다. 이때 내전방지패드의 길이는 방석에서 튀어나오게 한다.

이름:

평가일:

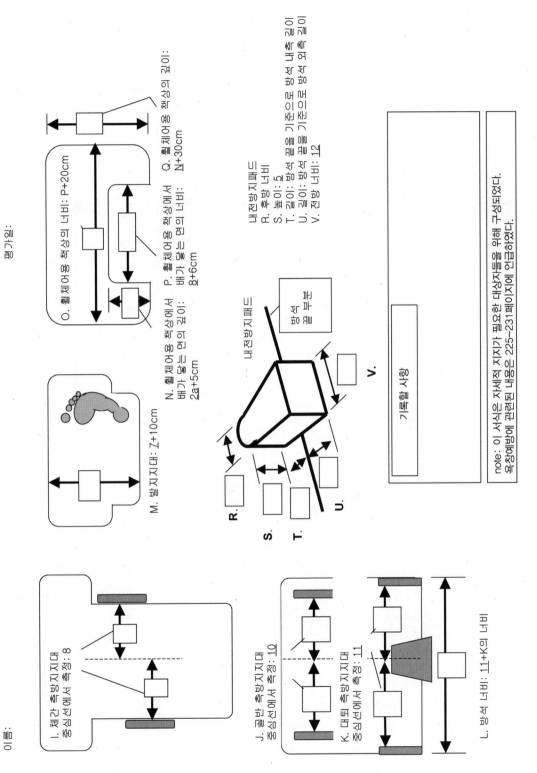

I. 체간 측방지지대
중심선에서 측정: 8

J. 골반 측방지지대
중심선에서 측정: 10

K. 대퇴 측방지지대
중심선에서 측정: 11

L. 방석 너비: 11+K의 너비

M. 발지지대: Z+10cm

N. 휠체어용 척상에서
배가 닿는 면의 길이:
2a+5cm

O. 휠체어용 척상의 너비: P+20cm

P. 휠체어용 척상에서
배가 닿는 면의 너비:
8+6cm

Q. 휠체어용 척상의 길이:
N+30cm

내전방지패드
R. 후방 너비
S. 높이: 5
T. 길이: 방석 끝을 기준으로 방석 내측 길이
U. 길이: 방석 끝을 기준으로 방석 외측 길이
V. 전방 너비: 12

내전방지패드

방석
끝 부분

R. S. T. U. V.

기록할 사항

note: 이 서식은 자세적 지지가 필요한 대상자들을 위해 구성되었다.
욕창예방에 관련된 내용은 225~231페이지에 언급하였다.

이름:

평가일:

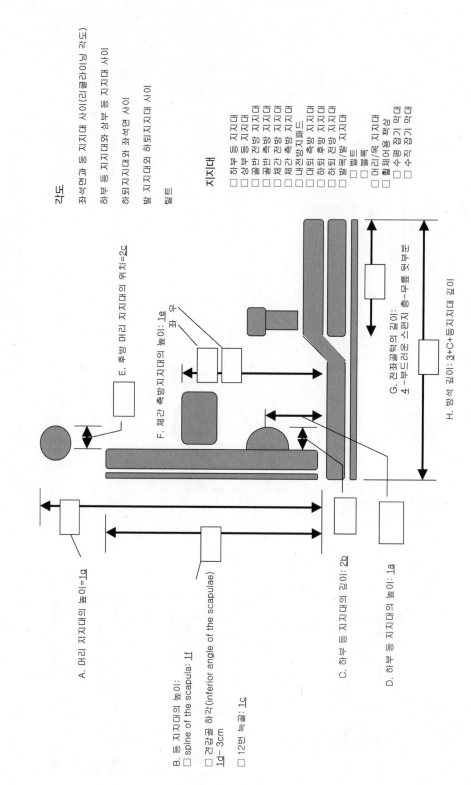

A. 머리 지지대의 높이=1g

B. 등 지지대의 높이:
☐ spine of the scapula: 1f
☐ 견갑골 하각(inferior angle of the scapulae)
　 1d~ 3cm
☐ 12번 늑골: 1c

E. 후방 머리 지지대의 위치=2c

F. 체간 측방지지대의 높이: 1e
　우
　좌

C. 하부 등 지지대의 길이: 2b

D. 하부 등 지지대의 높이: 1a

G. 전좌골턱의 길이:
4 -부드러운 쇼핑지 총-무릎 뒷부분

H. 방석 길이: 3+C+등지지대 길이

각도

☐ 좌석면과 등 지지대 사이(리클라이닝 각도)
☐ 하부 등 지지대와 상부 등 지지대 사이
☐ 하퇴지지대와 좌석면 사이
☐ 발 지지대와 하퇴지지대 사이

틸트

지지대

☐ 하부 등 지지대
☐ 상부 등 지지대
☐ 골반 전방 지지대
☐ 골반 측방 지지대
☐ 체간 전방 지지대
☐ 체간 측방 지지대
☐ 내전방지패드
☐ 대퇴 측방 지지대
☐ 하퇴 측방 지지대
☐ 하퇴 전방 지지대
☐ 발목/발 지지대
☐ 벨트
☐ 블록
☐ 머리/목 지지대
☐ 휠체어용 책상
☐ 수평 잡기 막대
☐ 수직 잡기 막대

자세 평가지(상세 양식)

이름: Aaron Johnson Benning   날짜: 1994년 9월 28일

장애명: 3세 때 뇌에 산소가 공급되지 않아 발생된 경직형 사지마비와 시각장애

나이: 14세

정보수집(Gathering Information)

A. 자세 평가 이유

1. 집과 학교 내부에서 독립적으로 휠체어 사용하기

2. 기능을 향상하기 위한 자세 유지 (먹기, 의사소통보드 사용하기, 그리기, 점자쓰기판 사용하기, 셔츠 입기)

3. 스탠트 피벗을 이용하여 보조자 쉽게 트랜스퍼할 수 있게 하기

B. 개인의 장애와 관련된 건강 이슈

1. 개인의 진단명/장애   경직형 사지마비 / 오른편을 조금 더 사용하기 편함

2. 호흡 관련 문제   심각한 천식으로 병원에 자주 입원하였음

3. 심장 및 순환계 문제   발이 차가움

4. 발작   없음

5. 방광/장 조절   대소변을 가릴 수 있음

6. 영양/소화   지금은 양호함. 위식도역류가 있었음 until '89 underwent Nissan fundal plication

7. 약물   천식치료를 위한 corticosteroids

8. 외과적 수술   Bilateral adductor releases, TAL, derotation osteotomy, 2도 R subluxation

9. 정형외과적 염려   corticosteroids 과다 복용으로 인한 골다공증이 의심됨

10. 보조기 개입   양쪽 AFO

11. 피부 상태   양호

12. 감각   발과 머리 부분의 터치에 민감함. 다른 곳은 양호

13. 통증   오른쪽 엉덩이 부분이 가끔 불편함

14. 보기   전맹

15. 듣기   양호함

16. 인지/지각/행동적 상태   인지는 양호하나, 기억력, 자기수용, 공간력이 떨어지며, 낙상에 대한 염려가 있음

C. 환경

가장 좁은 출입구, 경사로 기울기, 계단, 회전 반경, 테이블/침대/화장실 높이를 기록하라(단위: 인치).

장소 ＼ 치수	가장 좁은 문 너비	경사로 기울기 길이/ 높이	계단 수	가장 작은 회전반경	테이블 높이		침대 높이	화장실 높이	기타
					표면 높이	다리와의 간격			
집	27	없음	2	24	30	28	26	15	-
학교	32	12/1	없음	30	28	26	없음	15	
직장	없음								
레크레이션	없음								
기타	없음								

D. 이동(transportation)

어떻게 자세보조용구(seating/mobility system)를 운송할 것인가? 운송하는 동안 분리되거나 망가질 수 있는가? 운송하는 동안 안전을 위해 필요한 추가적인 지지대는 무엇이 있는가?

승용차　해당사항없음

밴　리프트가 있는 가족용밴. 휠체어가 들어가기 위해서 자세보조용구가 탈착되고 휠체어를 접어야 한다.

스쿨버스　리프트와 휠체어 안전장치가 있다. 휠체어를 접을 필요가 없다.

대중교통　해당사항없음

기타　해당사항없음

E. 현재 이동 시스템(mobility system)에서의 평가

이동 시스템의 형태　슬링형태의 좌석과 등받이가 있는 가벼운 휠체어

사용한 기간 및 상태　4년 (상태양호)

좌석 너비　14인치

등받이 높이　14인치

특수 지지대/스트랩　좌석안전벨트

자세/이동 시스템에서 사용되는 다른장치　휠체어책상; 학교에서 컴퓨터와 점자쓰기를 하기 위한 장치

과거에 사용했던 장치: 장점/단점　없음

F. 펀딩 이슈

펀딩 출처　사적건강보험

가이드라인/규범　의학적으로 필요성이 있어야 함

요구되는 문서　앉은자세평가, 의학소견서

물리적 평가 자세, 움직임, 기능

A. 현재 자세보조용구에서의 자세

1. 골반/하부 등   등이 앞으로 굽음(뒷편, 골반 경사), 오른쪽으로 아래쪽 경사, 오른쪽으로 전방회전
2. 체간   앞쪽으로 굴곡됨(척추후만증), 오른쪽 등에 굴곡이 있음(볼록함)

	왼쪽	오른쪽
3. 고관절과 하퇴	이상 없음	안쪽으로 약간 들어감
4. 무릎	왼쪽으로 신전되어 발지지대로부터 발이 벗어나있음	90도로 굴곡됨
5. 발목과 발	안쪽으로 굽음 (보조기)	안쪽으로 굽음 (보조기)
6. 머리와 목	머리 조절은 좋으나, 왼쪽으로 머리가 약간 돌아감	
7. 상지대	약간 움츠림, 조절능력 좋음	약간 움츠리고 외전되어 있으나 조절 가능
8. 팔	조절 가능	

쉬고 있는 자세의 전체 신체를 그리거나 사진을 찍어라.

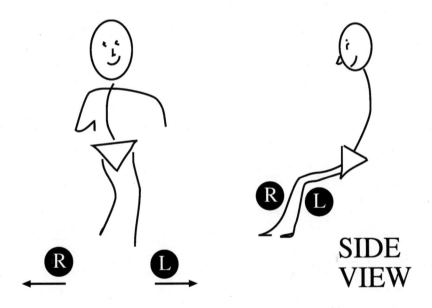

B. 현재 자세보조용구에 기능적인 기술

능력과 도움이 필요하면 기록하라.

1. 걷기: 걷기가 가능한가? <u>가능</u> 보조가 필요한가? <u>한 사람의 보조 필요</u>
보조기구? <u>없음</u> 보조기? <u>양쪽 AFO</u> 거리? <u>10피트</u>

2. 이동(transfer) 표면 높이(인치) 도움의 정도
침대에서 & 침대까지 <u>26,</u> <u>들어서 옮김</u>
화장실에서 & 화장실까지 <u>15</u> <u>스텐드 피봇 트렌스퍼로 옮김</u>
욕조에서 & 욕조까지 <u>벤치=17</u> <u>스텐드 피봇 트렌스퍼로 옮김</u>
차에서 & 차까지 <u>지금은 들어 옮겨 밴의 앞좌석까지 이동</u>
자세/이동 구성 요소를 조절하거나 제거할 수 있는 능력 <u>좌석벨트를 때거나, 버튼을 눌러 풀 수 있음</u>

3. 휠체어 추진
자가추진? <u>왼쪽 팔로만 추진 가능하여 휠체어로 원을 만들 수 있음</u> 축 위치 <u>여기에선 바로 뒷면</u>
자세 및 움직임 <u>몸통을 오른쪽으로 기대고 오른쪽 다리가 굴곡됨 왼쪽 무릎이 뻣뻣한 채로 신전됨. 몸통이 앞쪽으로 기울어짐.</u>
전동휠체어? <u>없음</u> 컨트롤, 스위치 <u>없음</u>
자세 및 움직임 <u>없음</u>
보호자 작동? <u>예</u> 핸들 높이 <u>36인치</u>

자세보조용구에서 다음의 활동을 하려고 하는가? 만약 그렇다면 독립적으로 수행할 수 있는가? 자세와 움직임의 변화, 이런 동작을 수행하는 데 필요한 공간에 대해 기술하라.

4. 옷입기 <u>엄마가 도와주어 자세보조용구에 앉은 상태로 셔츠를 입고 벗을 수 있음. 몸통을 앞으로 구부리고 오른쪽으로 회전시켜야 함.</u>

5. 목욕하기 <u>자세보조용구에서는 하지 않으며, 벤치로 트렌스퍼함</u>

6. 화장실가기 <u>자세보조용구에서는 하지 않으며, 벤치로 트렌스퍼함</u>

7. 식사하기 <u>혼자서 먹을 수 있음. 식사할 때 오른쪽 팔과 다리가 구부려지며 왼쪽 다리가 신전되어 발지지대에서 벗어남.</u>

8. 의사소통 <u>구어 가능. 컴퓨터 접근을 위해 점자 overlay가 있는 유니콘 보드 이용</u>

9. 테이블에서의 활동 <u>책상쪽으로 몸통을 가까이 하여 활동. 왼손으로 점자쓰는 기구 활동</u>

10. 작업/직업/가사 활동 <u>해당사항 없음</u>

C. 등 대고 누운 자세 혹은 옆으로 누운 자세에서 평가한 관절과 근육 유연성

관절과 근육의 실제 유연성 정도(퍼센트)와, 대상자의 습관적 자세에서 보이는 편안한 정도에서 유연성의 정도(퍼센트)를 기록하라. 신체 부위(예를 들면, 골반)에서의 자세(예를 들면, 후만)는 대상자의 습관적 자세이다.

0%=완전히 구축된　100%=완전히 유연한

대상자의 습관적 자세	얼마나 유연한가?	설명
골반/하부등		
후방경사	50%	
전방경사		
측방골반경사	100%	오른쪽 아래로
회전		
체간	100%	
후만	100%	오른쪽 굽음
측만	75%	왼쪽 앞으로
회전된		
신전된		

고관절	왼쪽	오른쪽	설명
굴곡	0-90°	0-90°	
내전	100%	100%	
내측회전	100%	100%	
외전			
외측회전			
슬관절			
굴곡된		90°로 일직선	
신전된	90°로 굽음		
발목/발			
배측굴곡			
저측굴곡	100%	100%	
내반된	100%	100%	
외반된			
머리와 목			
상지대			
거상된	50%		
전인 그리고 내측 회전된		100%	
후인 그리고 외측 회전된			

상지
  굴곡된 _____   100%   _____
  신전된 _____   100%   _____

D. 앉은 자세에서 균형 및 자세 조절

잘하는(Good) _____
양호한(Fair)   o
부족한(Poor) _____

E. 앉은 상태로 평가 : 유연성과 자세지지

1. 골반/ 하부 등

a. 중립 골반 _____
b. 능동적 골반 조절 _____

	얼마나 유연한가?	설명
c. 후방 경사	50%	
d. 뻣뻣하고 앞쪽으로 미끄러진		
e. 전방 경사		
f. 측방 골반 경사	100%	오른쪽 아래로
g. 회전된		

핸드 시뮬레이션(hand simulation): 어느 부위에, 어떤 방향으로 지지해야 하는지, 최소한의 지지양은 얼마인지 기술하라.

골반 뒤쪽 PSIS 아래, 꼬리뼈 위로. 오른쪽 골반이 허벅지 옆면으로 가까이 꼭 맞게 해준다. 골반 앞쪽, 허벅지 위로 좌석 쿠션이 90도 방향으로 최소한의 힘을 준다.

2. 체간

a. 중립체간 _____
b. 능동적 체간 조절   골반이 지지될 때 체간을 앞, 뒤, 옆으로 움직일 수 있음.

	얼마나 유연한가?	설명
c. 후만	50%	흉수 12번 정도
d. 측만	100%	
e. 회전된	75%	
f. 신전된		

핸드 시뮬레이션(hand simulation): 골반 위 척추 자세. 어느 부위에 어떤 방향으로 지지해야 하는지, 최소한의 지지양은 얼마인지, 표면에 접촉되는 모양과 부위를 기술하라.

체간 뒤쪽으로 아래쪽 갈비뼈와 만나는 지점의 경사를 지지해준다. 아론의 체간 중립자세는 아론의 머리가 골반과 비교해서 약간 앞쪽으로 나온 자세이다.

3. 고관절과 하지

	왼쪽	오른쪽	설명
a. 중립 고관절	예	독립적이지 못함	
b. 능동적 고관절 조절	예	아니오	

	얼마나 유연한가?		설명
c. 내전된		100%	
d. 내회전된		100%	
e. 외전된			
f. 외회전된			
g. 바람맞이 자세			
h. 하지를 지속적으로 움직이는			

핸드 시뮬레이션(hand simulation): 어느 부위에, 어떤 방향으로 지지해야 하는지, 최소한의 지지양은 얼마인지 기술하라.

회전된 오른쪽 엉덩이를 지지와, 앞쪽으로 회전된 골반을 지지하기 위해 오른쪽 무릎은 안쪽면에 약간의 지지가 필요

4. 슬관절

	왼쪽	오른쪽	설명
a. 중립 슬관절	독립적이지 못함	독립적이지 못함	
b. 능동적 슬관절 조절	아니오	아니오	왼쪽 무릎을 신전할 수 있으나 굴곡하기 어려움

	얼마나 유연한가?		설명
c. 굴곡된		100%	
d. 신전된		100%	

핸드 시뮬레이션(hand simulation): 어느 부위에, 어떤 방향으로 지지해야 하는지, 최소한의 지지양은 얼마인지 기술하라.

왼쪽 무릎 - 팔을 앞쪽으로 뻗을 때 왼쪽 무릎을 좌석 아래면으로 굴곡함

오른쪽 무릎 - 불수의적인 무릎 신전을 막기 위해 발목에 약간의 지지가 필요

5. 발목/발

	왼쪽	오른쪽	설명
a. 중립 발목	예	예	
b. 능동적 발목 조절			

핸드 시뮬레이션(hand simulation): 어느 부위에, 어떤 방향으로 지지해야 하는지, 최소한의 지지양은 얼마인지 기술하라.

발목과 발은 언제나 착용하고 있는 AFO에 의해 조절됨

6. 머리/목

a. 중립 머리 _____

b. 능동적 머리 조절   조절능력 있음 _____

핸드 시뮬레이션(hand simulation): 골반 위의 척추의 자세. 중력과 관련 있는 머리. 어느 곳에 지지가 필요한지, 최소한의 지지양과, 접촉표면의 모양과 총앙을 기술하라.

머리는 골반이 중립자세이며 체간이 바로 서 상지대와 체간의 윗면이 약간 골반보다 앞쪽으로 나와 있으면 더 잘 정렬됨

7. 상지대

	왼쪽	오른쪽	설명
a. 중립 상지대	_____	_____	
b. 능동적 상지 조절	좋음	_____	
	얼마나 유연한가?		설명
c. 거상된	50%		
d. 전인 및 내회전된		100%	
e. 후인 및 외회전된	_____	_____	

핸드 시뮬레이션(hand simulation): 어디에, 지지의 총 양과 방향을 기술하라.

오른쪽 팔 - 팔꿈치가 90도로 굴곡 되어 어깨 바로 아래 있으면, 오른쪽 체간이 구부러지거나 오른쪽으로 기대어지지 않음

8. 상지

	왼쪽	오른쪽
a. 중립 상지	_____	유지 가능
b. 능동적 상지 조절	좋음	_____

핸드 시뮬레이션(hand simulation): 어디에, 지지의 총 양과 방향을 기술하라.

15. 상지대 부분 참조

F. 앉은 자세에서의 중력의 효과

	편안한 상태	저항하여 당기는	머리 조절
a. 후방경사		o	
b. 전방경사		o	
c. 호흡을 더 잘 하기 위해, 압력을 경감하기 위해 경사(tilt)가 필요한가?	_____	_____	_____

G. 압력: 위글 테스트/압력측정

손가락을 욕창발생이 염려되는 뼈 돌출부 아래에 두고 다음과 같은지 아닌지 평가하라.

손가락을 움직일 수 있다.

손가락으로 잡을 수는 있지만, 손가락을 쉽게 밖으로 빼낼 수 있다.

손가락으로 잡을 수 있고, 손가락을 밖으로 꺼내기가 어렵다.

천골 _____　　미골 _____　　좌골결절 _____

대전자 _____　　기타 _____

목표

A. 개인의 자세 & 기능적 목표	B. 자세보조용구의 목표
골반 ▶ 지지면이 필요 ▶ 좌골결절에 공간이 필요 ▶ 오른쪽 골반에 허벅지 쪽으로 딱 맞는 지지면이 필요함 ▶ PSIS 아래와 꼬리뼈의 뒤에 약간의 지지가 있어야 골반을 중립자세로 유지가능 ▶ 골반과 허벅지를 지지하기 위해 허벅지 윗면에 지지가 필요	▶ 지지면을 제공하고 좌골결절에 공간을 주기 위한 좌석쿠션 필요 ▶ 골반경사를 방지하기 위해 오른쪽 하지 지지 필요 ▶ 골반 후방경사를 방지하기 위해 골반의 PSIS를 지지하고 꼬리뼈에 맞게 제작된 아래 등 지지대 필요
체간 ▶ 뒷면에서 고정된 척추후만을 중립화 시킬 수 있는 지지대 필요(꼬리뼈에서 아래 갈비뼈까지) ▶ 측면의 움직임과 신전을 보조해 줄 수 있는 옵션 필요	▶ 고정되어 후만된 척추의 모양에 따른 위쪽의 등지지대 필요 ▶ 흉수의 신전을 고려한 아래 등 지지대 필요
고관절과 하지 ▶ 90도로 굴곡된 지지가 있어 골반을 중립자세로 보조할 것 ▶ 라대 내/외전된 오른쪽 엉덩이 부분을 지지하여 중립자세로 유지할 것 ▶ 오른쪽 무릎을 지지할 것	▶ 좌석에서 아래쪽 등지지대 각도를 90°로 해서 골반을 중립으로 지지할 것 ▶ 오른쪽 무릎에 압력을 주어 라대한 내전을 방지할 수 있는 위쪽 다리 지지대 필요
슬관절 ▶ 팔을 앞으로 뻗을 때 나타나는 굴곡을 방지하기 위한 오른쪽 무릎지지 필요 ▶ 왼쪽 발목 아래를 지지해서 왼쪽 무릎 신전 방지	▶ 좌석과 하지 각도를 90°로 제한시켜 팔과 체간의 기능을 향상시킴 ▶ 왼쪽 발목과 발을 지지하여 왼쪽 무릎 신전을 방지
발목과 발 ▶ 보조기로 지지함 ▶ 발목은 90°로 신전됨	▶ 발지지대와 다리지지대의 각도는 발목에서 90°로 유지함 ▶ 상지대의 움직임을 자유롭게 하기 위해 등지지대의 높이를 유지함
머리와 목 ▶ 머리와 목의 자세는 골반과 체간에 영향을 미침 ▶ 직접적인 지지는 불필요함	
상지대 ▶ 왼쪽 어깨는 기능을 수행하는데 자유로워야 함	
상지 ▶ 오른쪽 전완과 팔꿈치가 아래쪽에서 지지되어, 라도한 외전과 체간의 기울임을 방지해야 함	▶ 상지 지지대와 휠체어 책상이 오른쪽 전완과 팔꿈치를 지지하여 라도한 외전과 체간의 기울임을 방지함

C. 이동과 기타 목표

아론은 휠체어를 혼자 구동하여 앞으로 추진할 수 있어야 한다. (한손 추진 메커니즘)

아론은 트랜스퍼를 위해 자세보조용구의 다양한 부분(안전벨트, 발지지대, 브레이크)을 혼자서 조정할 수 있어야 한다.

자세보조용구

A. 자세보조용구 구성요소

하부 등 지지대   골반과 꼬리뼈 뒷면에 맞게 제작된 지지면

상부 등 지지대   아론의 등의 형상에 맞게 제작된 단단한 지지대. 겨드랑이 아래쪽으로 1인치의 공간이 있어야 함.

좌석 쿠션   미끄럼 방지 좌석면

좌석-하부 등 지지대 각도   90°

하부등 지지대에서 상부 등 지지대 각도   약간 뒤쪽으로 경사진 면

하지에서 좌석 표면 각도   90°, 무릎에 약간의 굴곡을 허용할 것

발 지지대에서 하지 각도   90°

자세보조용구 경사(틸트)   0° (중력에 관계되어)

골반 지지대
  전면   좌석쿠션에 90°로 만들어진 자세벨트
  측면   골반의 오른쪽 면에 엉덩이 블럭
  하부

체간 지지대
  전면
  측면

대퇴 지지대
  중간   아론이 혼자서 버튼을 누를 수 있게 제작된 아래쪽으로 떨어질 수 있는 경사진 각도의 블럭
  측면
  윗면

하퇴 지지대   옆으로 제낄 수 있도록 제작되어 트랜스퍼에 용이한 발지지대
  앞면
  뒷면

발목/발 지지대
  전면   왼쪽의 발목 끈이 발지지대와 45°로 되어 있어야 함
  후면
  측면
  후면

머리/목 지지대
  뒷면
  측면
  전면

상지대

팔 지지대   책상 길이로 높이 조정 가능한 팔 지지대

B. 추가 구성요소

랩트레이   예
_____

쥐기 바: 수직, 수평
_____

웨지(견갑골, 상지)
_____

블록(팔꿈치)
_____

길쭉한 통모양(하지, 팔)
_____

스트랩
_____

구성요소의 조절가능성과 각도
_____

C. 휠체어 고려사항

앞쪽 경사에서좌석 표면 높이   아동이 휠체어에서 바로 설 수 있게 가능한 아래쪽으로, 그러나 충분히 높아서 식사테이블에는 들어갈 수 있게

자세보조용구 너비   가능한 한 얇게

이동 시스템에서의 자세보조용구의 앞·뒤쪽 위치   자세보조용구가 휠체어의 뒷면으로 깊숙이 들어가게 해서 아동의 어깨가 뒷바퀴 축과 일직선이 되게.

쿠션 커버   세탁가능하며, 공기가 잘 통하는

이동시스템에서 자세보조용구의 제거가능성   제거할 필요 없음

휠체어를 접을 수 있는 지   접을 필요 없음

추진 손잡이 높이   36인치

틸트 혹은 리클라인   틸트 필요 없음

* 한손 추진 가능한 휠체어가 필요함

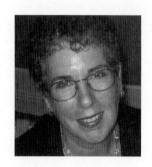

Adrienne Falk Bergen(PT, ATP)는 아동을 위한 물리치료사이며 아동의 자세보조용구/이동기기 분야 전문 보조공학사입니다. 지난 40년 동안 아동의 자세보조용구/이동기기 분야에서 일하면서 관련 글도 쓰고, 치료사와 기기 공급자들을 가르치기도 했습니다. NRRTS(National Registry of Rehabilitation Technology Suppliers: 전국 보조공학기기제공자 연합)의 초대회장을 역임하였으며, RESNA(Rehabilitation Engineering & Assistive Technology Society of North America: 북미재활공학회)에서는 보조공학기기제공자를 위한 RTS(Rehabilitation Technology Suppliers) 이수증(Certification)을 만들었습니다. 은퇴 후 Adrienne는 미국 플로리다로 옮겨 자원봉사로 일하면서 자세보조용구/이동기기 분야 발전을 위해 노력하고 있습니다. Adrienne는 아내이며, 엄마이고, 할머니입니다.

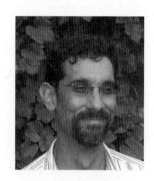

Jamie Noon은 미술을 공부하였고 미국과 외국에서 창조적인 자세보조용구/이동기기 디자인과 서비스를 실시하였습니다. 1990년대 중반, Jamie는 스탠포드에 있는 Packard 아동병원에서 자세보조용구/이동기기 치료사로 일하였습니다. 러시아, 방글라데시, 스리랑카, 니카라과, 멕시코, 탄자니아, 케냐, 에디오피아, 중국, 필리핀, 베트남, 그리고 콜롬비아에서 자세보조용구/이동기기 분야를 가르치기도 했습니다. Jamie는 WHO(World Health Organization)에서 발행한 저소득 국가를 위한 국제 휠체어 가이드라인(International Wheelchair Guideline)을 작성하는 데 공헌하였습니다.

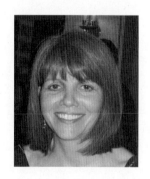

Jessica Presperin-Pedersen(MBA, OTR/L, ATP)는 1979부터 작업치료사 취득 후 1980년부터 자세보조용구/휠체어 분야의 일을 하였습니다. 종합재활센터, 외래 클리닉, 학교, 치료 회사, 발달장애인을 위한 거주공간에서도 일하였습니다. 또한 Governors 주립대학의 작업치료과정을 개설하면서 가르치기도 하였습니다. Jessica는 저술과 교육을 통해 전 세계에 그의 경험을 나누는 것을 좋아합니다.

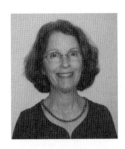

Betsy McKone(BA, OTR, ATP)는 자세보조용구/이동기기분야에서 20여 년 정도 일을 하였습니다. 첫 번째 직장은 Packard 아동병원의 재활공학센터에서 자세보조용구 치료사로 일을 하였습니다. 몇 해 전 캘리포니아 주 마운틴 뷰에 위치한 ATG Rehab이라는 회사의 보조공학기기제공자로 이직하였습니다.

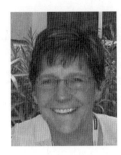

Cindy D. Smith(PT, ATP)는 1978년에 University of Vermont의 물리치료과를 졸업하였습니다. 1990년부터는 Craig 병원의 외래과에서 척수손상장애인을 위해 일하고 있습니다. 현재 외래 치료과에서 일하면서 피부 클리닉과 자세보조용구 클리닉에서도 일하고 있습니다. RESNA에서 ATP(Assistive Technology Profession: 미국보조공학사)를 취득하였고, University of Colorado에서 물리치료 박사과정으로도 일하고 있습니다.

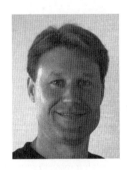

Mark Richter(PhD)는 보조공학 연구개발 회사인 MAX mobility사의 회장이며 Vanderbilt University에서는 생체공학과의 겸임교수로도 일하고 있습니다. Mark는 Stanford University에서 기계공학과에서 재활공학분야로 PhD를 취득하였고 1995년부터 활발하게 연구하고 있습니다. Mark의 주요관심 연구분야는 휠체어 디자인, 휠체어 구동 기술, 휠체어 구성, 대체 운동기기 및 여가활동 운동기기 개발입니다. Mark는 대학에서 보조공학기기 디자인 분야를 여러 코스 가르쳤는데, 이 코스는 주로 학생들이 장애인을 위한 보조공학기기를 팀을 이루어 개발하는 과정입니다.

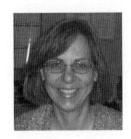

Brenda Canning(OTR/L)은 1984년부터 성인재활분야에서 작업치료사로 일하였습니다. Brenda는 시카고재활센터의 성인장애인을 위한 자세보조용구/이동기기 분야에서 지난 8년 동안 일하였습니다. Brenda의 관심분야는 만성장애인이며, 주로 척수손상장애인이 많습니다. Brenda는 ISS(International Seating Symposium: 국제 자세보조용구 심포지엄)에서 강의를 함과 동시에 여러 재활치료 분야의 교육과정에서도 계속 강의를 제공하였습니다. 또한 자세보조용구/이동기기 분야에서 저술활동을 게을리하지 않고 있습니다.

Index

ㄱ

□

ㅂ

ㅅ

ㅇ

ㅈ

ㅊ

ㅋ

역자: 임명준 rstpmj@gmail.com

숭실대에서 전자공학을 전공하고, 대구대 재활공학과에서 보조공학분야 석사를 취득했다. 이후 미국의 CMRC(Crotched Mountain Rehabilitation Center)와 영국의 LOYO(Life of Your Own)에서 보조공학사로 일하였다. 현재 보건복지부 국립재활원 재활연구소에 재직 중이다. 장애와 기술의 사이를 연결하여, 장애인의 자립생활(independent living)을 도와주는 것을 위해 노력하고 있다.

역자: 한지아

가톨릭대학교 의과대학교를 졸업하고 재활의학과 전문의 및 박사를 동일대학교에서 취득했다. 그 이후 국민건강보험공단 일산병원에서 척수손상, 뇌손상 환자들에 대한 진료 및 연구를 하였다. 현재 보건복지부 국립재활원 척수손상재활 과장 및 장애인 건강증진센터장으로 있으며 세계보건기구 보조기관련 국제교류 활성화에 힘쓰고 있다.

역자: 임성은 haddlnal@naver.com

대구대학교에서 재활공학을 전공했다. 졸업 후 부산광역시장애인종합복지관 직업재활팀에서 보조공학사로 일하였다. 현재 보건복지부 국립재활원 중앙보조기구센터에서 보조공학사로 근무하고 있다. 쓰임 있는 사람이 되는 것이 인생의 모토이다. 이 책 역시 누군가에게는 반드시 필요한 것이길 바라며…

역자: 김진수 kjs−1981@hanmail.net

연세대학교에서 작업치료학을 전공하고 동 대학원에서 석사학위를 취득하였다. 국립재활원 재활연구소에서 2011년부터 2013년까지 약 2년간 근무하며, 장애인 보조공학 관련 연구 및 서비스를 진행하였다. 현재는 장애인 일자리 확충을 목표로 개인사업 중이다.

역자: 장태연 taeyeonj@gmail.com

대구대학교에서 재활공학을 전공했다. 졸업 후 3년간 자세보조용구 제작업체에서 제작 및 평가 적용업무를 담당했던 경험을 살려 보건복지부 국립재활원 중앙보조기구센터에서 자세보조용구 담당 보조공학사로 약 2년간 근무하며, 보조공학 관련 중에서도 자세보조용구를 중점으로 한 연구 및 서비스를 진행하였다. 이 책이 개인적인 중립자세로 앉기를 희망하는 장애인 당사자 및 보호자들에게 좋은 지침서가 되기를 바란다.

그림으로 이해하는 자세보조용구

초판인쇄	2015년 5월 20일
초판발행	2015년 5월 30일

지은이	Jean Anne Zollars
옮긴이	임명준·한지아·임성은·김진수·장태연
펴낸이	안종만

편 집	김선민·전채린
기획/마케팅	이영조
표지디자인	홍실비아
제 작	우인도·고철민

펴낸곳	(주) **박영사**
	서울특별시 종로구 새문안로3길 36, 1601
	등록 1959. 3. 11. 제300-1959-1호(倫)
전 화	02)733-6771
f a x	02)736-4818
e-mail	pys@pybook.co.kr
homepage	www.pybook.co.kr
ISBN	979-11-303-0032-0 93510

copyright©임명준 외, 2015, Printed in Korea

정 가   25,000원

중증중복뇌병변장애인부모회(약칭 중애모)

본 단체는 중증중복뇌병변 자녀를 둔 부모의 자구력을 높이고 정보 교류 및 연대 활동을 통해 장애 자녀의 교육, 복지, 권익 신장을 꾀하는데 그 목적이 있습니다.

'중증중복뇌병변 장애'란?

뇌병변 장애와 함께 간질, 지적, 지체, 시각, 청각, 언어, 자폐, 섭식, 수면장애와 희귀 난치 질환을 적게는 4~5가지, 많게는 이 모두를 중복으로 가지고 있는 아이들과 성인을 말합니다.

사지마비, 와상 장애 상태에서 자세보조용구를 사용함으로 가정, 학교, 사회에서의 일상생활의 많은 부분 가능하게 되었습니다.

또한 대부분 선천성으로 성장하면서 발생되는 근골격계의 변형, 고관절 탈구, 척추측만증 등의 심각한 2차, 3차 의료적 처치를 예방, 지연시켜 주는 차원에서 매우 중요한 보조기기입니다.

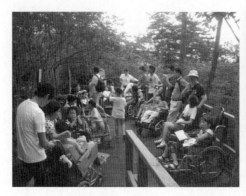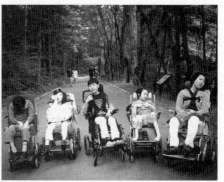

중증중복뇌병변장애 자녀를 둔 부모의 마음

밤낮으로 중증의 아이들을 돌보는데 급급하다보니 최중증임에도 오히려 복지의 사각지대에 놓여 있는 현실이 안타까워 부모들이 자녀들을 대신하여 권리 찾기에 나서게 되었습니다.

우리 아이들이 학령기 이후 성인기에 지역사회에서 이웃들과 함께 살아갈 수 있는 터전이 마련되기를 간절히 바라는 마음입니다.

비영리민간단체
중증중복뇌병변장애인부모회

주소: 서울시 영등포구 국회대로 37길 7 태경빌딩2층
전화: 010-7734-4309/ 이메일: kpad09@naver.com
카페: http://cafe.daum.net/chungjimo
후원계좌: 국민은행 496501-01-150500(예금주: 중증중복뇌병변장애인부모회)